ABHANDLUNGEN ZUR GESCHICHTE DER MEDIZIN UND DER NATURWISSENSCHAFTEN

Herausgegeben von Volker Hess und Johanna Bleker

Heft 113

Der Cottbuser Arzt Carl Thiem (1850–1917) – Leben und Werk unter besonderer Berücksichtigung seines Beitrags zur Unfallmedizin in Deutschland

von

Mario Hanke

Matthiesen Verlag

Umschlagbild: Porträtfotografie Carl Thiem (undatiert)

Bibliografische Information der Deutschen Nationalbibliothek

Die Deutsche Nationalbibliothek verzeichnet diese Publikation in der Deutschen Nationalbibliografie; detaillierte bibliografische Daten sind im Internet über http://dnb.dnb.de abrufbar.

Zugl.: Dresden, Univ. Diss., 2021

Nordbahnhofstraße 2, D-25813 Husum
Druck und Verarbeitung: Husum Druck- und Verlagsgesellschaft
Postfach 1480, D-25804 Husum – www.verlagsgruppe.de
ISBN 978-3-7868-4113-5

Inhaltsverzeichnis

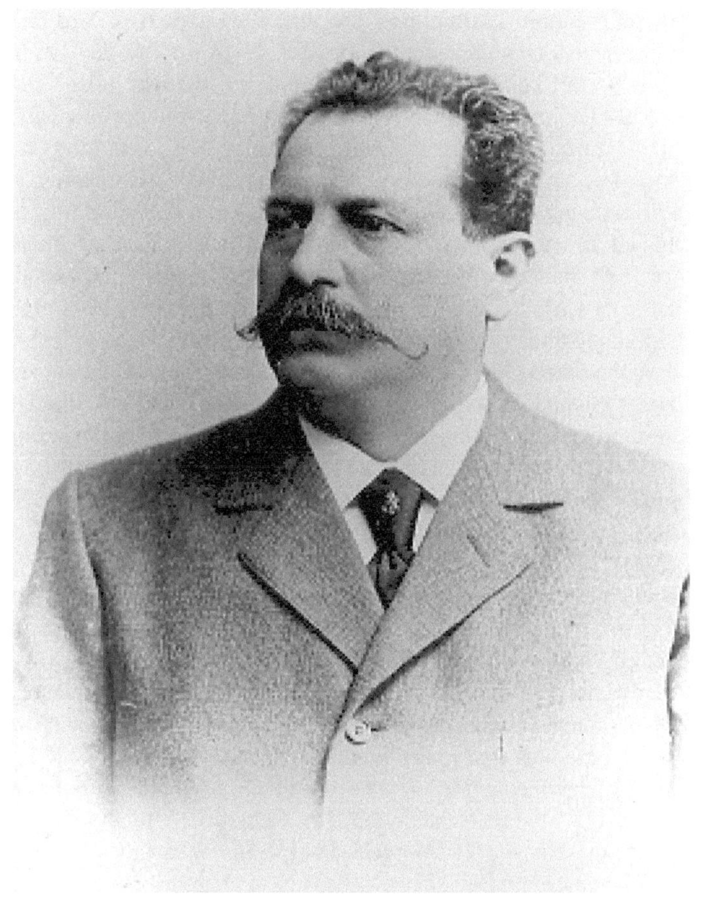

Abb. 1: Porträtfotografie Carl Thiems (undatiert)

Niemand zu Lieb und Niemand zu Leide, im unermüdlichen Ringen nach wissenschaftlicher Wahrheit!

Carl Thiem, 1898

1. Einleitung

In den letzten zehn Jahren jährten sich drei mit Carl Thiem in Verbindung stehende medizinhistorische Ereignisse zum 100. Mal: 2014 konnte das Städtische Krankenhaus in Cottbus auf seine 100-jährige Geschichte zurückblicken, 2017 war der 100. Todestag Carl Thiems, 2022 hatte die Deutsche Gesellschaft für Unfallchirurgie, die eng mit dem Namen Carl Thiem verbunden ist, ihr 100. Gründungsjubiläum.

Carl Thiem prägte als einer der bedeutendsten deutschen Unfallmediziner der vorletzten Jahrhundertwende nicht nur die Behandlung, Nachbehandlung und Begutachtung von Unfallverletzungen, er war zugleich Begründer und Mitinitiator fachspezifischer Einrichtungen wie der 1894 ins Leben gerufenen Monatsschrift für Unfallheilkunde, die heute unter dem Titel „Der Unfallchirurg" erscheint, sowie der ebenfalls 1894 eröffneten „Abtheilung für Unfallheilkunde" der Gesellschaft Deutscher Naturforscher und Ärzte, die als Vorgängerin der Deutschen Gesellschaft für Unfallchirurgie gilt. Auch die zentrale Mitarbeit Thiems an der Planung des Cottbuser Städtischen Krankenhauses, das nach Inbetriebnahme 1914 wesentlich zur Verbesserung der medizinischen Versorgung beitrug und heute an der Schwelle zum Universitätsklinikum steht, verdient eine genauere Betrachtung.

Der bisherige Forschungsstand zur Bioergografie Carl Thiems weist gerade mit Blick auf seinen naturwissenschaftlich geprägten medizinischen Werdegang noch deutliche Defizite auf, aber auch hinsichtlich der Ursachen seiner Spezialisierung zum Unfallmediziner, seines Engagements in den oben genannten Einrichtungen und seines Einflusses auf die regionale Krankenversorgung. Aus diesem Grund widmet sich die vorliegende Arbeit der Darstellung seiner medizinischen Ausbildung und den damaligen wirtschaftlich-industriellen Veränderungen, die eine massive Zunahme von Arbeitsunfällen zur Folge hatten. Dies prägte den medizinischen Weg Thiems nachhaltig. Gleichermaßen wird sein führender Beitrag zur Gründung und Entwicklung der Monatsschrift für Unfallheilkunde und der „Abtheilung für Unfallheilkunde" sowie sein ärztliches Wirken in Cottbus analysiert.
Intensiven Einfluss auf Thiems Handeln auf dem Gebiet der Unfallmedizin nahmen das Unfallversicherungsgesetz von 1884 sowie das hieraus entstandene medizinische Gutachterwesen, dem sich Thiem Zeit seines Lebens ausgiebig zuwandte. Auch hierzu weist der bisherige Forschungsstand, vor allem zu seiner wissenschaftlichen Arbeit innerhalb der medizinischen Unfallbegutachtung, große Lücken auf bzw. kommt z. B. in Bezug auf Thiems Haltung zum Unfallversicherungsgesetz zu unzutreffenden Ergebnissen und bedarf daher einer kritischen Betrachtung.

Neben seinen ärztlichen und wissenschaftlichen Leistungen ist aber auch der Mensch Thiem von Interesse. Da es hierzu bisher an wissenschaftlichen Abhandlungen fehlt, greift diese Dissertation u. a. den Einfluss der wilhelminischen Zeit auf Thiem und seine Bereitschaft zur Teilnahme am Deutsch-Französischen Krieg auf sowie insbesondere sein gesellschaftspolitisches Engagement. All das trug dazu bei, dass Thiem von seinen Zeitgenossen nicht nur als Arzt, sondern auch als geachteter Bürger der Stadt Cottbus wahrgenommen wurde.

2. Forschungsstand, Methodik und Quellenlage

Zur Person Carl Thiems liegen bisher nur zwei wissenschaftliche Arbeiten von Christ vor. Hierbei handelt es sich zum einen um die 1975 angefertigte Diplomarbeit „Über das städtische Gesundheitswesen in Cottbus in der zweiten Hälfte des 19. Jahrhunderts bis zur Einweihung des Neuen Städtischen Krankenhauses unter besonderer Berücksichtigung des Wirkens von Prof. Dr. Carl Thiem“[1] sowie um die 1977 verfasste Dissertationsschrift „Carl Thiem und die deutsche Unfallversicherung“[2]. Auf diese bis heute einzigen wissenschaftlichen Abhandlungen, die Thiems Leben und Werk diskutieren, stützen sich sämtliche in der jüngeren Vergangenheit erschienenen und mit Thiem in Verbindung stehenden Veröffentlichungen.[3] Wie bereits in der Einleitung angedeutet, weist der komplette Forschungsstand zu Thiems Bioergografie, der letztendlich nur auf diesen beiden Abhandlungen beruht, neben unbearbeiteten Lebensabschnitten Thiems auch unzutreffende Darstellungen auf. Hier scheint in erster Linie eine noch nicht vollständige Aufarbeitung des vorhandenen Quellenbestands bzw. eine nicht ausreichende Quellenrecherche oder auch eine irrtümliche Interpretation des Quellenmaterials ursächlich zu sein. Die beiden Arbeiten Christs dienen dennoch, zusammen mit zeithistorischen Skizzierungen des Lebenswegs von Carl Thiem,[4] als chronologische und thematische Grundlage der vorliegenden Arbeit.

Um die Forschungslücken zu schließen bzw. Fehlinterpretationen klar aufzuzeigen und zu revidieren, wurde nach aussagekräftigen und in bisherigen Forschungen zu Thiem noch nicht verwendeten Quellenmaterialen in Universitäts-[5], Landes-[6] und Stadtarchiven[7] recherchiert. Die Auswertung erfolgte mit besonderem Fokus auf die Vervollständigung fehlender Daten zu seiner medizinischen Ausbildung,

1 Christ (1975). Über das städtische Gesundheitswesen in Cottbus in der zweiten Hälfte des 19. Jahrhundert bis zur Einweihung des Neuen Städtischen Krankenhauses unter besonderer Berücksichtigung des Wirkens von Prof. Dr. Carl Thiem. Humboldt-Universität zu Berlin, Diplomarbeit.

2 Christ (1977). Carl Thiem und die deutsche Unfallversicherung. Medizinische Fakultät des Wissenschaftlichen Rates der Humboldt-Universität zu Berlin, Dissertation.

3 So z. B. Oestern und Probst (Hrsg.) (1997). Unfallchirurgie in Deutschland. Bilanz und Perspektiven. Springer. Berlin; Schmoger (2009). Mit Fortschrittssinn und Arbeitsgeist zum „Vater der Unfallheilkunde“ und Krankenhausinitiator. Prof. Dr. med. Carl Thiem – ein Held?!; Korsten (2014). „Das Krankenhaus, eine Zierde der Stadt“, Das Carl-Thiem-Klinikum Cottbus zwischen 1914 und 2014, Geschichtsbüro Verlag, Köln.

4 Zu nennen sind: Thiem (1876). Lebenslauf. In: Beitrag zur mikromechanischen Analyse: Untersuchungen über die Löslichkeit des Bindegewebes durch verschiedene chemische Mittel. Inaugural-Dissertation zur Erlangung der Doctorwürde in der Medicin, Chirurgie und Geburtshülfe. Medizinische Fakultät der Universität Greifswald, S. 40 f.; Kühne (1917), Nekrolog Thiem. Monatsschrift für Unfallheilkunde 1917, S 193 ff.; Kaufmann (1919). 25 Jahre Unfallmedizin. Monatsschrift für Unfallheilkunde 1919, S. 191–195.

5 Universitätsarchiv Greifswald.

6 Geheimes Staatsarchiv Preußischer Kulturbesitz; Brandenburgisches Landeshauptarchiv.

7 Stadtarchiv Cottbus.

seinem ärztlichen Werdegang und auch zu seinem gesellschaftspolitischen Engagement. So bot etwa das Archiv der Universität Greifswald Informationen zu Thiems studentischer Ausbildung, während aus Quellen des Stadtarchivs Cottbus neben Erkenntnissen zu Thiems beruflicher Entwicklung auch Einsichten zu dessen gesellschaftspolitischem Wirken gewonnen werden konnten. Insbesondere Recherchen in den vorgenannten Landesarchiven lieferten einen aufschlussreichen Einblick in die auch Thiem betreffenden medizinpolitischen Regularien sowie deren Wahrnehmung durch seine Zeitgenossen.

Umfangreiche Erkenntnisse über Thiems medizinische und sozialpolitische Standpunkte, aber auch seine institutionellen Errungenschaften für die Unfallmedizin ließen sich vor allem aus dem Studium der Monatsschrift für Unfallheilkunde[8] und dem von Thiem herausgegebenen „Handbuch der Unfallerkrankungen"[9] gewinnen.

Mangels valider Quellen und Publikationen müssen allerdings Wertungen zu Thiems standes- bzw. vereinspolitischem Wirken in lokalen (z. B. im Medizinischen Verein zu Cottbus) wie auch überregionalen Vereinen (z. B. im Deutschen Aerzteverein) in dieser Arbeit unterbleiben. Einen Informationsgewinn hätten klinikeigene Archivalien bieten können, sie sind jedoch nicht mehr erhalten.

Zur Beantwortung offener bzw. unklarer Fragestellungen wie etwa zu Thiems Arbeit in der Cottbuser Freimaurerloge, zu den Werdegängen seiner Kinder und Enkelkinder bzw. zu seinem Militärdienst wurden Einzelpersonen[10], staatliche Archive[11] und Privatunternehmen[12] mündlich interviewt bzw. um Übersendung von Dokumenten (z. B. Urkunden) gebeten.

Zum Abschluss dieses Kapitels soll auf die Definition des Begriffs Unfallmedizin eingegangen werden, um Thiems ärztliches Selbstverständnis zu verdeutlichen: Er sah sich nicht nur als den rein handwerklichen Unfallchirurgen, sondern als einen Unfallmediziner, der die komplette Behandlung von Unfallschäden durchführte und erst dann seine medizinische Arbeit abgeschlossen sah, wenn nach Möglichkeit die vollständige Gebrauchsfähigkeit der betroffenen Gliedmaße wiederhergestellt wurde. Die Unfallmedizin bzw. Unfallheilkunde stellte damals wie heute ein Teilgebiet der Medizin dar, in dem neben der an erster Stelle stehenden Unfallverhütung

8 Monatsschrift für Unfallheilkunde, Jahrgänge 1894–1919. Der Verständlichkeit halber wird der Name dieser Zeitschrift, welcher im Verlauf ihrer Herausgabe mehrfach verändert bzw. erweitert wurde (siehe auch Kap. 5.3.1) nachfolgend nur wie hier genannt, wiedergegeben.

9 Thiem (1898). Handbuch der Unfallerkrankungen auf Grund ärztlicher Erfahrungen. Nebst einer Abhandlung über die Unfallerkrankungen auf dem Gebiet der Augenheilkunde. Verlag von Ferdinand Enke, Stuttgart.

10 Herr Siegmar Lorenz, ehemaliger Logenmeister der neugegründeten Cottbuser St. Johannis-Loge, erläuterte dem Verfasser in einem Gespräch die Beweggründe und Aufgaben Thiems in der Cottbuser Freimaurerloge. Herr Günter Lorenz, Urgroßneffe Carl Thiems, übersandte dem Verfasser biografische Daten zu dessen Verwandtschaft.

11 Militärbundesarchiv Freiburg.

12 Deutsche Industrie AG, Berlin.

verschiedene Verfahren zur Behandlung von Unfallfolgen zum Tragen kommen. Diese umfassen die primäre Unfall- bzw. Verletzungschirurgie sowie die sich ggf. anschließende Wiederherstellungschirurgie. Desgleichen werden die Rehabilitation, die in dieser Arbeit als medicomechanische Therapie thematisiert wird, und die medizinische Unfallbegutachtung als Bestandteil der Unfallmedizin verstanden.

3. Biografie Carl Thiems

3.1 Elternhaus, Schulausbildung und Kriegsteilnahme 1870–1871

3.1.1 Familiäre Herkunft und gymnasiale Ausbildung in Lissa 1864–1872

Johann Carl Sigismund Thiem[13] kam am 10.10.1850 in Nicolsschmiede (Schlesien) als ältester Sohn[14] von Ernst Wilhelm Thiem (1818–1900) und dessen Ehefrau Emilie Friederike, geb. Scholz (1820–1882), zur Welt.[15]

Der als Schullehrer, Organist und Gerichtsschreiber tätige Ernst Wilhelm Thiem, geboren am 7.12.1818 in Löwenberg (Schlesien), heiratete Emilie Friederike am 31.5.1840 in deren Geburtsort Rüstern (Schlesien)[16]. Ab 1847 unterrichtete Ernst Wilhelm als einziger Lehrer die rund 60 Schüler der Dorfschule in „Nikolschmiede“[17], die gleichzeitig der Familie Thiem als Wohnhaus diente und in der Thiem „seinen ersten Unterricht [... genoss]“.[18] 1863 übersiedelte Thiems Familie aufgrund einer

13 Seine Vornamen sind ihm vermutlich zu Ehren seines Großvaters mütterlicherseits, Johann Carl Sigismund Scholz (1783–1857), Schullehrer und Organist in Deichslau (Schlesien), gegeben worden. Vgl. hierzu Thiems Genogramm. In: Prof. Dr. Carl Thiem. Medizinische Bibliothek des Carl Thiem Klinikums Cottbus, Z0903997, I/3118, ohne Seitenangabe. Die Verfasser des Genogramms sind unbekannt. Es wird nachfolgend auf die Nennung der Zweitnamen Thiems verzichtet. Gleichzeitig werden auch, mit Ausnahme der Zitate, alle Titelführungen Thiems und anderer aufgeführter Personen weggelassen.

14 Thiems jüngere Geschwister hießen: Elfriede (1851–1867), Emil Ernst Wilhelm (1853–1908), Olga Johanna Pauline (1856–1929), Anna Camilla Angelika Wilhelmine (1860–1917) und Flora (1862–1947) (aus einer von Günter Lorenz, dem Urgroßenkel von Anna Camilla Angelika Wilhelmine Thiem, erstellten und auf Überlieferungen beruhenden Auflistung). Recherchen über Einträge zu Thiems Geburt bzw. Taufe in Kirchenbücher blieben wiederholt ergebnislos. In einer Antwort des Staatsarchivs Breslau (Archiwum Panstwowe we Wroclawiu) vom 14.5.2019 wurde auf das für die Kirchenbücher des Ortes Nicolsschmiede (Kowalice) zuständige Archiv Zielona Gora (Archivum Panstwowe w Zielonej Gorze) verwiesen. Jedoch ist dort das infrage kommende Kirchenbuch des Jahres 1850 nicht mehr vorhanden (Antwort vom 4.6.2019). Lediglich für Thiems Schwester Anna Camilla kann dort ein Taufeintrag nachgewiesen werden.

15 Thiem (1876a). Handschriftlicher Lebenslauf. Eingereicht mit seiner Anmeldung zum Examen Rigorosum.

16 Thiems Genogramm. In: Prof. Dr. Carl Thiem. Medizinische Bibliothek des Carl Thiem Klinikums Cottbus, Z0903997, I/3118, ohne Seitenangabe.

17 Anders (1848), S. 604. Die Schreibweise von Thiems Geburtsort wurde und wird bis in die heutige Zeit unterschiedlich gebraucht.

18 Thiem (1876b), S. 40. Die heutige Infrastruktur des Ortes Kowalice (ehemals Nicolsschmiede), ca. 54 km südlich von Zielona Gora (Polen) gelegen, lässt allerdings keine Rückschlüsse mehr auf sein Elternhaus zu (aus einem Gespräch mit Herrn Michael Prediger, welcher den Ort Kowalice im Sommer 2015 besuchte; darüber hinaus erfolglose Recherche über Google Streetview: Kowalice). Historische Ansichtskarten des Ortes Nicolsschmiede bilden jedoch mehrere Gebäude, u. a. die Dorfschule, ab. (Internetadresse der Ansichtskarte von Kowalice mit Abbildung der Schule (Aufnahmezeitpunkt zwischen 1910–1913): https://polska-org.pl/6321584,foto.html?idEntity=508260 [Online-Aufruf vom 10.6.2019]).

beruflichen Veränderung des Vaters nach Heinzendorf[19] (heute Witoszyce, Polen), wo Ernst Wilhelm Thiem als Schullehrer, Organist und Küster[20] tätig wurde.[21] Thiems Mutter lebte bis zu ihrem Tod am 21.9.1882 in Heinzendorf. Sein Vater verstarb am 29.6.1900 in Sagan (heute Zagan, Polen).[22]

Ab Ostern 1864 besuchte Thiem das auf eine jahrhundertelange Tradition zurückblickende Königliche Gymnasium zu Lissa[23] (heute Leszno, Polen), „in dessen Quarta[24] er Aufnahme fand".[25]

Obwohl Berichte über Thiems schulischen Alltag nicht überliefert sind, lassen sich dennoch anhand der jährlich erschienenen Schulchroniken[26] des Lissaer Gymnasiums Einblicke in die schulische Ausbildung bzw. Erziehung

19 Thiem (1876a). Handschriftlicher Lebenslauf. Eingereicht mit seiner Anmeldung zum Examen Rigorosum. Heinzendorf wird anschließend der Lebensmittelpunkt für Thiems Eltern. Mehrere Quellen geben Heinzendorf in Thiems weiterer Ausbildung (Studium, Fortbildung) als Wohnadresse an. Zu nennen ist u. a. die Matrikel der Universität Greifswald vom 22.4.1872 (Universitätsarchiv Greifswald, Matrikel Bd. XII, Sommersemester 1872, Nr. 192). Hierin wird neben Thiem auch sein Vater mit Beruf (Organist) und Wohnort (Heinzendorf) aufgeführt.

20 Küster: von lateinisch custos: der Hüter, Wächter. Hier: Kirchendiener.

21 Amts-Blatt der königlichen Regierung zu Breslau, 2.1863, S. 196.

22 Thiems Genogramm. In: Prof. Dr. Carl Thiem. Medizinische Bibliothek des Carl-Thiem-Klinikums Cottbus, Z0903997, I/3118, ohne Seitenangabe.

23 Nach Berichten des zehnten Rektors Andreas Wengierski (1600–1649), stiftete Graf Raphael IV. Leszczynski (Lebensdaten unbekannt) 1555 den aus ihrer Heimat vertriebenen böhmischen Glaubensbrüdern eine Lateinschule. 1624 von Graf Raphael V. (1579–1636) in den Stand eines Gymnasiums erhoben (Sanden 1905, S. 11) und 1821 unter preußische Verwaltung genommen (ebd. S. 39) wurde sie von einer Reihe bedeutender Pädagogen geleitet. Eine herausragende Position nahm hierbei Johann Amos Comenius (1592–1670) ein. Alfred von Sanden (geb. 1855), 31. und letzter preußischer Direktor am Lissaer Gymnasium, beschrieb Comenius als Visionär, dessen pädagogische Ideen auch noch hunderte Jahre nach seinem Leben Bedeutung besitzen: „So lebt [...] Comenius auch heute noch, ja heute mehr als bei seinen Lebzeiten, weil viele seiner Ideen erst heute verwirklicht sind, ohne daß wir uns immer bewußt wären, auf wessen Schultern wir stehen. Bei der außerordentlichen Fruchtbarkeit des Comenius an pädagogischen Ideen und Schriften ist es schwierig, das wirklich Bedeutungsvolle [...] herauszuheben" (Sanden 1905, S. 19). Mit Daniel Ernst Jablonski (1660–1741), dem späteren Gründer und Vorsitzenden der Berliner Akademie der Wissenschaften, ist ein weiterer bedeutender Pädagoge der Lissaer Lehranstalt zu nennen (ebd. S. 22 f.).

24 Die potenziellen Gymnasiasten rekrutierten sich in der Regel aus den Elementarschulen. Die Schulklassen des Lissaer Gymnasiums gliederten sich analog zu den anderen preußischen Gymnasien in die Unterstufe (Sexta/Quinta), Mittelstufe (Quarta/Tertia) und Oberstufe (Sekunda/Prima). Ab 1871 wurde die Tertia in zwei Klassen (Obertertia/Untertertia), ab 1877 die Sekunda in zwei Klassen (Obersekunda/Untersekunda) und ab 1897 die Prima in zwei Klassen (Oberprima/Unterprima) geteilt (Stehr 2015, S. 21). Mit heutigen Klassenstufen sind die damaligen Jahrgangsstufen jedoch nicht mehr gleichzusetzen. So waren zum Teil mehrere Jahre notwendig, um in die nächste Jahrgangsstufe aufzurücken (Albrecht 2014, S. 7).

25 Thiem (1876b), S. 40.

26 Die Schulchroniken der Lissaer Lehranstalt liegen in digitalisierter Form u. a. aus den Jahren 1864 bis 1872 vor: https://digital.ub.uni-duesseldorf.de [Online-Aufruf vom 15.5.2019]. 2015 veröffentlichte Stehr auf Grundlage der Schulchroniken des Königlichen Gymnasiums zu Lissa für die Jahre von 1870 bis 1915 eine Zusammenstellung über den Lissaer Schulbetrieb. Es werden hierin Erlasse und Verordnungen der vorge-

gewinnen. Bedingt durch die Strenge der Wilhelminischen Kaiserzeit war der Unterricht am Lissaer Gymnasium autoritär und religiös geprägt. So begann beispielsweise der Schulunterricht täglich mit einer Andacht (Sanden 1905, S. 37). Auch hatten die Schüler, den strengen Schulvorschriften folgend, zu vorgeschriebenen Tageszeiten zu Hause zu sein (Stehr 2015, S. 76). Die Lehrer wurden angehalten, mit ihrem Unterricht, der eng in den Grenzen der Wissensvermittlung zu verlaufen hatte und gleichzeitig zu einer bereitwilligen Obrigkeitsunterwerfung der Schüler führen sollte, der Jugend Vorbild für ein sittliches Leben zu sein (Kraul 1984, S. 50 f.). Daher erstaunt es wenig, dass am Gymnasium in Lissa zugleich patriotisch-militaristische Wertevorstellungen in die Bildung der Heranwachsenden einflossen: „[D]ie drohenden Kriegsgefahren des verflossenen Jahres, die ruhmvollen Siege unsrer Waffen, die schweren Verluste, mit denen sie erkämpft wurden, und der reiche Gottessegen, welcher in ungeahnter Fülle von den Grossthaten unsres Königs, unsrer Regierung und unsres Volkes auf das engere und weitere Vaterland überströmte, konnte nicht umhin, auch auf unsre Anstalt in ergreifender und erhebender Weise einzuwirken“.[27] Dies könnte dazu beigetragen haben, dass Thiem unter dem nationalen Einfluss seiner Zeit als Einjährig-Freiwilliger[28] am Deutsch-Französischen Krieg (1870–1871) teilnahm, wofür er in der Jahrgangsstufe der Prima seine Ausbildung am Lissaer Gymnasium unterbrach.[29]

Nach Kriegsende nahm Thiem den Unterricht wieder auf und legte am 14.3.1872 im Alter von 21 Jahren „unter dem Vorsitze des Königl. Commissarius, Herrn Provinzial-Schulraths Polte“ die Abiturientenprüfung ab.[30] Am 27.3.1872 wurde Thiem, nachdem er insgesamt „7 Jahr in der [Lehr-]Anstalt, incl. des Kriegsjahres 2 Jahr in

---

setzten Schulbehörde sowie die wichtigsten Ereignisse der jeweiligen Schuljahre dargestellt.

27 Ziegler (1867), S. 6 f. Gemeint ist hier am ehesten der Preußisch-Österreichische Krieg 1866.

28 Der Einjährig-Freiwilligen-Militärdienst ermöglichte eine Einbindung des Bürgertums in den monarchisch-aristokratischen Obrigkeitsstaat. Das damit verbundene Reserveoffizierspatent (Thiem erreichte später den Rang des Oberstabsarztes der Reserve. Vgl. Geheimes Staatsarchiv Preußischer Kulturbesitz, FM, 5.1.3., Nr. 4723, Bl. 218 R) und die Aussicht auf Teilloskauf von der gesamten Dienstpflicht (regulär drei Jahre) waren überaus attraktiv. Entscheidend hierfür war u. a. das Erlangen der gymnasialen Sekundarreife. Nach sechsmonatiger Dienstzeit konnte der Einjährig-Freiwillige dann Gefreiter und nach neun Monaten Unteroffizier werden (Mertens 1968, S. 59–63).

29 Thiem (1876b), S. 40.

30 Ziegler (1872), S. 40. Verfügungen vom 20. und 25.7.1870 ermöglichte es „denjenigen Primanern, welche in das Heer eintreten [...] und dazu tauglich befunden worden sind, [...] sich der Entlassungsprüfung nicht nur schon im Laufe des vierten, sondern auch schon im Laufe des dritten Semesters ihres Aufenthalts in der Prima zu unterwerfen“ (Ziegler 1871, S. 22 f.). Thiem scheint von dieser Verfügung Gebrauch gemacht zu haben, wenn man seine Teilnahme am Deutsch-Französischen Krieg von Juli 1870 bis Demobilisierung März 1871, was den Ausfall von einem der vier Semester in der Prima zur Folge hatte, heranzieht.

der Prima“[31] unterrichtet wurde, aus dem Gymnasium „mit dem Zeugnis der Reife entlassen“[32] und besaß mit diesem Schulabschluss den für die Absolvierung eines Medizinstudiums erwarteten „humanistischen“ Bildungsgrad.[33]

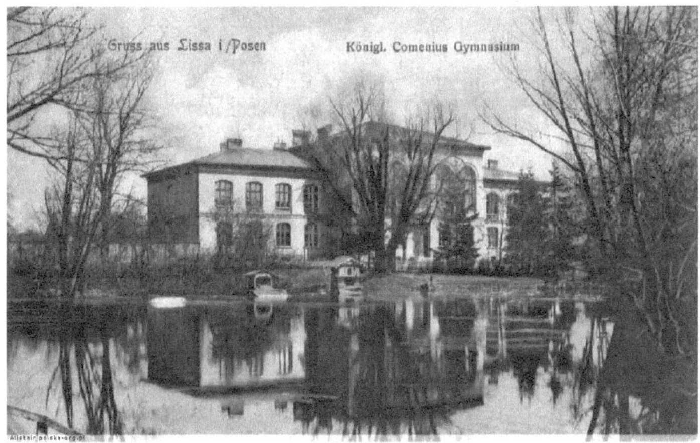

Abb. 2: Königliches Gymnasium zu Lissa, ca. 1915

31 Ebd., S. 40.
32 Thiem (1876b), S. 40. Recherchen zu Thiems Reifezeugnis blieben ergebnislos.
33 Vgl. hierzu Huerkamp (1985), S. 78–87. „Humanistisches Gymnasium gegen ‚realistische‘ Vorbildung“. Obwohl man in der Regierung und in den Dekanaten der Universitäten durchaus erkannte, dass innerhalb der Realschulausbildung die für ein Medizinstudium wichtigen naturwissenschaftlichen Fächer wie Chemie, Physik und Biologie im Vergleich zur Ausbildung an einem humanistischen Gymnasium inhaltlich vertiefender gelehrt wurden, erhielten dennoch Absolventen eines Realgymnasiums keine bzw. nur schwer eine Zulassung zum Medizinstudium. Insbesondere die „akademische Seite“ befürchtete, dass mit Zulassung von Realschülern zum Medizinstudium ein Verlust der Würde und der wissenschaftlichen Stellung gegenüber anderen Fakultäten (Rechtswissenschaften, Philosophie) eintreten könnte. Als Folge dessen wurde, um den vermeintlichen Bildungsnachteil in den Naturkundefächern auszugleichen, der naturwissenschaftliche Unterrichtsanteil an den humanistischen Gymnasien erhöht und der geisteswissenschaftliche Anteil (Latein, Philosophie) reduziert.

3.1.2 Militärischer Freiwilligendienst und Teilnahme am Deutsch-Französischen Krieg 1870–1871

Mit Ausbruch des Deutsch-Französischen Krieges[34] meldete sich Thiem im Juli 1870, mutmaßlich von der damaligen Heldenverklärung beeinflusst,[35] als Kriegsfreiwilliger und „nahm, nach seiner Ausbildung in's Feld nachgeschickt, noch an der Cernirung[36]von Paris von deren Beginn an Theil".[37]

Thiem wurde der 11. Kompanie des Westfälischen Füsilier-Regiment Nr. 37, das mit einem von drei Regimentsstandorte in Lissa stationiert war,[38] unterstellt.[39] Nach der Schlacht in der Nähe des Berges Mont Valérien am 19.1.1871[40] „wurde [Thiem] die Ehre der Dekoration mit dem eisernen Kreuze II. Klasse[41] zu Theil".[42] Nach Ende

34 Der Deutsch-Französische Krieg, aus welchem 1871 das Deutsche Reich hervorging, gilt nach dem Deutsch-Dänischen Krieg (1864) und dem Deutschen Krieg (1866) als letzter der drei sogenannten Einigungskriege. Vorausgegangen war diesem Krieg die Forderung Frankreichs an König Wilhelm I. (1797–1888), eine Garantie für einen dauerhaften Verzicht der Ansprüche auf den spanischen Thron durch Leopold von Hohenzollern-Sigmaringen (1835–1905) zu geben, was von Wilhelm I. abgelehnt wurde (Muralt 1970, S. 28 f.). Otto von Bismarck (1815–1898) veröffentlichte diese als „Emser Depesche" bekannte Verweigerung in provokanter Weise (ebd. S. 29 ff.). Am 19.7.1870 wurde daraufhin die Kriegserklärung Frankreichs an Preußen vom französischen Botschaftsrat in Berlin George Le Sourd (Lebensdaten unbekannt) an Bismarck übergeben (ebd. S. 39).

35 Ziegler (1871), S. 23. Thiem war einer von insgesamt sieben Schülern des Lissaer Gymnasiums, die „auf den hellen Ruf des Vaterlandes [...] unmittelbar in die Reihen der Kämpfer eingetreten und den Fahnen des Heldenkönigs gefolgt [sind]".

36 Cernirung oder Zernierung: vom französisch cerner: umzingeln, die Einschließung einer Örtlichkeit, insbesondere einer Festung, mit Truppen. Meyers Großes Konversationslexikon (1908), Bd. 20, S. 902. Sp. 2.

37 Thiem (1876b), S. 40.

38 Die Neupreußischen Regimenter 1806–1918. In: Regimenter der preußischen Armee, http://www.preussenweb.de/neuregiment3.htm [Online-Aufruf vom 10.3.2019].

39 Nitschke (1879), S. 133. Dass die von Thiem erwähnte Grundausbildung auch in Lissa stattfand, kann allerdings nur vermutet werden. Die hierfür aussagekräftigen Heeresarchivalien (Truppenstammrolle etc.). der preußischen Armee wurden 1945 durch Kriegseinwirkungen überwiegen vernichtet. Schriftliche Auskunft von Frau Irina Fröhlich, Geheimes Staatsarchiv Preußischer Kulturbesitz vom 28.3.2019, Tgb.Nr.:2087/19.

40 Die Schlacht am Mont Valérien vom 19.1.1871 erlebte ein Scheitern des letzten größeren Ausfalls von 90 000 französischen Soldaten im Westen von Paris, südwestlich des Mont Valérien (Meier-Welcker 1970, S. 124).

41 Eisernes Kreuz II. Klasse: Eine von König Wilhelm I. am 19.7.1870 gestiftete Auszeichnung in der Tradition des Eisernen Kreuzes von 1813. Die Erneuerung des Eisernen Kreuzes durch Wilhelm I. im Deutsch-Französischen Krieg besteht aus den drei Klassen: Großkreuz, 1. Klasse und 2. Klasse. In: Ehrenzeichen-Orden.de, https://www.ehrenzeichen-orden.de/deutsche-staaten/eisernes-kreuz-2-klasse-1870-fur-kampfer.html [Online-Aufruf vom 10.6.2019].

42 Thiem (1876b), S. 40. Diese Auszeichnung wurde in den folgenden Jahren mehrfach in Empfehlungen zur Verleihung von Ehrentiteln an Thiem (Sanitätsrat, Geheimer Sanitätsrat und Professor) besonders hervorgehoben (Geheimes Staatsarchiv Preußischer Kulturbesitz, I. HA Rep. 76 VIII A, Nr. 6047; Ministerium der geistlichen, Unterrichts- u. Medicinal-Angelegenheiten. Abtheilung für die Medicinal-Angelegenheiten, Personal- und Qualifications-Acten des Candidaten der Arzneiwissenschaft Dr. med. Carl Thiem, ohne Blattnummerierung. Die militärischen Leistungen, die Thiem für diese Auszeichnung erbrachte, sind nicht überliefert.

der Kampfhandlungen und Demobilisation wurde Thiem als Unteroffizier mit der Qualifikation zum Reserveoffizier entlassen[43] und nahm nach seiner Rückkehr den Unterricht am Lissaer Gymnasium wieder auf.[44]

Thiems Motive zur Kriegsteilnahme müssen, wie bereits erwähnt, mit einem in dieser Zeit stark ausgeprägten und keineswegs nur auf Deutschland begrenzten Nationalstolz sowie mit der von Frankreich ausgehenden und als Angriff gewerteten Kriegserklärung in Verbindung gebracht werden. Ob Thiem in dieser jugendlichen Lebensphase auch eine persönliche Abneigung gegenüber anderen Nationen, insbesondere den „Erbfeind" Frankreich, hatte, kann jedoch aufgrund hierzu fehlender eigener wie auch fremder Darstellungen nicht vollständig beantwortet werden. Festzustellen ist allerdings in diesem Zusammenhang, dass Thiem in seinem zukünftigen ärztlichen wie auch wissenschaftlichen Wirken in der Zusammenarbeit mit ausländischen, insbesondere auch französischen Kollegen, soweit schriftlich überliefert, keinerlei politische bzw. kulturelle Ressentiments hegte, was daher eine grundsätzlich ablehnende Haltung Thiems gegenüber anderen Nationen, auch auf seine Jugendjahre bezogen, unwahrscheinlich macht.

3.2 Thiems medizinische Ausbildung

3.2.1 Studium der Medizin an der Universität zu Greifswald 1872–1876

Thiems Wunsch, Medizin studieren zu wollen, findet sich in den zur Verfügung stehenden Quellen lediglich in den Lissaer Schulnachrichten vom 26.3.1872[45], ohne dass hieraus jedoch seine Motive für das Studienfach bzw. den Studienort Greifswald abgeleitet werden können. Allerdings muss hinsichtlich Thiems sozioökonomischer Herkunft dessen Studienfachwahl als eher ungewöhnlich erscheinen, da Angehörige des Mittelstandes, zu denen Thiem gezählt werden muss, das Medizinstudium aufgrund eines im Vergleich zu anderen Studiengängen (Rechtswissenschaften, Theologie, Philosophie) höheren Finanzierungsaufwandes seltener auswählten. Im Regelfall studierten Söhne von Lehrern und Organisten, auch aus Gründen der familiären Tradition, Theologie bzw. Philologie (Huerkamp 1985, S. 67–71), was möglicherweise auch bei Thiem zur Diskussion gestanden haben könnte.

43 Geheimes Staatsarchiv Preußischer Kulturbesitz, I. HA Rep. 76 VIII A, Nr. 6047; Ministerium der geistlichen, Unterrichts- u. Medicinal-Angelegenheiten. Abtheilung für die Medicinal-Angelegenheiten, Personal- und Qualifications-Acten des Candidaten der Arzneiwissenschaft Dr. med. Carl Thiem, ohne Blattnummerierung.

44 Thiem (1876b), S. 40.

45 Ziegler (1872), S. 40. Hierin wird neben der Dauer Thiems Gymnasialsaufenthalt lediglich erwähnt: „will Medizin studiren".

Am 22.4.1872 wurde Thiem „an der Universität Greifswald [...] vom damaligen Rector magnificus Herrn Prof. Dr. Limpricht (1827–1909)[46] immatrikuliert“[47] und am 23.4.1872 „von dem damaligen Dekan der medicinischen Fakultät Herrn Geh. Med.-Rath Prof. Dr. Pernice (1829–1901)[48] in das Fakultätsbuch[49] eingetragen“.[50] Thiem begann somit sein Studium in Greifswald zu einem Zeitpunkt, zu dem laut Grawitz nach Jahrhunderten der Stagnation in Wissenschaft und Lehre „die späteren Jahrzehnte [des 19. Jahrhunderts] einen [...] großen Fortschritt gerade für die medizinische Fakultät gebracht“ hätten (Grawitz 1906, S. 4).[51]

46 Heinrich Franz Peter Limpricht studierte in Göttingen Chemie und wurde 1850 mit dem Thema „Ueber die aus Cyansäure und Aether entstehenden Verbindungen“ promoviert. 1852 habilitierte Limpricht sich dort mit der Arbeit zur „Atomgewichtsbestimmung des Iridiums und Platins“. 1853 wurde er zum Privatdozenten und 1854 zum a.p. Professor ernannt. 1860 nahm Limpricht den Ruf nach Greifswald an. Hier baute er das chemische Institut auf und widmete sich vornehmlich der Forschung und der Doktorandenbetreuung. Insgesamt verfasste Limpricht zwei Lehrbücher, über 300 Aufsätze und betreute 105 Dissertationen. Seine bedeutendste Entdeckung ist die Synthese des Furans (1870). Weitere Schwerpunkte seiner Forschung waren Arbeiten zu aromatischen Sulfonsäuren und zur Toluylengruppe (Friedrich 2013, S. 166-169).

47 Universitätsarchiv Greifswald, Matrikel Bd. XII, Sommersemester 1872, Nr. 192.

48 Hugo Karl Anton Pernice studierte in Göttingen, Bonn, Halle und Prag Medizin, wurde 1852 in Halle promoviert und war dort drei Jahre lang Assistent an der „geburthshilflichen“ Klinik unter Hohl. Hier habilitierte er sich 1855 und ging 1858 als ordentlicher Professor der Geburtshilfe und Gynäkologie nach Greifswald, wo er über 40 Jahre als „Geheimer Medizinal-Rat“ wirkte und 1899 in den Ruhestand trat (Pagel 1901, Sp. 1273).

49 Universitätsarchiv Greifswald, Fakultätsbuch, Medizinische Fakultät Bd. II, Sommersemester 1872, Nr. 2270.

50 Thiem (1876b), S. 40.

51 In seiner „Festschrift zur 450jährigen Jubelfeier der Universität Greifswald“ beschreibt Paul Grawitz (1850–1932) mit seinem Beitrag „Geschichte der medizinischen Fakultät Greifswald 1806–1906“ ausführlich deren Entstehungsgeschichte. Nach Errichtung der Medizinischen Fakultät 1456 bedingte zunächst die geringe Anzahl der Lehrkräfte eine „mehr als 350jährige Ruheperiode des medizinischen Unterrichts“, welcher bis in das 18. Jahrhundert hinein „noch nach mittelalterlicher Weise die Medizin rein dogmatisch nach Büchern berühmter Autoritäten“ wie Hippokrates (460–370 v. Chr.) und Galen (um 129-199) abgehalten wurde. Mit Vitalis Fleck (gestorben ca. 1477) beginnend, unterrichtete seit Gründung der Universität Greifswald über einen längeren Zeitraum hinweg nur ein Professor die Medizinstudenten. Erst nach 103 Jahren erfolgte die Besetzung der Lehre mit zwei Dozenten. Auch führten die geografische Lage Greifswalds ohne ausreichendes „Hinterland“, welches einen großen Nachteil hinsichtlich der „[Lieferung der] Kranken und die zum Unterricht nötigen Obduktionsfälle“ bedeutete, sowie wiederholte militärische Auseinandersetzungen, insbesondere der Dreißigjährige Krieg, aber auch der mehrmalige Wechsel der Staatszugehörigkeit zu einem Stillstand der medizinischen Ausbildung in Greifswald. Ab 1790 wurde eine dritte Nominalprofessur eingerichtet. Herausrangende Mediziner dieser Epoche an der Medizinischen Fakultät Greifswald waren Georg Ernst Kletten (1759–1827) sowie Karl Asmund Rudolphi (1771–1832). Letzter übernahm 1795 den Lehrauftrag für Anatomie, womit nach Grawitz „an unsrer Hochschule die Morgenröte der Erkenntnis auf allen Gebieten der Heilkunde angebrochen ist“ (ebd., S. 2 ff.).

Diese auch für andere Universitäten in Deutschland zu beobachtenden fortschrittlichen Entwicklungen der akademischen Medizinerausbildung waren eng verknüpft mit einer sich ab dem Ende des 17. Jahrhunderts vertiefenden Auseinandersetzung mit den naturwissenschaftlichen Fächern Physik, Chemie, Mathematik und Biologie. Dies hatte zur Folge, dass sich die bis dahin größtenteils auf empirische Vorgehensweise beruhende Medizin immer stärker zu einer auf naturwissenschaftlichen Erkenntnissen basierenden Disziplin entfaltete, was sich nicht nur auf die Krankenbehandlung und Forschung, sondern gleichzeitig auch auf den Lehrbetrieb der medizinischen Fakultäten übertrug.[52] Auf Grundlage dieser Entwicklungen, wie sie auch für Greifswald festzustellen sind, boten sich somit für Thiem ideale Voraussetzungen, um ein modernes medizinisches Wissen, fußend auf dem neuesten wissenschaftlichen Kenntnisstand, zu erwerben.

Ebenso wie von Thiems Schulausbildung existieren auch von seiner Studienzeit, abgesehen von den wenigen Angaben in seinen beiden Lebensläufen, weder eigene noch fremde Überlieferungen. Um dennoch einen Einblick in die Voraussetzungen und Anforderungen zu gewinnen, die im ausklingenden 19. Jahrhundert an die Studenten gestellt wurden, kann die 1899 erschienene „Einführung in das Studium der Medizin“[53]von Julius Leopold Pagel (1851–1912)[54] herangezogen werden.

Obwohl fast 25 Jahre nach dem Ende von Thiems Medizinstudium erschienen, ermöglicht dieser Studienführer, nachfolgend auszugsweise wiedergegeben, dennoch einen authentischen Einblick in dessen Studienzeit. Beginnend mit einer „[...] Darlegung der physischen und geistigen Mittel, mit denen [...] [die Studenten] unbedingt ausgestattet sein müssen“ (Pagel 1899, S. 2), gefolgt von der Betonung der „großen sozialen Aufgabe [des Arztes] als Diener und Apostel der Menschenliebe zu wirken“ (Pagel 1899, S. 5), sensibilisierte Pagel seine Leser auch hinsichtlich der „Widerwärtigkeiten [des Arztberufes], die gewiss nicht jedem behagen“ (Pagel 1899, S. 6). „Und wenn sich zeigt, dass nicht [nur] ein flüchtiger Rausch [...] [die Studenten]

52 Vgl. auch Huerkamp (1985), S. 88–97; Seidler (2003), S. 179–203 und Eckart (2005), S. 182–240 mit Erläuterungen des Entwicklungsprozesses der naturwissenschaftlichen Medizin im 19. Jahrhundert. Hervorzuheben ist hierbei insbesondere die Ablösung der humoralpathologischen Vorstellungen Galens infolge der Etablierung der Zellularpathologie Rudolf Virchows (1821–1870) sowie der Entwicklung der Hygiene und der Bakteriologie, letztere vor allem durch Robert Koch (1843–1910).

53 Pagel (1899). Einführung in das Studium der Medizin. Vorlesungen gehalten an der Universität zu Berlin. Urban und Schwarzenberg, Berlin, Wien.

54 Pagel nahm 1871 das Medizinstudium an der Friedrich-Wilhelms-Universität in Berlin auf, das er 1875 mit der Dissertation „Ueber die Geschichte der Göttinger medizinischen Schule im 18. Jahrhundert“ abschloss. Bereits 1885 beteiligte Hirsch ihn an der Herausgabe seines „Biographischen Lexikons der hervorragenden Ärzte aller Zeiten und Völker“, dessen Gesamtredaktion ihm 1896 übertragen wurde. Unter dem Dekanat seines Lehrers Hirsch habilitierte sich Pagel 1891. Als bevorzugtes Forschungsgebiet wählte Pagel die mittelalterliche Medizin. „Die Chirurgie des Heinrich de Mondeville“ (1892) brachte ihm die uneingeschränkte Anerkennung der Fachwelt ein und gilt als sein herausragendes Werk. Obwohl sich sein Ruf als Medizinhistoriker immer mehr verbreitete, erhielt er 1898 lediglich eine Titularprofessur und den Lehrauftrag für Geschichte der Medizin an der Universität Berlin (Goerke 1999, S. 759).

zur Medicin führte, [werden die Studenten sich] dann erst als wahre Jünger der Medicin betrachten dürfen" (Pagel 1899, S. 7). Ebenso warnte Pagel vor der Hoffnung „materielle[r], um nicht zu sagen mercantile[r][55] Vortheile" (Pagel 1899, S. 8), wie auch vor „standesunwürdige[r] Abhängigkeit von ungebildeten Cassenvorständen als ihren Brotherren oder quasi Arbeitgebern" (Pagel 1899, S. 9). „Nur wer [sich] aus [Naturforschertrieb und Drang zur Menschlichkeit] [...] für die Medicin entscheidet, wird immer Freude am Studium wie am Beruf und schließlich auch keinen Mangel an äusseren Erfolgen haben" (Pagel 1899, S. 8). Pagel beschrieb zudem die „Licht- und Schattenseiten [der kleineren oder grösseren Universitätsstadt] [für die Wahl der ersten Semester]" (Pagel 1899, S. 20). Im Klaren sollte sich der Student auch über die zu bewältigende „[zusammengedrängte] Menge der verschiedensten Disciplinen" sein (Pagel 1899, S. 21). So beginnen „z. B. die chirurgischen Operationscurse früh am Morgen, [und] oft müssen [...] [die Studenten] bis zum späten Abend unausgesetzt thätig sein, kaum dass ihnen eine Stunde Tischzeit bleibt. Dazu kommen dann die häuslichen Studien, die Nothwendigkeit der Verarbeitung des Materials durch das Bücherstudium die Vorbereitungen zu den Prüfungen u. s. w." (Pagel 1899, S. 21). Im gleichen Maße wie Pagel den Studierenden empfahl ihre Körper durch „massvolle Betheiligung am edlen Sport [abzuhärten und zu stählen]", warnte er sie aber auch vor „Kneipereien, besonderes vor dem famosen Frühschoppen und ähnlichem Unfug" (Pagel 1899, S. 22).

Zu Thiems Studienbeginn bestandenen an der Medizinischen Fakultät acht Ordinariate, denen zum Teil bedeutende Mediziner vorstanden. So wurde die Lehre in den „theoretischen Fächern" u. a. vom Anatom Ludwig Julius Budge (1811–1888)[56], dem Physiologen Leonard Landois (1837–1902)[57] und dem Pathologen Friedrich Grohe (1830–1886)[58] abgehalten (Grawitz 1906, S. 41). Budge, der seit 1857 die Leitung des Anatomischen Instituts innehatte, erlangte insbesondere mit seinen Arbeiten

55 merkantil: kaufmännisch.

56 Budge studierte in Marburg, Berlin und Würzburg Medizin. Ein Jahr nach beendetem Staatsexamen wird er praktischer Arzt in Wetzlar und Altenkirchen. Schon in dieser Zeit beschäftigte er sich mit wissenschaftlichen, experimentellen Fragen. Im Sommer 1842 habilitierte sich Budge in Bonn, und wurde 1856 als Professor der Anatomie und Physiologie nach Greifswald berufen, wo er mehr als 30 Jahre wirkte (Grützner 1903, S. 337–339).

57 Landois studierte in Greifswald Medizin, wo er 1861 promoviert wurde und 1862 seine Staatsprüfung ablegte. Nachdem er sich hier habilitiert hatte, wurde er 1863 zum ao. und 1872 zum ordentlichen Professor der Physiologie und Direktor des Physiologischen Instituts ernannt. In seinem „Lehrbuch der Physiologie des Menschen" führte er den Grundgedanken aus, die Physiologie enger an die praktische Medizin anzugliedern (Pagel 1901, Sp. 947–948).

58 Grohe studierte in Würzburg und Gießen Medizin. 1856 in Würzburg promoviert, wurde er von Virchow überzeugt, diesen nach Berlin zu begleiten und wirkte am dortigen Pathologischen Institut zwei weitere Jahre als Assistent. 1858 wurde Grohe als Professor nach Greifswald berufen und erhielt hier 1862 das Ordinariat und die Stellung als Direktor des Pathologischen Instituts. Von ihm rühren zahlreiche Veröffentlichungen in Liebig's und Wöhler's Annalen der Chemie und Pharmacie. Er war langjähriger Mitarbeiter an Canstatt's, resp. Virchow-Hirsch's Jahresbericht (Pagel 1901, Sp. 636).

über die Motorik der Regenbogenhaut wissenschaftliche Bedeutung (Grawitz 1906, S. 42), ähnlich wie Landois mit seinen Beiträgen zur Transfusionsmedizin (Grawitz 1906, S. 53).

In den „klinischen Fächern" zeichneten u. a. der Internist Karl Friedrich Mosler (1831–1911)[59], der Gynäkologe und Geburtshelfer Pernice, der Chirurg Carl Hueter (1838–1882)[60] sowie der Augenarzt Rudolf Schirmer (1831–1896)[61] für die Lehre verantwortlich (Grawitz 1906, S. 51). Unter Mosler, dem neben Hueter die Leitung des Universitätskrankenhauses oblag, wurde die Psychiatrie „in richtiger Erkenntnis ihrer wissenschaftlichen und praktischen Wichtigkeit" als eigenständiges Fach in Greifswald etabliert. Herausragend war auch sein Engagement bei der Behandlung von Infektionserkrankungen, insbesondere der schweren Cholera-Epidemie in Pommern von 1866 (Grawitz 1906, S. 50). Hueter, der unter allen Professoren der Greifswalder Medizinischen Fakultät „den stärksten unmittelbaren Eindruck auf seine Studenten ausgeübt hat", verwies in Greifswald als Erster auf die bakteriellen Ursachen der Wundinfektion (Grawitz 1906, S. 54).

Nachdem Thiem mit seinem Studienbeginn 1872 zunächst die ersten zwei Semester nahe, jedoch außerhalb des Universitätsgeländes wohnte,[62] bezog er ab dem Sommersemester 1873 eine Unterkunft im anatomischen Gebäude der Medizinischen Fakultät.[63] Es ist davon auszugehen, dass Thiems studentische Funktion als

59 Mosler studierte in Gießen, Würzburg und Berlin Medizin. 1853 wurde er mit der Abhandlung „Beiträge zur Kenntniss der Urinabsonderung" zum Doktor der Medizin promoviert. Hiernach unternahm er Studienreisen nach Wien und Prag und trat 1854 als Assistent in die Medizinische Klinik in Gießen ein. 1858 habilitierte er sich und folgte 1864 dem Ruf als ordentlicher Professor und Direktor der Medizinischen Klinik und Poliklinik nach Greifswald, wo er 1885 zum Geheimen Medizinalrat ernannt wurde (Pagel 1901, Sp. 1162–1163).

60 Hueter begann bereits mit 16 Jahre das Medizinstudium. 1860 wurde er promoviert. Er beschäftigte sich insbesondere mit Arbeiten über Gelenkdeformitäten und Gelenkerkrankungen. In Berlin war er zunächst Assistent am Pathologisch-anatomischen Institut bei Virchow, trat 1865 als Assistenzarzt in die Chirurgische Universitätsklinik zu Berlin ein und habilitierte sich für Chirurgie. Seine wissenschaftlich-publizistische Tätigkeit beinhaltete insbesondere Arbeiten über Gelenkerkrankungen. 1872 war er Mitbegründer der Deutsche Zeitschrift für Chirurgie (Pagel 1901, Sp. 787–789).

61 Schirmer studierte in Göttingen, Berlin, Paris und Wien Medizin. Nach seiner Promotion 1856 habilitierte er sich 1860 für das Fach Augenheilkunde, wurde 1867 zum Extraordinarius ernannt und 1873 auf den ordentlichen Lehrstuhl seines Faches und gleichzeitig zum Direktor der Universitäts-Augenklinik berufen. Schirmer hatte dort als erster einen von der Chirurgie getrennten akademischen Unterricht der Augenheilkunde eingeführt. Schirmer verfasste überwiegend ophthalmologische Abhandlungen (Pagel 1908, S. 29).

62 Amtliches Verzeichnis des Personals und der Studirenden der Königlichen Universität zu Greifswald im Sommersemester 1872. Greifswald. Druck durch Universitätsbuchdruckerei von F. W. Kunike, S. 32.

63 Amtliches Verzeichnis des Personals und der Studirenden der Königlichen Universität zu Greifswald im Sommersemester 1873. Greifswald. Druck durch Universitätsbuchdruckerei von F. W. Kunike, S. 32.

Amanuensis[64] bei Budge für einen Zeitraum von drei Semestern[65] hierzu Anlass gab. Welchen Aufgaben Thiem nachkam bzw. ob diese möglicherweise im Zusammenhang mit einer in der Einleitung zu seiner Dissertation erwähnten „kleinen selbstständigen Arbeit“[66] im Sommer 1874 bei Budge bzw. mit seiner im Folgenden dargestellten Dissertation standen, ist unbekannt bzw. kann aufgrund fehlender Überlieferungen nur vermutet werden.

Am 20.2.1874 bestand Thiem die vorklinische Abschlussprüfung, das Tentamen physicum[67], mit der Gesamtnote „gut“ (s. Abb. 2),[68] was allerdings in Anbetracht seines später noch darzustellenden überdurchschnittlichen studentischen Engagements und einem daher zu erwartenden „sehr guten“ Prüfungsergebnis eher suboptimal erscheint.

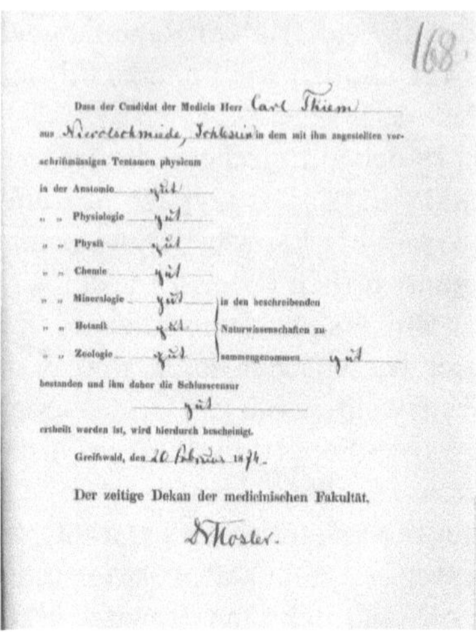

168.

Dass der Candidat der Medicin Herr Carl Thiem

aus [illegible] in dem mit ihm angestellten vorschriftmässigen Tentamen physicum

in der Anatomie gut

" " Physiologie gut

" " Physik gut

" " Chemie gut

" " Mineralogie gut } in den beschreibenden

" " Botanik gut } Naturwissenschaften zu-

" " Zoologie gut } sammengenommen gut

bestanden und ihm daher die Schlusscensur

gut

ertheilt worden ist, wird hierdurch bescheinigt.

Greifswald, den 20 Februar 1874.

Der zeitige Dekan der medicinischen Fakultät.

Mosler.

Abb. 3: Thiems Notenzeugnis: Tentamen physicum, 20.2.1874

Im Verlauf des weiteren Studiums trat Thiem ab dem Sommersemester 1875 für eine Dauer von drei Semestern[69] die Stellung eines Unterarztes[70] bei Mosler an. Auch hierfür bezog er eine Unterkunft auf

64 Amanuensis: veraltete Bezeichnung für den Schreibgehilfen eines Gelehrten, hier im Sinne eines Forschungsassistenten, der eine eigene wissenschaftliche Arbeit verfasst (in Thiems Lebenslauf zu seiner Dissertation von 1876 als „Ammannensis“ geschrieben).

65 Thiem (1876b), S. 40.

66 Thiem (1876c), S. 5 f. Hierin untersuchte Thiem die „Einwirkung reducirender Substanzen auf verschiedene thierische Gewebe in histologischer Beziehung“ und erkannte, dass „die meisten thierischen Gewebe: Bindegewebe, elastisches Gewebe, quergestreifte und glatte Muskeln, sowie Nerven in ihre feinsten histologischen Bestandtheile zerlegt [wurden]“ und deren herausgelöste „Kittsubstanz“ Leim bildete.

67 Tentamen physicum: Ärztliche Vorprüfung. Das Tentamen physicum löste 1861 das u. a. die Prüfungsfächer Logik und Psychologie enthaltende Tentamen philosophicum ab, da eine universitäre Ausbildung in diesen beiden Fächern unter dem Eindruck der sich rasch entwickelnden naturwissenschaftlichen Medizin nicht mehr von unmittelbarer Relevanz erschien. Die verbleibenden Prüfungsfächer Physik, Chemie, Botanik, Zoologie und Mineralogie bildeten zusammen mit den nun hinzugekommenen Fächern Anatomie und Physiologie, die das naturwissenschaftlich-medizinische Wissen zunehmend erweiterten, das neu geschaffene Tentamen physicum (Huerkamp 1985, S. 102 f.).

68 Universitätsarchiv Greifswald, Medizinische Fakultät I-318, lfd. Bl.168.

69 Thiem (1876b), S. 40.

70 Unterarzt: „in [...] dem Medizinalwesen, ein Arzt, der unter einem höheren Arzte steht. So gibt es bei den Staats- und Stadtkrankenhäusern, Hospitälern, Oberärzte und Unterärzte. Die Oberärzte sind die Vorsteher der verschiedenen Krankenabtheilungen in einer solchen Heilanstalt, und unter ihnen stehen nun noch bei jeder Abtheilung mehrere jüngere angehende Aerzte, als Gehülfen, die zugleich sich hier am Krankenbette praktisch üben und ausbilden [...]“ (Krünitz 1849, S. 319ff.). Dem heutigen Famulanten vergleichbar.

dem Universitätsgelände.[71] Da in den zur Verfügung stehenden Quellen die Durchführung einer wissenschaftlichen Arbeit bei Mosler nicht überliefert ist, muss davon ausgegangen werden, dass diese Tätigkeit Thiem ausschließlich zur Erlangung und Festigung klinischen Wissens diente.

Die beiden vorgenannten Stellungen bei Budge und Mosler lassen auf ein überdurchschnittliches studentisches Engagement von Thiem schließen. Sie ermöglichten eine intensivere Wissensvermittlung und standen nur im begrenzten Maße zu Verfügung.[72] Daher liegt die Schlussfolgerung nahe, dass nur Studenten mit einer außerordentlichen Lernbereitschaft solche Positionen erhielten.

Eine weitere exponierte studentische Position erreichte Thiem mit seiner erfolgreichen Teilnahme an der vom Greifswalder Universitätsrektorat jährlich ausgeschriebenen Preisaufgabe „zur Förderung wissenschaftlicher Bestrebungen unter den Studierenden".[73] Als Preisträger des Jahres 1876 im Fach Medizin setze er sich mit der Fragestellung über Medikamenteninjektionen in die Lunge auseinander.[74]

Ob eine im März 1876 bewilligte monatliche Studienunterstützung in Höhe von 15 Mark[75] ebenfalls auf besondere studentische Leistungen zurückzuführen ist oder Thiem aus rein finanziellen Gründen einen entsprechenden Antrag stellte, lässt sich anhand der zur Verfügung stehenden Quellen nicht eruieren.

Im Wintersemester 1875/76 begann Thiem unter der Betreuung von Budge seine Dissertation zu dem Thema „Beitrag zur mikromechanischen Analyse: Untersuchungen über die Löslichkeit des Bindegewebes durch verschiedene chemische Mittel", worin auch seine Zuwendung zur naturwissenschaftlichen Medizin klar zum Ausdruck kommt.[76] In seinem in zwei Teilen gegliederten Promotionsvorhaben erforschte Thiem unter der Anleitung des Chemikers Franz Hugo Schwanert (1828–1902)[77] zum einen chemische Prozesse, die zur Auflösung von Gewebestrukturen

71 Amtliches Verzeichnis des Personals und der Studirenden der Königlichen Universität zu Greifswald im Sommersemester 1875. Greifswald. Druck durch Universitätsbuchdruckerei von F. W. Kunike, S. 32.

72 In der Broschüre „Amtliches Verzeichnis des Personals und der Studirenden der Königlichen Universität zu Greifswald" vom Sommersemester 1872 bis Sommersemester 1876 werde jeweils nur ein bis zwei Unterarztstellen pro Klinik und Semester bei einer deutlich höheren Gesamtzahl der Studenten aufgeführt.

73 Universitätsarchiv Greifswald, Juristische Fakultät 269, 1838–1878, ohne Blattnummerierung.

74 Universitätsarchiv Greifswald, Juristische Fakultät 269, Jg. 1876, Bl. 4.

75 Universitätsarchiv Greifswald, Altes Rektorat, R 127, 1868–1876, Bd. 8, Protokoll vom 13.3.1876, Bl.1.: „Rescript des vorgesetzten [unleserlich] vom 8. des Mts. betreffend die Bewilligung einer Studien-Unterstützung von 15 M an den Stud. Med. Thiem".

76 Ob Thiem Interesse zeigte für die neben der naturwissenschaftlichen Schulmedizin existierenden „alternativen Regungen und Strömungen" wie etwa der Homöopathie, der Naturheilkunde und der Lebensreformbewegungen, die auch unter den schulmedizinisch ausgebildeten Ärzten ihre Anhänger fanden und mitunter eine „explizite Gegnerschaft" gegenüber der naturwissenschaftlichen Universitätsmedizin aufbauten (Eckart 2005, S. 231–235), ist nicht überliefert.

77 Schwanert studierte von 1854 bis 1860 Chemie in Göttingen. 1857 wurde er dort promoviert. 1860 habilitierte er sich als Assistent von Heinrich Franz Peter Limpricht in Greifswald. Schwanert wurde 1863 außerordentlicher und 1875 ordentlicher Professor

führten, und zum anderen die sich hieraus ergebenen histologischen Veränderungen. Zunächst untersuchte Thiem im ersten Teil seiner Dissertation „die Wirkung verschiedener chemischer Verbindungen auf Bindegewebe [...]", um Rückschlüsse hinsichtlich der chemischen Vorgänge, die zur Gewebeauflösung führen, ziehen zu können. Hierfür setzte er für mehrere Tage Bindegewebe in Form von zerkleinerten Schaf- bzw. Rindersehnen unterschiedlichen Chemikalien (z. B. Eisenoxydul-Ammonium, Arsenigsäure-Anhydrid, Schwefelsäure) aus und beschrieb anschließend überaus detailliert u. a. die Konsistenz, den Farbton sowie das Ausflockungs- bzw. Oxidationsverhalten der entstandenen Gemische. Jedoch musste Thiem, wie er im ersten Abschnitt seiner Arbeit formulierte, erkennen, dass „es [...] nicht möglich gewesen ist, den Grund der Löslichkeit des Bindegewebes durch gewisse chemische Vorgänge" zu bestimmen. Gleichzeitig zog er aber auch ein zufriedenstellendes Fazit: „So haben [...] [die Versuche] eben das positive Ergebniss, dass hiernach die bis jetzt geringe Anzahl von Lösungsmitteln für das [...] Gewebe, vergrössert wird". Anschließend analysierte Thiem im zweiten Teil seiner Arbeit „die Einwirkung der [...] geprüften Substanzen in histologischer Beziehung", um den Einfluss verschiedener Lösungen (z. B. Eisenvitriollösung, Eisenoxydullösung, arsenige Säure, Glaubersalzlösung) auf unterschiedliche Zellarten herauszustellen. Hierfür untersuchte er im Gegensatz zum ersten Teil nicht nur Bindegewebe, sondern auch Muskel- und Nervengewebe hinsichtlich des „Zerfall[s] [...] in ihre feinsten histologischen Bestandtheile". Auch hier beschrieb er äußert präzise die sich in Abhängigkeit von der verwendeten Lösung ergebenden feingeweblichen Veränderungen in Bezug auf Strukturerhalt bzw. Strukturzerfall der Zelle. In diesem Zusammenhang stellt Thiem am Ende seiner unter Anwendung moderner naturwissenschaftlicher Methoden entstandenen Arbeit heraus, dass der Einsatz bestimmter Chemikalien die Zellstrukturen nach Herauslösung aus dem Gewebe intakt lässt und diese somit einer exakteren histologischen Beurteilung zugänglich sind. In seiner Schlussfolgerung empfiehlt er daher für die Gewinnung histologischer Präparate die Verwendung von schwefelsaurem Eisenoxydul sowie Glaubersalzlösung.[78] Am 4.8.1876 um 12 Uhr erfolgte die öffentliche Verteidigung seiner Dissertation.[79] Zuvor, am 8.5.1876, legte Thiem sein Examen rigorosum[80] u. a. mit der am 1.5.1876 eingereichten schriftlichen Abhandlung über die „Anatomische und physiologische Vergleichung der Iris[81] zur Membrana tympani"[82] erfolgreich ab.[83] Am 2.10.1876 wurde Thiem exmatrikuliert.[84]

(Jarck 1996, Bd.1, S. 556).

78 Thiem (1876c), S. 6–39.

79 Thiem (1876c), Deckblatt der Dissertationsschrift Thiems.

80 Examen rigorosum: ärztliches Staatsexamen, wörtlich: strenge Prüfung. Vergleichbar mit dem heutigen Dritten Abschnitt der Ärztlichen Prüfung.

81 Iris: Regenbogenhaut des Auges.

82 Membrana tympani: Trommelfell.

83 Universitätsarchiv Greifswald, Medizinische Dissertationen, Medizinische Fakultät I-363.

84 Universitätsarchiv Greifswald, Fakultätsbuch, Medizinische Fakultät Bd. II, Sommersemester 1872, Nr. 2270.

Zusammenfassend kann festgestellt werden, dass Thiem mit seinem Studium der Medizin in Greifswald eine zeitgemäße naturwissenschaftlich fundierte Ausbildung erhielt, die sich auch in der Thematik und in der Methodik seiner Dissertation widerspiegelte.

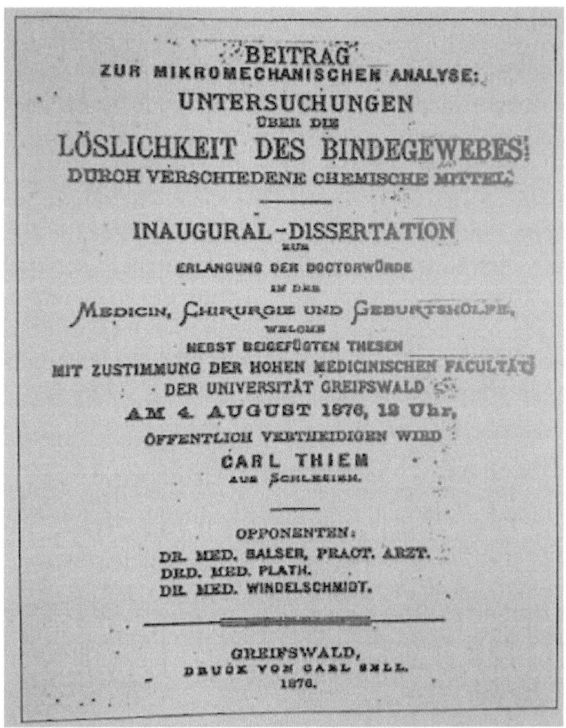

BEITRAG
ZUR MIKROMECHANISCHEN ANALYSE:
UNTERSUCHUNGEN
ÜBER DIE
LÖSLICHKEIT DES BINDEGEWEBES
DURCH VERSCHIEDENE CHEMISCHE MITTEL.

INAUGURAL-DISSERTATION
ZUR
ERLANGUNG DER DOCTORWÜRDE
IN DER
MEDICIN, CHIRURGIE UND GEBURTSHÜLFE,
WELCHE
NEBST BEIGEFÜGTEN THESEN
MIT ZUSTIMMUNG DER HOHEN MEDICINISCHEN FACULTÄT
DER UNIVERSITÄT GREIFSWALD
AM 4. AUGUST 1876, 12 Uhr,
ÖFFENTLICH VERTHEIDIGEN WIRD
CARL THIEM
AUS SCHLESIEN.

OPPONENTEN:
DR. MED. BALSER, PRACT. ARZT.
DRD. MED. PLATH.
DR. MED. WINDELSCHMIDT.

GREIFSWALD,
DRUCK VON CARL SELL.
1876.

Abb. 4: Deckblatt von Thiems Inaugural-Dissertation

3.2.2 Ärztliche Staatsprüfung 1876–1877 und anschließende Weiterbildung

Im Folgenden sollen die im Geheimem Staatsarchiv Preußischer Kulturbesitz erhalten gebliebenen Aufzeichnungen von Thiems ärztlicher Staatsprüfung, die teils als tabellarische, teils als notizartige Mitschriften vorliegen, in transkribierter Form wiedergegeben und, vergleichend mit dem damaligen medizinischen Kenntnisstand, eingeordnet werden.

Am 22.10.1876 stellte Thiem ein Gesuch „um Zulassung zur Staatsprüfung[85] als Arzt".[86] Diesem folgte fünf Tage später die Bewilligung durch das Königliche Kuratorium der Universität Greifwald, die anschließend dem Vorsitzenden der medizinischen Prüfungskommission Pernice mitgeteilt wurde. Danach begannen am 20.11.1876 die Prüfungen mit dem ersten Abschnitt in Form der anatomisch-physiologischen Examen bei Budge und Ferdinand Bernhard Wilhelm Sommer (1829–1902).[87] Geprüft wurde Thiem zur Anatomie der Schädelbasis, der Bauchhöhle und des Auges sowie zur Lehre der Bewegungen. Nach Darstellung seiner präparatorischen Fähigkeiten an den Nerven der Augenhöhle erhielt er für diesen Prüfungsteil die Note „sehr gut". Am 30.11.1876 erfolgten seine anatomisch-pathologischen Prüfungen bei Grohe. U. a. führte Thiem eine Sektion der Milz und des Darms durch. Eine weitere Aufgabe bestand in der Demonstration eines Hüftpräparates mit Erläuterung der pathologischen Veränderungen einer altersbedingten Hüftdegeneration. Für diese Leistungen erhielt Thiem ebenfalls die Note „sehr gut".

85 Die Bestimmung bezüglich der medizinischen Staatsprüfung regelte ab 1825 eine Aufteilung der Prüfungsschwerpunkte in fünf Abschnitte. Nach dem anatomischen, dem chirurgischen, dem medizinisch-klinischen sowie dem chirugisch-klinischen Prüfungsabschnitt folgte die mündliche Abschlussprüfung. Es stand dem Prüfungskandidaten allerdings frei, ob er sich zum medicus purus examinieren ließ und somit den chirurgischen Prüfungsabschnitt weglassen konnte oder ob er beide Prüfungen absolvierte und somit Medico-Chirurg wurde. Um einen Einheitsstand in der Ärzteschaft zu erreichen, mussten ab 1852 alle medizinischen Staatsprüfungen in Preußen unter den gleichen prüfungsrelevanten Voraussetzungen, d. h. mit Ablegen der chirurgischen Prüfung, absolviert werden. Nach erfolgreicher Prüfung führten die Ärzte den Titel „praktischer Arzt, Wundarzt und Geburtshelfer" (Huerkamp 1985, S. 46 und 58). Vgl. auch Eckard (2005), S. 235 f. So begegnete man mit diesen Änderungen des Prüfungsreglements, vor allem durch Einführung praxisorientierter, u. a. geburtshilflicher Ausbildungselemente, dem überwiegend theoretischen Charakter der bisherigen Medizinerausbildung.

86 Geheimes Staatsarchiv Preußischer Kulturbesitz, I. HA Rep. 76 VIII A, Nr. 6047; Ministerium der geistlichen, Unterrichts- u. Medicinal-Angelegenheiten. Abtheilung für die Medicinal-Angelegenheiten, Personal- und Qualifications-Acten des Candidaten der Arzneiwissenschaft Dr. med. Carl Thiem, ohne Seitenangabe. Die im nachfolgenden Text wiedergegebenen Prüfungsabläufe beziehen sich ebenfalls auf diese Quellenangabe.

87 Sommer studierte Medizin in Göttingen und Greifswald. 1855 promoviert, wirkte er seit 1857 als Prosektor, seit 1872 als Dozent und seit 1884 als ordentlicher Professor und Direktor des Anatomischen Instituts der Universität Greifswald. In seinen wissenschaftlichen Schriften befasste er sich überwiegend mit zoologisch-anatomischen Themen. Sommer war Mitarbeiter an der Eulenburg'schen Encyklopädie (Pagel, 1901 Sp. 1618 f.).

Ihre Fortsetzung fand die Staatsprüfung am 20.12.1876 mit der Befragung im Fach Geburtshilfe bei Pernice und Wilhelm Haeckermann (1817–1888).[88] Nach Prüfung seiner geburtshilflichen Kenntnisse am Phantom und dem sich anschließenden mündlichen Examen erhielt Thiem für dieses Fach die Note „gut".

Nachfolgend unterzog sich Thiem am 17. und 18.1.1877 dem ersten Teil der chirurgischen Prüfung bei Hueter und Paul Vogt (1844–1885)[89]. Prüfungsinhalte waren hier u. a. die Diagnostik und Behandlung von Kontrakturen und Ankylosen.[90] Als praktische Übung musste Thiem an der Leiche u. a. die Exartikulation[91] eines Fingers sowie Ligaturen[92] der Ellenbeugenarterie durchführen. Weiterhin wurde er ausführlich zur Behandlung bei Ausrenkung des Ellenbogengelenks befragt. Für diesen Teil der Staatsprüfung erhielt Thiem ebenso die Note „gut". Den zweiten Teil der chirurgischen Prüfung legte er im Fach Augenheilkunde am 1.2.1877 bei Schirmer ab. Hier wurde Thiem zur Verengung der Augenlidspalte befragt und führte selbstständig eine Operation am Augenlid durch.

Am 21.2.1877 wurde ihm nach Ablegen der internistischen Prüfung bei Mosler und Albert Eulenburg (1840–1917)[93] die Note „gut" gegeben. Hier musste Thiem als Prüfungsaufgabe selbstständig zwei Patienten, einer mit „Hydrops hepatitis"[94] und „Pneumonia chronica"[95], der andere mit „Bronchopneumonica chronica"[96] und „Catarrh pulmonalis"[97] behandeln. Gefordert wurden Diagnosestellung, Therapiedurchführung und Erstellung einer Epikrise der beiden Patienten.

Am Ende dieser Examina unterzog sich Thiem am 22.2.1877 der mündlichen Abschlussprüfung, die er nach Befragungen durch Haeckermann, Mosler, Hueter und Grohe mit der Gesamtnote „gut" abschloss. Insgesamt erscheint auch hier Thiems Prüfungsleistung, bezugnehmend auf sein bereits oben erörtertes studentisches Engagement und einem sicherlich damit verbundenen Lernfleiß, eher suboptimal.

---

88 Haeckermann studierte in Greifswald Medizin und wurde 1840 dort promoviert. Er wirkte seit 1843 als Arzt, seit 1853 als Physikus und seit 1870 als Professor in Greifswald. 1863 gab er ein „Lehrbuch der Medicinalpolizei" heraus (Pagel 1901, Sp. 675).

89 Vogt studierte in Greifswald Medizin und wurde dort 1865 promoviert. Vogt war Assistent an der Chirurgischen Klinik unter Bardeleben und Hueter, habilitierte sich 1869 und wurde nachfolgend Privatdozent für Chirurgie. 1873 wurde er außerordentlicher, 1882 ordentlicher Professor und zugleich als Nachfolger des verstorbenen Hueter Direktor des Krankenhauses und der Chirurgischen Klinik (Pagel 1896, S.192).

90 Ankylose: vollständige Gelenkversteifung.

91 Exartikulation: Entfernung einer Gliedmaße auf Höhe des Gelenks.

92 Ligatur: Abbinden eines Blutgefäßes.

93 Eulenburg studierte in Berlin, Bern und Zürich Medizin und wurde 1861 promoviert. Nach seiner Habilitation war er bis 1874 als Privatdozent in Berlin und bis 1882 als ordentlicher Professor in Greifswald tätig. Zurück in Berlin errichtete er eine Poliklinik für Nervenkrankheiten. Er erhielt 1896 den Titel „Geheimer Medizinalrat" (Pagel 1901, Sp. 477-478).

94 Hydrops hepatitis: veraltet für Ascites hepaticus, d. h. Bauchwasser.

95 Pneumonia chronica: chronische Lungenentzündung.

96 Bronchopneumonica chronica: chronische Bronchialentzündung.

97 Catarrh pulmonalis: vermehrte Absonderung von Schleim aus der entzündlich veränderten Lunge.

Noch am Tag der bestandenen Abschlussprüfung erhielt Thiem die Approbation als Arzt, Wundarzt und Geburtshelfer.[98]

Somit kann unter Berücksichtigung des eben dargestellten Quellenmaterials festgehalten werden, dass Thiem im Rahmen seiner ärztlichen Staatsprüfung nach den neuesten medizinisch-naturwissenschaftlichen Erkenntnissen in Theorie wie auch Praxis examiniert wurde.

Nach Abschluss der Staatsprüfung und Erhalt der Approbation begab sich Thiem auf mehrere Fortbildungsreisen.[99] So führten ihn seine Studienreisen u. a. nach Berlin, Wien und Prag (Christ 1975, S. 10; Horntrich 1989, S.80), wobei er in Prag für ein halbes Jahr im Gebärhaus arbeitete (Pagel 1901, Sp. 1702 f.).[100] Ähnlich wie in Sachsen, wo bereits 1865 als eine besondere Form der ärztlichen Ausbildung ein „hilfsärztliches Externat“ ausdrücklich auch in den Entbindungsinstituten durchgeführt werden konnte (Heidel 2006, S. 186), ist auch für die anderen Regionen des Deutschen Kaiserreichs davon auszugehen, dass nach dem Universitätsstudium ein wesentlicher Fokus auf die geburtshilfliche Ausbildung gelegt wurde und Thiem daher der Weiterbildung in der Prager Entbindungsanstalt eine besondere Bedeutung beimaß.

98 Geheimes Staatsarchiv Preußischer Kulturbesitz, I. HA Rep. 76 VIII A, Nr. 6047; Ministerium der geistlichen, Unterrichts- u. Medicinal-Angelegenheiten. Abtheilung für die Medicinal-Angelegenheiten, Personal und Qualifications-Acten des Candidaten der Arzneiwissenschaft Dr. med. Carl Thiem, ohne Seitenangabe.

99 Diese Fortbildungsreisen, die oftmals mit einer zeitlich begrenzten Anstellung als Assistenzarzt in einer Krankenanstalt verbunden waren, boten dem jungen, unerfahrenen und frisch approbierten Arzt die Möglichkeit, seine wissenschaftliche universitäre Ausbildung durch praktische Erfahrung zu erweitern. Zudem erlaubte es die große Anzahl der Krankenhauspatienten, die ständig unter seiner ärztlichen Kontrolle waren, den Therapieerfolg der von ihm verordneten Medikamente bzw. der von ihm durchgeführten operativen Eingriffe intensiver zu studieren, als es ihm in einer eigenen, neu eröffneten und ggf. wenig frequentierten Praxis möglich gewesen wäre (Huerkamp 1985, S.120 f.).

100 Laut der Personal- und Qualifications-Acten des Candidaten der Arzneiwissenschaft Dr. med. Carl Thiem (Geheimes Staatsarchiv Preußischer Kulturbesitz, I. HA Rep. 76 VIII A, Nr. 6047; Ministerium der geistlichen, Unterrichts- u. Medicinal-Angelegenheiten. Abtheilung für die Medicinal-Angelegenheiten, ohne Blattnummerierung) „diente“ Thiem vom 1. bis 12.7.1877 als Unterarzt in Breslau und unternahm „Informationsreisen an die Universitäten Leipzig, Bonn und Berlin“, ehe er sich in Cottbus als Arzt niederließ. Da jedoch am 29.3.1877 in der Fremdenliste des Prager Tagblatts (Prager Tagblatt 29.3.1877, S. 5) Thiems Ankunft im Hotel „Kaiser von Oesterreich“ mitgeteilt wurde und somit der Beginn seines sechsmonatigen Prager Aufenthaltes für April 1877 anzunehmen ist, kollidiert diese Angabe mit seiner auf Juni und Juli 1877 datierten Anwesenheit in Breslau. Da weitere Quellenangaben diesbezüglich fehlen, muss eine exakte chronologische Angabe dieser Ausbildungsphase Thiems vorerst unterbleiben.

3.3 Thiems Familiengründung

Drei Jahre nachdem sich Thiem 1877 in Cottbus niedergelassen hatte, heiratete er am 26.4.1880 die am 3.6.1855 in Cottbus geborene Rentierstochter[101] Martha Hedwig Schramke.[102] Über seinen Schwiegervater Johann Friedrich Schramke, einen Wollhändler in Cottbus,[103] erhielt er Zugang zu den elitären Cottbuser Kreisen (Schmoger 2009, S. 7). Nur wenige Tage nach der Geburt der gemeinsamen Tochter Auguste Emilie Gertrud Martha (3.3.1881)[104] verstarb Martha Hedwig am 29.3.1881 „nach kurzem schweren Krankenlager"[105] an den Folgen von Thyphus.[106]

Zwei Jahre später heiratete Thiem erneut. Seine zweite Ehefrau Wilhelmine Auguste Alice Schnitter, geboren am 17.1.1862 in Altdöbern/Niederlausitz,[107] war ebenfalls Tochter eines Cottbuser Unternehmers.[108] In ihr hatte Thiem nicht nur eine fürsorgliche Mutter für seine Tochter Gertrud gefunden, Alice wurde für ihn auch eine „überaus bedeutsame Unterstützung [...] in seiner verdienstvollen Tätigkeit [...]".[109] Bedeutung erlangte Alice dadurch, dass sie dem Zeitgeist ihrer gesellschaftlichen Stellung entsprechend soziale Aufgaben übernahm, vor allem als Vorsitzende der „Frauenhilfe Cottbus".[110]

---

101 Rentier: eine Person die von Kapitalerträgen lebt.

102 Kirchbucharchiv der evangelischen Oberkirche St. Nikolai zu Cottbus, Register der Aufgebote und Getrauten (1866–1893), Jahreseintrag 1880, S.168. Nr. 27; Stadtarchiv Cottbus, Standesamtsregister, Trauungen 1880, Nr. 55.

103 Amtsblatt der Königlich Preußischen Regierung zu Frankfurt a. d. O., Jg. 1862. S. 488.

104 Kirchbucharchiv der evangelischen Oberkirche St. Nikolai zu Cottbus, Taufregister (1876–1884), Jahreseintrag 1881, S. 283, Nr. 226; Stadtarchiv Cottbus, Standesamtsregister, Geburten 1881, Nr. 181.

105 Cottbuser Anzeiger vom 30.3.1881.

106 Kirchbucharchiv der evangelischen Oberkirche St. Nikolai zu Cottbus, Sterberegister (1876–1906), Jahreseintrag 1881, S.149, Nr. 44; Stadtarchiv Cottbus, Standesamtsregister, Sterbefälle 1881, Nr. 145. In einer Anzeige brachte Thiem seinen „tiefgefühlten Dank" für die „zahlreichen und mannigfachen Beweise herzlicher Theilnahme" anlässlich der Beisetzung seiner Frau zum Ausdruck (Cottbuser Anzeiger vom 2.4.1881).

107 Kirchbucharchiv der evangelischen Kirche Altdöbern, Geburten- und Taufregister (1834–1875), Jahreseintrag 1862, Nr.6.

108 Kirchbucharchiv der evangelischen Oberkirche St. Nikolai zu Cottbus, Register der Aufgebote und Getrauten (1866–1893), Jahreseintrag 1883, S. 214. Nr. 33; Stadtarchiv Cottbus, Standesamtsregister, Trauungen 1883, Nr. 89. Ihr Vater Friedrich Gottlob Otto Schnitter (gestorben 1891), der in den beginnenden 1880er-Jahren mit seiner Familie von Altdöbern/Niederlausitz nach Cottbus übersiedelte, führte nach Übernahme einer Kornbrennerei (Brennerei Gustav Melde) zusammen mit seinem Schwager das Unternehmen zu einem der erfolgreichsten in der Cottbuser Region. Sein Sohn Kurt (geboren 1877) erweiterte das Unternehmen, das 1914 zu den größten in Privatbesitz befindlichen Firmen Deutschlands zählte (Boldt 1923, S. 52–53).

109 Cottbuser Anzeiger vom 30.6.1914, S. 12.

110 Stadtarchiv Cottbus, Bericht über die Verwaltung und den Stand der Gemeinde-Angelegenheiten der Stadtgemeinde Cottbus für das Verwaltungsjahr 1901, als eingebundener Nachtrag zwischen S. 204 und 205. Diese Wohltätigkeitseinrichtung wurde 1899 mit dem Ziel der „Pflege bedürftiger Wöchnerinnen aller Konfessionen und die Sorge für diese und ihrer Familie" gegründet.

Allerdings begleitete auch ein schwerer Schicksalsschlag die junge Familie. In einer Traueranzeige von 1884 mussten die Eltern den Tod ihrer Tochter Auguste Emilie Gertrud Martha bekannt geben, die am 16.4.1884 infolge einer „Diphtheritis" verstorben war.[111] Bewegt dankten sie für die „überaus zahlreichen wohlthuenden Beweise aufrichtiger herzlicher Theilnahme bei dem Verluste unseres unvergesslichen Kindes".[112]

Der am 9.10.1886 geborene Sohn Ernst Otto Carl[113] schlug nach seinem Abitur am Königlichen Friedrich-Wilhelms-Gymnasium zu Cottbus eine militärische Laufbahn ein, innerhalb derer er vermutlich auch aktiv am Ersten Weltkrieg teilnahm[114] (Pretzsch 1905, S. 26), und war nach Beendigung seiner Militärlaufbahn[115] als Bankdirektor in Berlin tätig.[116] Otto Thiem verstarb am 15.1.1939 im Alter von 53 Jahren ledig und kinderlos an einer Herz-Kreislauf-Erkrankung in Berlin-Charlottenburg.[117]

---

111 Kirchbucharchiv der evangelischen Oberkirche St. Nikolai zu Cottbus, Sterberegister (1876–1906), Jahreseintrag 1884, S. 250, Nr. 73. Vgl. auch Stadtarchiv Cottbus, Standesamtsregister, Sterbefälle 1884, Nr. 186. Vgl. auch Cottbuser Anzeiger vom 17.4.1884: „Heute Mittag 2 Uhr verschied nach kurzem aber schweren Leiden unsere Tochter Gertrud im Alter von drei Jahren".

112 Cottbuser Anzeiger vom 20.04.1884.

113 Kirchbucharchiv der evangelischen Oberkirche St. Nikolai zu Cottbus, Taufregister (1884–1890), Jahreseintrag 1887, S. 87, Nr. 64. Vgl. auch Stadtarchiv Cottbus, Standesamtsregister, Geburten 1886, Nr. 804.

114 Pretzsch (1915) S. 10. Hier wird Otto Thiem als Oberleutnant des Reserve-Feldartillerie-Regiments Nr. 10 als Träger des Eisernen Kreuzes II. Klasse erwähnt. Vgl. auch die Traueranzeige für Otto Thiem im Cottbuser Anzeiger vom 16.1.1939, S. 9, die die Familie seiner Schwester Charlotte veröffentlichte. Hier wurde Otto Thiem als Inhaber des Eisernen Kreuz I. Klasse hervorgehoben. Die militärischen Leistungen, die hierzu führten, wurden jedoch nicht aufgeführt.

115 In seiner Sterbeurkunde wird Otto Thiem als „Major außer Dienst" angeführt. Vgl. auch Berliner Adressbücher von 1937–1939. Auch hier Bezeichnung als „Major a. D.".

116 Herr Günter Lorenz, ein Urgroßneffe Carl Thiems, übermittelte dem Verfasser eine Aufstellung der Lebensdaten sowie weiterer Informationen zu Thiems Kindern und Enkelkindern. Hier wird die Deutsche Industrie AG mit Sitz in Berlin als Arbeitgeber von Otto Thiem für die Zeit von 1935 bis zu seinem Tod 1939 angegeben. Diesbezügliche Recherchen bei der Folgeeinrichtung blieben aufgrund nicht mehr vorhandener Unterlagen aus dem infrage kommenden Zeitraum ergebnislos (schriftliche Mitteilung von Frau Daisy Henniger, Prokuristin der Deutschen Industrie AG, vom 10.9.2019). Vgl. auch Berliner Adressbücher der Jahre 1937–1939, in denen, wie auch in seiner Todesanzeige, die Tätigkeit als Bankdirektor angegeben wird.

117 Landesarchiv Berlin, P Rep. 559, Nr. 5. Sterbeurkunde Otto Thiems.

Die Tochter Emma Emilie Charlotte, am 24.6.1888 geboren,[118] erhielt vermutlich ihre schulische Ausbildung an der höheren Töchterschule zu Cottbus[119] und heiratete 1911 den Regierungsassessor Viktor Julius Arthur Kolbe (1879–1968)[120]. Aus dieser Ehe gingen zwei Töchter hervor, Thiems einzigen Enkelkinder. Die ältere der beiden, Anneliese Charlotte, wurde am 3.5.1912 in Breslau geboren.[121] Sie heiratete am 30.11.1940 in Berlin den Kunstmaler Otto Clevé-Klebert (geboren 1902)[122] und war selbst als Kunstmalerin und Grafikerin tätig.[123] Ihre als Sekretärin arbeitende ledige Schwester Rosemarie Charlotte Wilhelmine kam am 17.3.1917 ebenfalls in Breslau zur Welt.[124] Beide Schwestern verübten zeitgleich am 20.4.1945 in Hennersdorf bei Kamenz, mutmaßlich aufgrund des Vordringens der Roten Armee, Suizid.[125] Ihre Mutter Emma Emilie Charlotte Kolbe starb als letztes direktes Familienmitglied von Carl Thiem am 17.8.1956 in Bad Aibling.[126] Jahre zuvor verstarb am 17.1.1934 Thiems Ehefrau Alice,[127] die 1928 Cottbus verlassen hatte und bis zu ihrem Tod in Berlin lebte.[128]

3.4 Thiems gesellschaftspolitisches Engagement

3.4.1 Thiems Wirken in der Cottbuser Stadtverordnetenversammlung

Thiem wurde in dem Protokoll der am 8.1.1896 abgehaltenen „gewöhnliche[n] Sitzung“ der Cottbuser Stadtverordnetenversammlung[129] erstmals als deren Mitglied aufgeführt und für die „[Wahl]periode vom 1. Janr. 1896 bis 31. Dezbr. 1901“ bestä-

118 Kirchbucharchiv der evangelischen Oberkirche St. Nikolai zu Cottbus, Taufregister (1884–1890) Jahreseintrag 1888, Nr. 606. Vgl. auch Stadtarchiv Cottbus, Standesamtsregister, Geburten 1888, Nr. 585.

119 Obwohl Überlieferungen hierzu fehlen – im Gegensatz zum Königlichen Friedrich-Wilhelms-Gymnasium zu Cottbus wurden in den Jahresberichten der Augusta-Schule Cottbus (höhere Töchterschule) keine namentlichen Aufführungen der Schülerinnen wiedergegeben –, ist dennoch davon auszugehen, dass sie an dieser Einrichtung unterrichtet wurde. Hierfür spricht in erster Linie der gesellschaftliche Stand ihres Vaters.

120 Stadtarchiv Cottbus, Standesamtsregister, Trauungen 1911, Nr. 229.

121 Ebd.

122 Standesamt Berlin Steglitz-Zehlendorf, Registereintrag Trauungen, 1940, Nr. 624.

123 Ebd.

124 Stadtarchiv Cottbus, Standesamtsregister, Trauungen 1911, Nr. 229.

125 Stadtarchiv Kamenz, Sterberegistereintrag 23 II/1945; 24 II/1945. Hier wird als Todesursache „Selbstmord durch Erschießen“ angegeben. Vgl. hierzu auch Thiems Genogramm. In: Prof. Dr. Carl Thiem. Medizinische Bibliothek des Carl-Thiem-Klinikums Cottbus, Z0903997, I/3118, ohne Seitenangabe. Hier ist zum Tod der Enkeltöchter Thiems folgendes vermerkt: „Begingen Selbstmord, als die Russen den Treck 1945 überrollten“.

126 Standesamt Bad Aibling, Sterbebuch des Jahres 1956, laufende Registernummer 92.

127 Landesarchiv Berlin, P Rep. 570, Nr. 2. Sterbeurkunde Alice Thiems.

128 Lichtblick Cottbus e.V. (2013). Carl Thiem.

129 Zur Entstehung der Cottbuser Stadtverordnetenversammlung vgl. auch Petzold (1981), S. 11–15. Die für Cottbus nach Wiedereingliederung 1815 an Preußen bestehende Möglichkeit zur Einführung der preußischen Städteordnung von 1808 und der damit verbundenen Bildung einer Stadtverordnetenversammlung wurde vom damaligen Magi-

tigt[130]. Zu seinen Motiven, als Verordneter im Cottbuser Stadtparlament mitzuwirken, liegen keine Überlieferungen vor. Es kann allerdings angenommen werden, dass er eine soziale Verpflichtung darin sah, sein vielerorts anerkanntes medizinisches Fachwissen nicht nur innerhalb seiner ärztlichen Arbeit einzubringen, sondern seine diesbezüglichen Erfahrungen wirksam in die Entscheidungen des Stadtparlaments, insbesondere in gesundheitspolitische Bereiche, einfließen zu lassen. Hier scheinen in erster Linie seine Zugehörigkeiten zu den Ausschüssen „Krankenhausdeputation“[131], „Städtisches Gesundheitsamt“[132], „Friedhofs- und Promenadendeputation“[133], aber auch die zur „gemischten Kommission: Wasserleitung und Kanalisation“[134] darauf hinzuweisen. Hinzu kommt Thiems parlamentarisches Mitwirken in den seiner Fachkompetenz möglicherweise weniger entgegenkommenden Ausschüssen „Deputation für Angelegenheiten der Bonnaskenfeld Ackerkommune“[135], „Wahlkommission“[136], „Kuratorium der Realschule“[137] und der „Schuldeputation“[138].

---

strat nicht wahrgenommen. Erst mit der Wahl Johann Gottlob Roemelts (1783–1867) zum Cottbuser Oberbürgermeister im Jahr 1830 wurde die Einführung der Städteordnung wieder thematisiert, um dann in Form der revidierten Städteordnung von 1831 angenommen zu werden. Die sich hieraus ergebene Bürgeranerkennung und die damit verbundene Wahlberechtigung bzw. Wählbarkeit erlaubte anschließend die Wahl einer Stadtverordnetenversammlung. Die Wahl zur ersten Cottbuser Stadtverordnetenversammlung fand vom 12. bis 14.2.1831 statt. Vgl. auch Kamp (2010), S. 39–56, sowie Pahlmann (2015) bezüglich der Anfänge des städtischen Parlamentarismus in Deutschland anhand der Beispiele zu den Wahlen zur Berliner bzw. Potsdamer Stadtverordnetenversammlung.

130 Protokollbuch der Stadtverordneten-Versammlung 1893–1900. Stadtverordnetensitzung vom 8.1.1896. Stadtarchiv Cottbus, ohne Seitennummerierung. Vgl. auch Stadtarchiv Cottbus, Bericht über die Verwaltung und den Stand der Gemeinde-Angelegenheiten der Stadtgemeinde Cottbus für 1895/96, S. 21. Hierin wird Thiems „Eintritt in das Kollegium“ mit dem 8.1.1896 angegeben.

131 Stadtarchiv Cottbus, Bericht über die Verwaltung und den Stand der Gemeinde-Angelegenheiten der Stadtgemeinde Cottbus für das Verwaltungsjahr 1907, S. 48.

132 Stadtarchiv Cottbus, Bericht über die Verwaltung und den Stand der Gemeinde-Angelegenheiten der Stadtgemeinde Stadtarchiv Cottbus für 1895/96, S. 28.

133 Stadtarchiv Cottbus, Bericht über die Verwaltung und den Stand der Gemeinde-Angelegenheiten der Stadtgemeinde Cottbus für das Verwaltungsjahr 1909, S. 50.

134 Stadtarchiv Cottbus, Bericht über die Verwaltung und den Stand der Gemeinde-Angelegenheiten der Stadtgemeinde Cottbus für das Verwaltungsjahr 1896/97, S. 29.

135 Stadtarchiv Cottbus, Bericht über die Verwaltung und den Stand der Gemeinde-Angelegenheiten der Stadtgemeinde Cottbus für das Verwaltungsjahr 1910, S. 45.

136 Stadtarchiv Cottbus, Bericht über die Verwaltung und den Stand der Gemeinde-Angelegenheiten der Stadtgemeinde Cottbus für das Verwaltungsjahr 1898/99, S. 34.

137 Stadtarchiv Cottbus, Bericht über die Verwaltung und den Stand der Gemeinde-Angelegenheiten der Stadtgemeinde Cottbus für das Verwaltungsjahr 1910, S. 51.

138 Stadtarchiv Cottbus, Bericht über die Verwaltung und den Stand der Gemeinde-Angelegenheiten der Stadtgemeinde Cottbus für das Verwaltungsjahr 1909, S. 54. Die städtische Schuldeputation in Preußen, deren Mitglieder als einzige Mitglieder städtischer Deputationen vom Ministerium bestätigt werden mussten, setzte sich aus der Bürgerschaft zusammen. Sie übernahmen eine wesentliche Aufgabe innerhalb des Schulaufsichtsrechts (Mitbestimmung über Besetzung der Lehrämter, Etatbewilligungen, materielle Neueinrichtung, Auswahl der Schulbücher) und waren so im Sinne der Ministerialinstruktion Teil einer staatlichen Aufsichtsbehörde (Trautmann 1905, S. 563–589).

Welchen Beitrag Thiem jedoch im Einzelnen in diesen Ausschüssen leistete, ob er z. B. die – verglichen mit anderen prosperierenden Städten des Königreichs Preußen – ebenso fortschrittliche Entwicklung des Cottbuser Friedhofswesens[139] bzw. der Wasserver- und -entsorgung[140] maßgeblich beeinflusste, lässt sich aufgrund der nur protokollarisch erfolgten Aufzeichnungen der Stadtverordnetenversammlung nicht nachvollziehen. Nachvollziehbarer hingegen dürfte seine Arbeit im Ausschuss „Krankenhausdeputation" sein, die sich im Wesentlichen auf die Umsetzung des Krankenhausneubaus konzentrierte (vgl. hierzu auch Kap. 4.4.1).

Bis zu seinem Ausscheiden aus persönlichen Gründen[141] 1914 war Thiem für das Cottbuser Stadtparlament 18 „lange Jahre hindurch als Stadtverordneter [...] in opferfreudiger Arbeit tätig"[142].

In Würdigung seiner intensiven Arbeit sowie seines gesellschaftspolitischen Engagements wurden Thiem zahlreiche Auszeichnungen verliehen,[143] von denen besonders der „Rote Adlerorden IV. Klasse", der „Königliche Kronenorden III. Klasse" sowie die ihm „anläßlich der Einweihung des neuen städtischen Krankenhauses in Cottbus" 1914 zu Ehren kommende „Königliche Krone zum Roten Adler-Orden III. Klasse mit der Schleife" zu erwähnen sind.

---

139 1834/35 wurde der Friedhof am Wall in Cottbus, wohl schon aufgrund der Erkenntnis, dass Friedhöfe in der Nähe dicht besiedelter Gebiete eine Seuchengefahr bedeuten könnten, geschlossen. Andere in Cottbus bereits bestehende Friedhöfe dürften diesbezüglich keine Gefahr dargestellt haben. Der 1870 entstandene Nordfriedhof wurde bewusst, trotz Kritik hinsichtlich der weiten Entfernung, deutlich außerhalb der damaligen Stadtgrenze angelegt: „Daß der Kirchhof entfernt und nach Norden liegt, ist für die Stadt gut und zweckmäßig, denn der Wind kommt uns nur selten vom Norden" (zitiert in Härtel 1994, S. 81 f.).

140 Verglichen mit dem Bau des Berliner Kanalisationssystems (Baukernzeit 1873–1890) als eines der ersten im Deutschen Kaiserreich (vgl. hierzu Krzywanek 2004) lässt sich das Cottbuser Kanalisations- wie auch Leitungswassersystem mit dessen schrittweisen Inbetriebnahme von 1897 bis 1899 (Donner 1994, S. 118 f.) als zeitgemäße kommunalhygienische Errungenschaft verstehen. Die regelmäßig durchgeführten Untersuchungen der Wasserqualität sowie die „organische" Klärung der Abwässer auf sogenannten Berieselungsfeldern außerhalb der Stadt (vgl. hierzu „Bericht über die Verwaltung und den Stand der Gemeinde-Angelegenheiten der Stadtgemeinde Cottbus" Verwaltungsjahre 1894–1905) unterstreichen diese fortschrittliche Entwicklung.

141 In einem Aktenvermerk vom 18.8.1914 der Cottbuser Stadtverwaltung wird folgendes notiert: „Magistrat nimmt Kenntnis davon, daß Geheimrat Professor Dr. Thiem sein Mandat als Stadtverordneter wegen Überhäufung mit Berufsgeschäften niedergelegt hat [...]" (Stadtarchiv Cottbus, Personalakte Carl Thiem, A I 1g, 49/ 0248, Bl. 21 R).

142 Stadtarchiv Cottbus, Personalakte Carl Thiem, A I 1g, 49/ 0248, Bl. 40.

143 Geheimes Staatsarchiv Preußischer Kulturbesitz, I. HA Rep. 76 VIII A, Nr. 6047; Ministerium der geistlichen, Unterrichts- u. Medicinal-Angelegenheiten. Abtheilung für die Medicinal-Angelegenheiten, Personal- und Qualifications-Acten des Candidaten der Arzneiwissenschaft Dr. med. Carl Thiem, ohne Blattnummerierung. Diese Auszeichnungen wurden vom preußischen Königshaus für verdienstvolle Leistungen gestiftet.

3.4.2 Thiems Mitgliedschaft in der Cottbuser Freimaurerloge

Hatte Thiem schon bald eine gewisse medizinische Reputation erlangt, erwarb er zudem mit seinem Wirken in der Cottbuser Freimaurerloge vor allem in der bürgerlichen Oberschicht besondere Anerkennung. Jedoch wird es Thiem hierbei nicht vordergründig um einen Prestigegewinn gegangen sein. Vielmehr sah er mit seiner von humanitären Gedanken geleiteten Logenarbeit[144] die Möglichkeit, die gesellschaftliche Entwicklung, und hier insbesondere die der Jugend, positiv zu beeinflussen (Härtel 1997, S. 21).[145]

Thiem wurde am 22.3.1881[146] in die 1797 gegründete[147] Cottbuser St. Johannis-Loge „Zum Brunnen in der Wüste“[148] im Grad eines Lehrlings aufgenommen.[149]

Es ist zu vermuten, dass dem gesellschaftlich aufstrebenden Thiem der Eintritt in die Cottbuser Loge von nahestehenden Angehörigen der industriellen bzw. kaufmännischen Elite angeboten bzw. nahegelegt wurde. Möglicherweise führte ihn der

144 Aus einem am 13.7.2019 mit Siegmar Lorenz (ehemaliger Logenmeister der neugegründeten Cottbuser St. Johannis-Loge) geführten Gespräch.

145 Härtel zitiert Thiem wie folgt: „Die Jugend war es, die die Erfolge freimaurerischen Bemühens ernten sollte“. Diese Äußerung Thiems erfolgte im Zusammenhang mit dem Cottbuser Theaterneubau.

146 Geheimes Staatsarchiv Preußischer Kulturbesitz, FM, 5.1.3., Nr. 5886, Bl. 44 R- 45. Ein Aufnahmegesuch, bzw. eine Verpflichtungserklärung Thiems, die über seine Beweggründe Auskunft geben könnten, sind nicht erhalten geblieben.

147 Die Cottbuser Freimaurerloge erhielt ihr Gründungsrecht am 28.1.1797. Hierzu steht bei Liersch: „Unter dem 28. Januar 1797 hatte die hochwürdige Große Landes-Loge der Freimaurer von Deutschland eine Konstitution ertheilt zur Begründung einer neuen St. Johannis-Loge zu Cottbus mit dem Namen „Zum Brunnen in der Wüste“ (Liersch 1872, S. 3). Die Ursprünge der klassischen Freimaurerei finden sich ab dem 14. Jahrhundert bei den Steinmetzen, die am Bau großer Kathedralen und Klöster mitwirkten. Diese waren im Unterschied zu den ortsansässigen Maurern weder dem Zunftzwang noch der örtlichen Gerichtsbarkeit unterworfen und somit „frei“. Das Wissen und die Anwendung physikalischer Gesetzmäßigkeiten durch die am Bau der Londoner St. Pauls Kathedrale beteiligte Steinmetzbruderschaft, aber auch deren Wertung der Psyche des Menschen wurden von der Bevölkerung als geheimnisumgebene Fähigkeiten wahrgenommen und führte dazu, dass in der Folgezeit vor allem Intellektuelle und Standespersonen den Freimaurerbund beitraten, um an deren Ansehen teilzuhaben. Ziel dieser Vereinigung war und ist es, auf friedlichem Weg an der Entstehung einer besseren Gesellschaft mitzuwirken (Härtel 1997, S. 9–12). Dies erfordert zunächst eine stetige Arbeit an der eigenen Persönlichkeit, um die Ideale der Freimaurerei umsetzen zu können (aus dem mit Siegmar Lorenz am 13.7.2019 geführten Gespräch).

148 Der Namensgebung der Cottbuser Loge beruhte auf dem Gedanken einer intellektuellen Befruchtung der Stadt Cottbus und ihrer Umgebung (aus dem mit Siegmar Lorenz am 13.7.2019 geführten Gespräch).

149 Die St. Johannis-Loge, benannt nach Ihrem Schutzpatron Johannes der Täufer, ermöglicht damals wie heute das Erlangen dreier sogenannter Johannisgrade (Lehrling, Geselle, Meister). Darüber hinaus können nach Aufnahme in die höhergestellte Andreas-Loge noch zwei weitere Grade, die sogenannten Andreasgrade erreicht werden (aus dem mit Siegmar Lorenz am 13.7.2019 geführten Gespräch).

Cottbuser Augenarzt Ludwig Wilhelm Liersch (1830–1904),[150]der als Vorbild und Promotor für Thiems gesellschaftliches sowie ärztliches Wirken angesehen werden kann,[151] in die Loge ein.

Nach Erlangen des 2. und 3. Johannisgrades (am 15.2.1882 bzw. am 27.1.1883)[152] bekleidete Thiem ab 1899 mit dem Amt des zweiten abgeordneten, sowie ab 1903 des ersten abgeordneten Logenmeisters (Krüger 1997, S. 82) schon bald führende Positionen innerhalb der Cottbuser Loge. Mit dem Tod Ludwig Wilhelm Lierschs, der bis zu seinem Ableben das höchste Amt der Cottbuser Loge ausübte, übernahm Thiem 1904 dessen Funktion als hammerführender Logenmeister.[153]

Die Cottbuser Freimaurerloge, deren Mitglieder zu Zeiten Thiems ausschließlich dem gehobenen männlichen Bürgertum entstammten (Krüger 1997, S. 110–141),[154] verstand sich wie auch andere Logen in Deutschland als eine Gemeinschaft, die mit ihrer verborgenen wie auch öffentlichen Arbeit das Ideal einer besseren Gesellschaft zur Zielsetzung hatte.[155] Die in diesem Zusammenhang verrichtete geheime Logenarbeit blieb mit ihren Abläufen und Ritualen stets vertraulich, sodass über diesen Teil der Arbeit Thiems keine Inhalte überliefert sind. Hingegen kann seine „öffentliche“ Logenarbeit mit seinem gesellschaftlichen Engagement gleichgesetzt werden.[156]

150 Liersch, am 2.6.1830 in Cottbus geboren, studierte Medizin und Philosophie in Greifswald, Göttingen, und Berlin. Er wurde 1852 promoviert und unternahm von 1853 bis 1855 Studienreisen in mehrere europäische Länder. 1856 ließ er sich als Arzt und Augenarzt in Cottbus nieder und wurde 1877 Kreiswundarzt sowie 1888 Kreisphysikus und gab hiernach die augenärztliche Praxis auf. Neben wissenschaftlichen Abhandlungen auf dem Gebiet der Augenheilkunde verfasste Liersch auch historische Schriften (Pagel 1901, Sp. 1012).

151 Aus dem mit Siegmar Lorenz am 13.7.2019 geführten Gespräch.

152 Geheimes Staatsarchiv Preußischer Kulturbesitz, FM, 5.1.3., Nr. 5886, Bl. 44 R- 45.

153 Ebd. In der am 11.5.1904 für seinen Vorgänger gehaltenen Trauerrede würdigt Thiem Liersch als einen mit „scharfen Verstand und reicher Geistesgabe verliehenen“ und durch seine „Herzensgüte [überstrahlten]“ Menschen. Gleichzeitig bat er in dieser Rede seine Logenbrüder aber auch um Geduld bei seiner Logenmeisterarbeit, „da [...] Übung und Erfahrung im Logenamt fehlen“ (Geheimes Staatsarchiv Preußischer Kulturbesitz, FM, 5.2. C 16, Nr. 20. Nekrolog Ludwig Wilhelm Liersch). Nach den Ordensgesetzen übernahm der berufene erste abgeordnete Logenmeister das Amt des verstorbenen hammerführenden Logenmeisters. Das Amt bekleidete dieser bis zur nächsten Logenmeisterwahl, die noch vor Ablauf der regulären Amtszeit erfolgen konnte. Dies war jedoch aufgrund der Bereitschaft Thiems, das Amt des hammerführenden Logenmeisters weiterzuführen, nicht erforderlich (aus dem mit Siegmar Lorenz am 13.7.2019 geführten Gespräch).

154 Krüger erstellte eine Liste aller seit Gründung der Cottbuser Freimaurerloge aufgenommenen Mitglieder. Die Nennung der Berufe (z. B. Ärzte, Anwälte, Inspektoren, Fabrikbesitzer etc.) weist auf die Zugehörigkeit der Mitglieder zum gehobenen Bürgertum hin.

155 Aus dem mit Siegmar Lorenz am 13.7.2019 geführten Gespräch.

156 Thiem wird bei Krüger (1997, S. 33) im Rahmen einer Aufzählung karitativer Leistungen der Cottbuser Freimaurerloge, wie etwa der „Einkleidung armer Konfirmanden“ bzw. der „Entsendung bedürftiger Kinder in das Wald-Erholungsheim“, als Gründer einer Stiftung aufgeführt, wobei jedoch die Zweckbestimmung und Finanzierung der Stiftung unerwähnt bleiben.

Da es ebenso Anspruch der Cottbuser Freimaurerloge war, diese Ideale auch überregional zu verwirklichen, wurden von Cottbus ausgehend u. a. Logen in Forst, Spremberg und Görlitz gegründet (Härtel 1997, S. 19), in denen Thiem eine Ehrenmitgliedschaft innehatte.[157]

Neben seinem Wirken in der St. Johannis-Loge war Thiem ebenfalls Mitglied in der Cottbuser Andreas-Loge „Sitiens"[158]. Diese Loge gab Brüdern der St. Johannis-Loge, die bereits alle drei Johannisgrade erlangten, die Möglichkeit, sich „maurerisch fortzubilden und die Maurerarbeit [...] immer vollkommener und winkelgerechter zu gestalten" (Liersch 1872, S. 11 f.), und damit die nächsthöheren Grade, die sogenannten Andreasgrade zu erlangen.[159] Die Cottbuser Andreas-Loge wurde am 11.6.1867 zunächst als Andreas-Delegation mit Liersch als „delegierten wortführenden Meister" eingeweiht (Liersch 1872, S. 11 f.), und 1886 in eine „leuchtende" Andreas-Loge umgewandelt (Krüger 1997, S. 24). Thiem wurde hier am 30.11.1887 in den 4. Grad und am 13.2.1889 in den 5. Grad befördert.[160] Nach dem Tod Carl Wiedners (1836–1916)[161], dem seit 1902 „wortführenden Meister" der Andreas-Loge (Krüger 1997, S. 64), übernahm Thiem am 3.12.1916 auch dieses Amt.[162]

Wenngleich über die Inhalte der internen Arbeit Thiems in den beiden Cottbuser Logen, wie bereits erwähnt, keine Informationen vorliegen, so kann diese dennoch – und das nicht zuletzt aufgrund seiner Bereitschaft, verantwortungsvolle Positionen innerhalb der Logen einzunehmen – als überaus bedeutsam für deren Erhalt und Entwicklung gewertet werden.

3.5 Die letzten Lebensjahre

Thiems federführendes Mitwirken bei der Planung und Umsetzung des Cottbuser Krankenhausneubaus stellte sicherlich neben seiner Funktion als Chefarzt der Thiemschen Privatkliniken sowie seinem gesellschaftspolitischen Wirken im Stadtparlament und in der Freimaurerloge eine große physische, wenn nicht auch mentale

157 Thiem war des Weiteren Ehrenmitglied in Johannis-Logen folgender Städte: Lübben, Sorau, Sagan und Frankfurt an der Oder (Geheimes Staatsarchiv Preußischer Kulturbesitz, FM, 5.1.3., Nr. 4724). Seine Aufgaben dürften hier aber eher im repräsentativen Bereich gelegen haben.

158 Sitiens lat.: dürstend, hier im Sinne nach Wissen.

159 Hierbei handelt es sich um den sogenannten Schwedischen Ritus. Dieser beinhaltet mit der Arbeit in der Johannis-Loge die Reflexion des eigenen irdischen Daseins, um mit der Arbeit in der Andreas-Loge eine Übergangsphase zu erreichen. Daraufhin erfolgt mit dem sogenannten Kapitel die Wiedererlangung des Ursprungs (aus dem mit Siegmar Lorenz am 13.7.2019 geführten Gespräch).

160 Geheimes Staatsarchiv Preußischer Kulturbesitz, FM, 5.1.3, Nr. 4722, Bl. 82 R- 83.

161 Wiedner wurde am 23. März 1863 promoviert und erhielt am 29.2.1864 seine Approbation als Arzt, Wundarzt und Geburtshelfer. Im Mai 1867 ließ er sich, nachdem er Kreiswundarzt in Steinau (Schlesien) war, in Peitz nieder. 1872 wurde er als Physikus im Hoyerswerdaer Kreis angestellt. Nach Aufenthalten als Kreisphysikus in Creuzburg in Oberschlesien und Königsberg (i/Neum) trat er am 1.12.1888 das Amt als Stadtphysikus in Cottbus an (Liersch 1890, S. 24).

162 Geheimes Staatsarchiv Preußischer Kulturbesitz, FM, 5.1.3, Nr. 4724, Bl.87 R- 88.

Belastung dar. Ob die von ihm ausgehende Niederlegung seines Mandats als Stadtverordneter am 18.8.1914 aufgrund von „Überhäufung mit Berufsgeschäften"[163] bereits auf eine gesundheitliche Beeinträchtigung zurückzuführen ist, kann allerdings nur vermutet werden. Ab 1915 beantragte Thiem, nunmehr als Angestellter der Stadt Cottbus,[164] beim Magistrat gehäuft Genesungsurlaube.[165] In einem im Januar 1916 dem Oberbürgermeister gegenüber persönlich geäußerten Urlaubswunsch sprach er erstmals seinen sich verschlechternden Gesundheitszustand an: „In der kälteren [...] Jahreszeit haben sich Lungenblähung und Luftröhrenkatarrh bei mir verschlimmert und auch ungünstig auf die Herztätigkeit eingewirkt".[166] Noch bevor jedoch Thiem diesen Urlaub antreten konnte, war, wie er selbst berichtete, „durch eine infektiöse Luftröhrenentzündung, die wohl nicht weit von einer katarrhalischen Lungenentzündung entfernt ist, eine vollständige Erschlaffung des linken Herzens eingetreten, sodaß ich schon nach wenigen Schritten im Zimmer Atemnot bekomme und den größten Teil der Nacht im Stuhle sitzend zubringen muß"[167]. Statt des geplanten Urlaubs begab sich Thiem auf Anraten seines behandelnden Arztes zu einem vierwöchigen Kuraufenthalt in Bad Nauheim,[168] dessen Verlängerung um weitere vier Wochen er in einem Schreiben vom 3.2.1916 beantragte. In diesem Schreiben hatte er auch sehr deutlich die Ursachen seiner Gesundheitsverschlechterung benannt: „Es rächt sich eben, daß ich 4 Jahre lang teils des Krankenhausbaues, teils des Krieges wegen keinen genügend langen Kur- und Erholungsurlaub nehmen konnte und seit Kriegsbeginn hauptsächlich durch militärischen Dienst überlastet war".[169] Ergänzt wurde dieses Schreiben durch ein ärztliches Zeugnis, in dem Thiem eine Herzerweiterung, Herzmuskelschwäche sowie eine Gichterkrankung attestiert wurde. Doch wurde hierin zugleich die „Erwartung" geäußert, dass Thiem nach Beendigung der Badekur seine Stellung als leitender Arzt des Krankenhauses „in beschränkte[m] Umfange" wieder aufnehmen könne.[170]

Tatsächlich trat Thiem im April 1916 seinen Dienst wieder an.[171] Allerdings kam es infolge einer „Kurzatmigkeit" im darauffolgenden Juli erneut zu gesundheitlichen Einschränkungen". Um einer „Verschlimmerung für den [folgenden] Winter vorzubeugen", bat Thiem, auch auf Drängen seiner Familie um Genehmigung einer 28-tägigen „Badkur".[172] Nachdem Thiem im Dezember 1916 einer Vertragsverlänge-

163 Stadtarchiv Cottbus, Personalakte Carl Thiem, A I 1g, 49/ 0248, Bl. 20 R.
164 Nach Eröffnung des neuen Städtischen Krankenhauses in Cottbus 1914 trat Thiem als leitender Arzt desselben in ein Angestelltenverhältnis mit der Stadt Cottbus (siehe auch Kap. 4.4.1).
165 Stadtarchiv Cottbus, Personalakte Carl Thiem, A I 1g, 49/ 0248, Bl. 22–23.
166 Ebd., Bl. 28.
167 Ebd., Bl. 29.
168 Ebd.
169 Ebd., Bl. 30. Unter militärischen Dienst ist in diesem Kontext Thiems ärztliche Arbeit als Leiter des nach Kriegsbeginn 1914 zum Reservelazarett umfunktionierten Cottbuser Krankenhauses zu verstehen (siehe auch Kap. 4.4.2).
170 Stadtarchiv Cottbus, Personalakte Carl Thiem, A I 1g, 49/ 0248, Bl. 31.
171 Ebd., Bl. 32.
172 Ebd., Bl. 33.

rung seiner leitenden Tätigkeit im Städtischen Krankenhaus, die er allerdings von seinem Gesundheitszustand abhängig machte, noch zustimmte,[173] zwang ihn im Februar 1917 eine erneute Verschlechterung seiner Herzfunktion abermals dazu, um Urlaub zu bitten.[174] Noch einmal schien sich Thiems Gesundheitszustand im April 1917 zu bessern, was ihm die Wiederaufnahme seines Krankenhausdienstes erlaubte.[175]

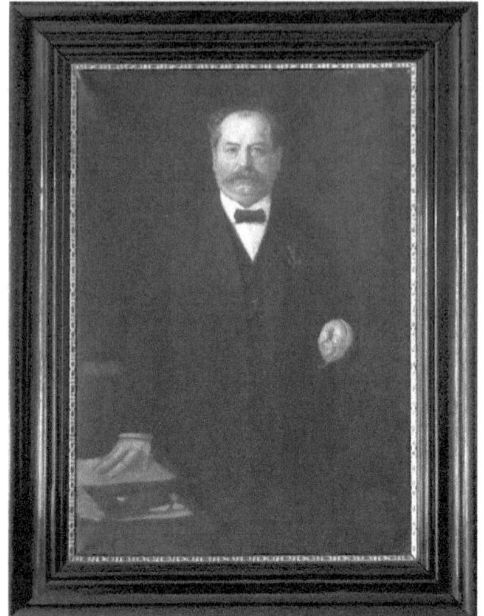

Abb. 5: Ölgemälde Carl Thiems von Reinhold Bressler (1868–1945), 1912, Carl-Thiem-Klinikum Cottbus, Chirurgische Klinik

Am 7.9.1917 „drei ein halb Uhr“ nachmittags verstarb Carl Thiem kurz vor Vollendung seines 67. Lebensjahres an einem „Herzschlag“.[176]

Die Würdigung seiner Persönlichkeit kam in zahlreichen Traueranzeigen zum Ausdruck. Neben dem Magistrat der Stadt Cottbus, vertreten durch den Bürgermeister,[177] ehrten der Ärzteverein Cottbus, der Verein der Ärzte des Regierungsbezirks Frankfurt an der Oder[178] wie auch militärische Institutionen[179] die Lebensleistung Thiems. Allen Nachrufen gemeinsam ist das Herausstellen seines unermüdlichen Einsatzes für seine Patienten, was wohl mit der Feststellung: „Als Arzt und als Mensch war er uns allen ein leuchtendes Vorbild“[180] am deutlichsten zum Ausdruck kam.

Seine Urne wurde am 13.9.1917 auf dem Cottbuser Südfriedhof im engsten Familienkreis beigesetzt.

173 Ebd., Bl. 26.
174 Ebd., Bl. 34.
175 Ebd., Bl. 35.
176 Ebd., Bl. 36. Unter großer Anteilnahme der Bevölkerung wurde Thiems Leichnam am 10.9.1917 zum Cottbuser Bahnhof überführt und am Folgetag in Berlin eingeäschert (vgl. auch Härtel 1997, S. 30). Viele Freimaurer befürworteten die Feuerbestattung aus ästhetischen und ethischen Gründen. Die Städte seien in erster Linie für die Lebenden bestimmt, riesige Friedhöfe beschränkten vor allem in den Großstädten den Lebensraum der unteren Schichten und vergrößerten so den sich ansammelnden sozialen Sprengstoff.
177 Ebd., Bl. 36 R.
178 Ebd., Bl. 39.
179 Ärzte der Reserve-Lazarette Cottbus, der Vorstand des Kriegerbundes, die Kampfgenossen-Vereinigung sowie die Sanitätsoffiziere und Kriegsärzte des III. Armeekorps (Stadtarchiv Cottbus, Personalakte Carl Thiem, A I 1g, 49/ 0248, Bl. 37-38 R).
180 Stadtarchiv Cottbus, Personalakte Carl Thiem, A I 1g, 49/ 0248, Bl. 36 R.

4. Thiems ärztliches Wirken in Cottbus

4.1 Thiems Ankunft in Cottbus 1877

4.1.1 Die gesellschaftliche und wirtschaftliche Situation in Cottbus im 19. Jahrhundert

Als Thiem sich am 1.9.1877, am ehesten aufgrund der relativen Nähe zu seiner schlesischen Heimat (Korsten 2014, S. 12)[181], in Cottbus[182] niederließ,[183] traf er auf eine Stadt, welche eine gesellschaftlich-kulturelle wie auch ökonomisch prosperierende Entwicklung aufwies.

Der wirtschaftliche Aufschwung hatte seinen Beginn in der zweiten Hälfte des 18. Jahrhunderts, wobei insbesondere die Tuchindustrie eine führende Rolle einnahm (Schmidt 1923, S. 12). Zum Anfang des 19. Jahrhunderts wurde das seit mehreren Jahrhunderten historisch und politisch an die Kurmark Brandenburg und somit an Preußen angebundene Cottbus infolge des vierten Koalitionskrieges (1806–1807) und des sich anschließenden Friedens von Tilsit (7.7.1807) dem sächsischen Königreich angegliedert. Die Zugehörigkeit zu Sachsen, die bis zum 25.9.1813 anhielt, „erwies sich [allerdings] als milde“ (Schmidt 1923, S. 13), sodass die weitere positive wirtschaftliche Entwicklung Cottbus hierdurch nicht eingeschränkt wurde.

181 Vgl. auch Beddies (2014). Vermutlich spielten neben der Heimatnähe ebenso wirtschaftliche Erwägungen für Thiems Entscheidung, Cottbus als Ort der Niederlassung zu wählen, eine Rolle. Da zu dieser Zeit Cottbus ärztlich-medizinisch unterversorgt war, könnte Thiem hier die Möglichkeit eines konkurrenzärmeren Praxisaufbaus gesehen haben.

182 Cottbus, erstmalig 1156 urkundlich erwähnt, ging aus einer seit der Steinzeit besiedelten, von Wasserläufen durchzogenen Erhöhung hervor, welche den ersten Siedlern ausreichenden Schutz und Nahrung bot. Diese Anhöhe mit der Möglichkeit der Beobachtung der Umgebung gab Cottbus später auch seinen Namen. Wendischen Ursprungs bedeutet dieser „Burg des Wachsamen“ (Liersch 1923, S. 3 ff.). Ab dem zehnten Jahrhundert unternahmen deutsche Herrscher aus dem Westen kommend Eroberungszüge in die von Slawen besiedelte Lausitz und gründeten hier Siedlungen (Christl und Christl 1994, S. 19). Ab diesem Zeitpunkt entwickelte sich Cottbus von einer slawisch geprägten Ansiedlung hin zu einer der typischen ostdeutschen Kolonialstädte mit zunächst landwirtschaftlicher Produktion (Boldt 1923, S. 17). Im 14. und 15. Jahrhundert wurde die Stadt wiederholt Schauplatz von Belagerungen, welche zum Ziel hatten, Cottbus dem Kurfürstentum Brandenburg abzugewinnen (Liersch 1923, S. 10). Nach der ersten wirtschaftlichen „Blütezeit im Jahrhundert der Reformation“ (Schmidt 1923, S. 11) richteten zwei zerstörerische Stadtbrände (1600 und 1671) und insbesondere der Dreißigjährige Krieg in Cottbus und Umgebung verheerende Schäden an (Krestin 1994, S. 51–54).

183 Liersch (1890), S. 22. Ob und in welcher Form Thiem bereits zuvor mit Cottbus in Berührung kam, ist aus dem zur Verfügung stehenden Quellenmaterial nicht zu ermitteln.

Insbesondere der technische Fortschritt in der Textilindustrie ermöglichte einen industriellen Aufschwung. Die anfangs noch mit importierten Textilmaschinen stetig gesteigerte Produktion von Tucherzeugnissen setzte aber auch Impulse für die eigene Textilmaschinenproduktion, welche sich ihrerseits wiederum zu einem bedeutenden Cottbuser Industriezweig entwickelte (Härtel 1994, S. 75 ff.).[184]
Eine weitere, in erster Linie durch zunehmenden Konkurrenzdruck bedingte Erhöhung der Wirtschaftsleistung wurde mit der Einführung von Dampfmaschinen möglich. Voraussetzung hierfür war die ab den 1840er-Jahren zunehmende Erschließung der Senftenberger Braunkohlefelder, wodurch der notwendige Energieträger bereitgestellt werden konnte (Schmidt 1923, S. 14; Härtel 1994, S. 104).

Die rasante Produktionssteigerung führte allerdings auch zu einer Verschlechterung der Arbeitsbedingungen.[185] Als Folge dessen kam es in Cottbus, wie in anderen deutschen Städten auch, im März 1848 zu Protesten der Arbeiter.[186] Diese eher „einschlägige Operette" (Härtel 1994, S. 96) als revolutionäre Auflehnung blieb allerdings ohne wesentliche Auswirkungen auf die politische und wirtschaftliche Situation der Stadt.

Der technologische Fortschritt rief jedoch nicht nur die bereits beschriebenen Verschlechterungen hinsichtlich der Arbeitsverhältnisse hervor. Ebenso kam es ab der zweiten Hälfte des 19. Jahrhunderts zu einer Zunahme arbeitsbedingter, zum Teil verheerender Verletzungen, was Thiems medizinisches Wirken in den folgenden Jahren entscheidend beeinflussen sollte (siehe auch Kap. 5.1.1).

Gesellschaftspolitisch glich die Situation in Cottbus der des übrigen Preußen. Obrigkeitsstaatliche Verhältnisse ließen eine Teilnahme an politischen Entscheidungen für einen Großteil der Cottbuser Einwohner Anfang des 19. Jahrhunderts noch nicht zu. Auch die Stein-Hardenbergschen Reformen von 1808 vermochten dies nicht entscheidend zu beeinflussen.[187] In Cottbus überwog insbesondere nach der Wiederangliederung an Preußen ein kaisertreuer Patriotismus. Dies kam dann

184 Neben der Textil- und Maschinenproduktion ist als weiterer Wirtschaftszweig auch die Teppichherstellung zu nennen (Härtel 1994, S. 105). Vgl. auch Schmidt (1923) S.14: „Mit der allmählichen Einführung der Kraft- und Arbeitsmaschinen" entwickelte sich „die bis dahin noch Hausarbeit gewesene" Tuchmacherei zu einem Großbetrieb, welcher „Tuche in Massen herstellte". Die industrielle Entwicklung in Cottbus führte in der Folge auch zu einer deutlichen Zunahme der Einwohnerzahl. 1840 betrug die Einwohnerzahl 8.127, 1867 schon 13.378 und 1880 25.584. Auch die Stadtfläche gewann, bedingt durch Eingemeindung, an Größe (Härtel 1994, S. 81 u. 103).

185 Die Unternehmer erhöhten, bedingt durch den Konkurrenzdruck, die Arbeitszeiten, wobei eine tägliche Arbeitsdauer von 12 bis 16 Stunden üblich wurde. Zudem wurden häufig Kinder als billige Arbeitskräfte eingesetzt (Härtel 1994, S. 95).

186 Am 18. März 1848 formierte sich eine die Freiheitsfahne tragende Gruppe vor dem Cottbuser Rathaus. Die Proteste äußerten sich jedoch hauptsächlich in Vandalismus und der Befreiung von Strafgefangenen. Zu gewaltsamen Auseinandersetzungen mit dem Militär, die in anderen Städten Deutschlands viele Todesopfer forderten, kam es in Cottbus dagegen nicht (Härtel 1994, S. 95 f.).

187 Wahlberechtigt waren nur die sogenannten Bürger. Entscheidend waren Grundbesitz bzw. ein bestimmtes zu versteuerndes Einkommen. 1832 betraf dies bei ca. 8.000 Einwohnern nur 347 Personen (4,3 %) (Härtel 1994, S. 69 u. 72).

auch wiederholt in den Cottbuser Wahlergebnissen zum deutschen Reichstag mit der Wahl konservativer bzw. liberaler Politiker zum Ausdruck.[188] In diesem Zusammenhang muss davon ausgegangen werden, dass auch Thiem, der selbst, abgesehen von seiner Funktion als Cottbuser Stadtverordneter (siehe auch Kap.3.4.1), politisch in der Öffentlichkeit nicht in Erscheinung trat, eine streng konservative Einstellung einnahm.[189]

Das geistig-kulturelle Leben in Cottbus nahm im dritten Jahrzehnt des 19. Jahrhundert seinen Aufschwung in Form von Theateraufführungen, Erweiterungen des literarischen Angebots sowie der Gründung musikalischer Vereine.[190] Gleichfalls zeigte sich in Cottbus, wie auch in vergleichbaren Städten Preußens, mit Beginn des 19. Jahrhunderts ein Anstieg des Bildungsniveaus, da mit dem wirtschaftlichen Aufschwung auch der Anspruch auf eine gehobene Bildung, insbesondere in den wohlhabenden Kreisen, stieg.[191]

Mit den eben dargestellten wirtschaftlichen, gesellschaftspolitischen wie auch kulturellen Gegebenheiten kann Cottbus somit in eine Reihe prosperierender deutscher Städte gestellt werden und dürfte mit dieser aufstrebenden Entwicklung Thiems Vorstellung eines beruflichen wie auch familiären Lebensmittelpunktes deutlich entsprochen haben.

4.1.2 Die medizinische Versorgungssituation der 1870er-Jahre in Cottbus

Die medizinische Versorgung der Cottbuser Bevölkerung, insbesondere die im Städtischen Krankenhaus, wies bei Thiems Ankunft 1877 vor allem im pflegerischen, aber auch baulichen Bereich erhebliche Defizite auf (Hetzke 2001, S. 68). Hierfür sprechen nicht nur die überlieferten Beschwerden Cottbuser Bürger,[192] auch die im

---

188 Bei der Cottbuser Wahl zum ersten deutschen Reichstag 1871 gewann der konservative Hans Köster das Reichstagmandat, 1874 der liberale Georg Schacht, 1877 der konservative Karl von Bärensprung und 1879 der konservative Otto Freiherr von Wackerbarth. Auch in Cottbus entwickelte sich mit der 1873 erfolgten Gründung des Lassall'schen „Allgemeinen Deutschen Arbeitervereins" eine politische Gegenströmung, welche jedoch mit der Verabschiedung des „Sozialistengesetzes" 1878 in die Illegalität gehen musste (Härtel 1994, S. 102).

189 Hierfür spricht neben Thiems patriotisch motivierter Teilnahme am Deutsch-Französischen Krieg auch der Vermerk „königstreu" sowie „konservativ" in der Spalte „Politische Richtung" in einer tabellarischen Auflistung, nachzulesen in den Antragstellungen „zur Verleihung des Charakters als Geheimer Sanitäts Rat" (Geheimes Staatsarchiv Preußischer Kulturbesitz, I. HA Rep. 76 VIII A, Nr. 6047; Ministerium der geistlichen, Unterrichts u. Medicinal-Angelegenheiten. Abtheilung für die Medicinal-Angelegenheiten, Personal- und Qualifications-Acten des Candidaten der Arzneiwissenschaft Dr. med. Carl Thiem, ohne Blattnummerierung).

190 Carl Christian Stäber (1797–1857), Gesangslehrer am städtischen Cottbuser Gymnasium und ehemaliger Schüler an der Leipziger Thomasschule, gründete 1832 einen Männergesangsverein in Cottbus (Härtel 1994, S. 91 f. u. 112).

191 Mit Carl Blechen (1798-1840), Ludwig Leichardt (geb. 1813) und Georg Moritz Ebers (1837–1898), dem Käufer des nach ihm benannten „Papyrus Ebers", erhielten am Cottbuser Gymnasium bedeutende Wissenschaftler und Künstler ihre schulische Ausbildung (Härtel 1994, S. 93 f.).

192 So liegen u. a. aus den 1870er-Jahren Beschwerden hinsichtlich der Pflege vor. Diese

Jahr 1881 gestellte Forderung der königlichen Regierung in Frankfurt (Oder) an den Magistrat der Stadt Cottbus hinsichtlich der „Erbauung eines neuen Krankenhauses, welches mehr dem Bedürfnis genügt und den heutigen Forderungen der Wissenschaft [in] angemessener Weise Rechnung trägt" (Liersch 1890, S. 33), verdeutlicht die unzureichenden Verhältnisse im Cottbuser Stadthospital.

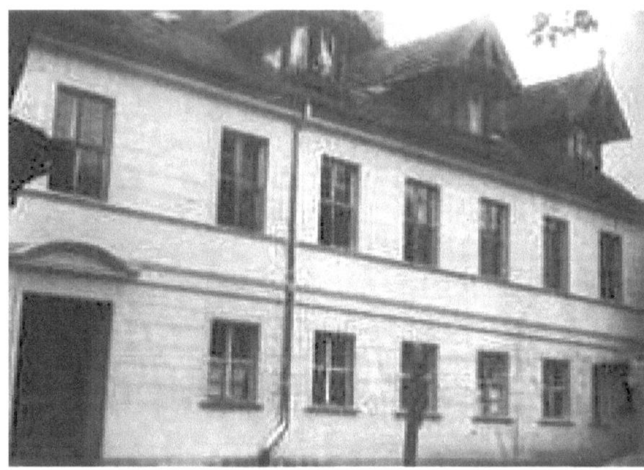

Abb. 6: Ehemaliges Städtisches Krankenhaus (Stadthospital) in der Cottbuser Taubenstraße (undatiert).

Seit der Errichtung der ersten Krankenstätten im 15. Jahrhundert, die vorrangig als Zufluchtsstätte für Arme und Notleidende dienten (Hetzke 2001, S. 49–56),[193] existierte in Cottbus bis Mitte des 19. Jahrhunderts keine medizinische Einrichtung, die den Ansprüchen eines Krankenhauses gerecht wurde (Hetzke 2001, S. 51). Erst mit Bau des Städtischen Krankenhauses 1845[194] konnte eine medizinische Versorgung stattfinden, die annähernd den Bedürfnissen einer zeitgemäßen stationären Versor-

reichen von ungenügender Essensversorgung (1876/77) bis hin zum sexuellen Missbrauch einer geistig behinderten Patientin (1872) (Hetzke 2001, S. 61 f.). Bereits 1833 beschwerten sich Cottbuser Bürger beim Magistrat über die unsäglichen Verhältnisse: „[D]ie Räumlichkeiten im Stadt-Lazareth [sind] voller Geröll, der Hof bildet eine Kloake, den Appartements droht der Einsturz, das Seitengebäude ist in eine Mistgrube und Viehstall umgewandelt. Vom Hausflur bis zum Dach ist das Haus voller Unrath und Schmutz" (Hetzke 2001, S. 55).

193 Als erste medizinische Einrichtung wird 1413 urkundlich ein Hospital an der Spreebrücke, außerhalb der Stadtmauern zur Betreuung von Notleidenden erwähnt. Eine zweite Unterkunft, ein vom Magistrat aufgekauftes Bürgerhaus, diente ab 1537 dazu, „arme ehelende Leutte zu beherbergen, oder in sterbensleufsten die Kranken hinschaffen zu können". 1827 erfolgte der Bau eines neuen größeren Hospitals. Daneben bestand ab 1732 ein Militärlazarett, welches in Zeiten, in denen in Cottbus kein Militär stationiert war, der medizinischen Versorgung der Bevölkerung diente (Hetzke 2001, S. 49–56).

194 Dieses Gebäude entstand auf der Grundfläche des ehemaligen Stadtlazaretts in der Cottbuser Taubenstraße (Liersch 1890, S. 33).

gung genügte (Hetzke 2001, S. 49).[195]Aber auch bei diesem Neubau lagen zum Teil deutliche, insbesondere räumliche Unzulänglichkeiten vor.[196] Diese auch noch bei Thiems Ankunft vorherrschenden unzureichenden Verhältnisse im Cottbuser Stadthospital führten dazu, dass selbst die „Mittellosen“ sich nur in äußerster Not einer stationären Behandlung in diesem unterzogen, die Begüterten jedoch sich entweder im häuslichen Milieu oder in renommierten Privatkliniken ärztlich versorgen ließen (Hetzke 2001, S. 63).[197] Es wird vorrangig die infrastrukturelle bzw. hygienische Situation im Stadthospital und weniger die ärztliche Expertise der behandelten Ärzte[198] gewesen sein, die zur Abneigung der Cottbuser Bevölkerung gegenüber dem Hospital führte. So wurde dem Städtischen Krankenhaus eine besonders sorgsame ärztliche Leitung bescheinigt (Liersch 1890, S. 33). Auch die Bildung regionaler medizinischer Vereinigungen in der Lausitz zum Zweck der Fortbildung im Rahmen wissenschaftlicher Vorträge und Diskussionen[199] lässt auf eine moderne, dem Stand der damaligen medizinischen Erkenntnisse[200] entsprechende ärztliche Behandlung schließen. Den-

---

195 In erster Linie diente auch das neu erbaute Krankenhaus der Versorgung mittelloser Kranker, die von der kommunalen Armenpflege betreut wurden (Hetzke 2001, S. 59). Die stationäre Behandlung der Cottbuser Bevölkerung war auch in diesem Gebäude jedoch nur in militärfreien Zeiten möglich. War in Cottbus eine Garnison stationiert, wurden die „Stadtkranken“ in einem „höchst elenden [...] Gebäude“ untergebracht (Liersch 1890, S. 33).

196 So mussten beispielsweise bettlägerige Patienten aufgrund der engen Korridore auf den Armen der Wärter oder mit Hilfe von Stühlen innerhalb des Hospitals transportiert werden. Auch waren trotz Vorhandenseins eines Operationszimmers aufgrund der räumlichen Enge nur kleinere Eingriffe möglich (Christ 1975, S. 23 f.).

197 Thiem selbst bot mit der medizinischen Versorgung in seiner 1885 eröffneten Privatklinik für wohlhabende, aber auch krankenkassenversicherte Patienten eine qualifizierte stationäre Betreuung an (siehe auch Kap. 4.3.1). Darüber hinaus bestand zwischen dem Landkreis Cottbus und Thiem eine geschäftliche Vereinbarung über eine stationäre Versorgung von Patienten aus dem Landkreis (Chris 1975, S. 25).

198 Die Behandlung der Patienten des Stadtkrankenhauses erfolgte nebenamtlich durch niedergelassene Ärzte. Zu nennen sind u. a. Rudolf Albert Michaelis (geb. 1841) (Christ 1975, S. 24) sowie Gustav Heinrich Koppe (1824–1878) (Hetzke 2001, S. 64).

199 1861 erfolgte die Gründung der „Freien Vereinigung der Aerzte der Niederlausitz“, die 1874 in den mit festen Statuten versehenen „Verein der Aerzte der Niederlausitz“ umgewandelt wurde. Ziel dieses und des 1888 gegründeten „Medicinischen Vereins zu Cottbus“ waren neben der Förderung der Kollegialität und der Erörterung geschäftlicher Fragen auch Vorträge über „Gegenstände wissenschaftlicher Art“. Überregional nahmen die Cottbuser Ärzte zudem regelmäßig an Treffen des 1882 gebildeten „Vereins der Aerzte des Regierungsbezirkes Frankfurt [Oder]“ sowie am 1883 formierten „Naturwissenschaftlichen Verein des Regierungsbezirks Frankfurt a/O“ teil (Liersch 1890, S. 28).

200 Ab Mitte des 19. Jahrhunderts orientierten sich alle medizinischen Disziplinen konsequent an den Methoden der Naturwissenschaften Physik, Chemie und Biologie. Führend waren hierbei die europäischen Schulen in Paris, Wien und England. Nach Überwindung der humoralpathologischen Medizin entwickelte sich insbesondere in Deutschland (Zellularpathologie, Bakteriologie) eine wegweisende medizinische Wissenschaft (Seidler 2003, S. 180–192).

noch mied die Bevölkerung das Stadthospital, was letztendlich auch dazu führte, dass das Krankenhaus aufgrund fehlender Patienten nicht die Voraussetzungen als Ausbildungsstätte für den medizinischen Nachwuchs erfüllte.[201]

Mit der Möglichkeit zur Gründung von Privatkliniken ab 1869 veränderte sich spürbar die Qualität der stationären Versorgung (Hetzke 2001, S. 68 f.). So war es u. a. auch Thiem, der mit seiner 1885 gemeinsam mit Gustav Kühn (geb. 1854) eröffneten Privatklinik (siehe auch Kap. 4.3.1) der Bevölkerung eine an deren Bedürfnisse angepasste stationäre medizinische Versorgung bot (Christ 1975, S. 10 u. 21).

Die Beschreibung der ambulanten Krankenversorgung in Cottbus orientiert sich im Wesentlichen an der Darstellung Lierschs[202] und soll im Folgenden wiedergegeben und interpretiert werden. Im Vordergrund steht dabei die Betrachtung der Anzahl der Ärzte im Verhältnis zur Einwohneranzahl, da hinsichtlich der Qualität der ambulant-ärztlichen Behandlung für diesen Zeitraum keine Überlieferungen vorliegen.

Bei Thiems Ankunft praktizierten insgesamt sechs approbierte Ärzte in Cottbus. Neben Ludwig Wilhelm Liersch (1830–1904), der „sich besonders der Augenheilkunde“ widmete und zudem die Funktion des Stadt- und Landphysikus innehatte, waren dies Friedrich Gustav Hermann Pohlenz (1829–1888), Rudolf Albert Michaelis (geb. 1841), der auch als „Communal- und Polizeiarzt“ wirkte, Simon Sigmund Heilbronn (geb. 1832), Johannes Zoellner (geb. 1846) sowie Theodor Bertuch (geb. 1844), der „besonders homöopathische Praxis [betrieb]“.[203] Hinzu kamen für die ambulante ärztliche Versorgung die dem Cottbuser Regiment angehörenden Militärärzte, die „zumeist auch Civilpraxis [be]trieben“.[204] Trotz dieser auf den ersten Blick ausreichend erscheinenden Zahl von Ärzten für die Cottbuser Bevölkerung ergab sich dennoch eine Disproportion der praktizierenden Ärzte bezogen auf die Einwohnerzahl (Christ 1975, S. 6), wenn man bedenkt dass um 1880, also nur drei Jahre nach Thiems Ankunft, bereits 25.584 Einwohner (Härtel 1994, S. 103) gezählt wurden.

Verglichen mit dem in anderen deutschen Städten bereits vollzogenen baulichen Wandel der Armenhospitäler hin zu einer den modernen medizinischen Anforderungen entsprechenden Krankenhausarchitektur (Seidler und Leven 2003, S. 197; Eckart 2005, S. 226 f.) lässt sich abschließend feststellen, dass bei Thiems Ankunft in Cottbus die stationäre medizinische Versorgung, gerade in Hinblick auf die baulich-

201 In einem Antwortschreiben 1876 des Cottbuser Magistrats an das Ministerium der geistlichen Unterrichts- und Medicinialangelegenheiten auf die Frage nach Möglichkeiten der „Ableistung einer Volontärzeit von jungen Ärzten, die die Universität verlassen“, heißt es, dass „das hiesige städtische Krankenhaus [...] weder das ausreichende, instruktive noch lehrreiche Material von Krankenhausobjekten darbietet, um einen Hilfsarzt zu interessieren, geschweige denn die Anstellung eines solchen zu erheischen oder auch nur wünschenswert zu machen“ (Hetzke 2001, S. 64).

202 Liersch (1890). Beiträge zur medizinischen Geschichte der Stadt und des Kreises Cottbus, E. Kühns Verlag, Cottbus.

203 Ebd., S. 21 f.

204 Ebd., S. 25.

infrastrukturellen Gegebenheiten, deutliche Defizite aufwies und einer dringenden Verbesserung bedurfte. Auch die ambulanten Behandlungsmöglichkeiten müssen, zumindest was das Verhältnis der Anzahl der praktizierenden Ärzte zur stark anwachsenden Einwohnerzahl angeht, als ungenügend bezeichnet werden.

Darin könnte, wie bereits erwähnt, Thiem eine attraktive Möglichkeit für die Etablierung einer eigenen Praxis gesehen haben.

4.2 Der Beginn von Thiems ärztlicher Tätigkeit

Über Thiems medizinische Arbeit in den ersten Jahren nach seiner Ankunft in Cottbus ist wenig bekannt. Es kann dennoch davon ausgegangen werden, dass er als junger, unbekannter und gerade eben von der Universität kommender Arzt mit den gleichen Hürden des Berufseinstiegs zu kämpfen hatte wie die Mehrheit der ärztlichen Berufsanfänger. So konnten insbesondere die zunächst geringen Patientenzahlen ebenso wie die aus mangelnder therapeutischer Erfahrung heraus bestehende Unsicherheit im Umgang mit den Patienten, aber auch die finanziellen Aufwendungen für die Einrichtung einer Praxis und die Besonderheiten interkollegialer Verhaltensregeln zu einem nicht einfach verlaufenden Start in das ärztliche Berufsleben führen. Um diesen zu erwartenden Hindernissen sicherer begegnen zu können, wurden im mittelbaren Zeitraum von Thiems Berufsbeginn mehrere Ratgeber[205] herausgegeben. Diese erlauben einen Einblick in die damalige Realisierung eines Praxisaufbaus, wie ihn auch Thiem erlebt haben könnte. Den Berufsstartern wurde u. a. zum Zweck der Patientenakquise empfohlen, stets und insbesondere nachts und am Wochenende erreichbar zu sein (Wolff 1896, S. 61). Urlaubsvertretungen für niedergelassene Ärzte erlaubten den angehenden Medizinern die Möglichkeit, Erfahrungen im Umgang mit Patienten zu sammeln (Weinbaum 1907, S.12). Auch wurde den jungen Ärzten angeraten, zunächst die ärmeren, häufig zahlungsunfähigen Patienten zu behandeln (Pagel 1897, S. 82). Es war davon auszugehen, dass diese Patientengruppe aus finanzieller Not heraus am ehesten den Arzt mit der niedrigsten Honoraranforderung, eben den Berufsanfänger, in Anspruch nahm, was dem jungen Arzt aber auch ermöglichte, seine Behandlungsmethoden an weniger kritischen, vielleicht auch ausgelieferten Patienten anzuwenden. Eine weitere, hauptsächlich finanzielle Problematik ergab sich aus dem anzuschaffenden Instrumentarium, das für die tägliche Praxisarbeit benötigt wurde. Klette veranschlagte in seinem 1904 erschienenen Ratgeber die Kosten für die notwendigsten Instrumente wie Messer, Pinzetten, Nadeln, Spritzen und Lanzetten sowie für Augen-, Kehlkopf- und Ohrenspiegel, ferner für gynäkologische und geburtshilf-

205 Zu nennen sind u. a.: Wolff (1896). Der praktische Arzt und sein Beruf. Vademecum für angehende Praktiker; Pagel (1897). Medicinische Deontologie. Ein kleiner Katechismus für angehende Praktiker; Vormeng (1898). Lehr- und Wanderjahre eines jungen Arztes; Klette (1904). Das Studium der Medizin. Ratgeber für Studenten und angehende Ärzte; Weinbaum (1907). Wer soll und wer darf Arzt werden? Ratschläge für den angehenden Mediziner; Knauer (1912). Winke für den ärztlichen Weg aus 20-jähriger Erfahrung.

liche Instrumente, Verbandsmaterialen, Chloroform, Jod sowie vorgehaltene Medikamente auf 200 Mark (Klette 1904, S. 58), was für einen jungen Universitätsabsolventen eine hohe finanzielle Belastung darstellte.

Auch war die Frage nach dem Wohn- und Arbeitsort, der bei Berufsanfängern häufig identisch war, von großer Wichtigkeit. So nutzten die jungen und in der Mehrzahl unverheirateten Ärzte oft den Salon ihrer Wohnung als Wartebereich und ihren Schlafraum als Sprechzimmer. Nach der Heirat, die aus Gründen der Seriosität und der damit zu erwartenden steigenden Patientenfrequenz zeitnah zur Niederlassung dringend empfohlen wurde, bedurfte es jedoch auch einer größeren und somit kostenintensiveren Wohnung (Knauer 1912, S. 20; Vormeng 1898, S. 43).

Da jede Praxisneugründung für die bereits ansässigen Ärzte eine Gefahr finanzieller Einbußen aufgrund einer potenziellen Patientenabwanderung zu einem neuen, preiswerten Kollegen bedeuten konnte, wurden von ärztlichen Standesorganisationen[206] feste Normen für kollegiales Verhalten etabliert (Huerkamp 1985, S. 125). Hiermit sollten hauptsächlich die finanziellen Interessen der Alteingesessenen gewahrt bleiben. Auch hatten sich die neuen Ärzte unverzüglich nach der Niederlassung bei ihren schon vor Ort praktizierenden Kollegen vorzustellen und sich nach den ortsüblichen Honoraren zu erkundigen, die keinesfalls unterschritten werden durften. Des Weiteren durfte, diesem Verhaltenskodex folgend, auf keinen Fall in der Öffentlichkeit etwas Nachteiliges über die ärztlichen Kollegen, möglicherweise zum Zweck der Patientenabwerbung, gesagt werden. Auch hatte sich der neu niedergelassene Arzt hinsichtlich der Werbung für seine Praxiseröffnung zurückzuhalten. Eine einmalige Bekanntgabe der Praxisgründung war erlaubt, die wiederholte, zum Teil „marktschreierische" Bewerbung einer Praxisneueröffnung stellte jedoch im Sinne des Verhaltenskodexes eine zu starke Betonung des gewerblichen Moments mit einer daraus resultierenden Verletzung der ärztlichen Standesehre dar. Bei Nichtbeachten dieser Regularien konnte der preußische Ehrgerichtshof[207], dessen Mitglied Thiem

206 Im Süden der Provinz Brandenburg, zu der Cottbus gehörte, bestand seit 1861 eine „Freie Vereinigung der Ärzte der Niederlausitz". Aus ihr ging 1874 der „Verein der Ärzte der Niederlausitz" hervor. In engem Kontakt mit der Ärztekammer der Provinz Brandenburg stehend, wurden innerhalb dieser Vereinigung berufs- und standespolitischen Regularien festgelegt (Scholta 2018, S. 35).

207 In Preußen wurden seit dem Beginn der 1890er-Jahren Bestrebungen zur Erweiterung der Disziplinarbefugnisse der Ärztekammern forciert, um berufliches Fehlverhalten einzelner Ärzte wirksam bekämpfen zu können. Hierzu wurden 1899 per Gesetz staatlich anerkannte Ehrgerichte in den Bereichen der jeweiligen Ärztekammern geschaffen. Diesen Ehrgerichten waren alle Ärzte, unabhängig von der Mitgliedschaft zu einer Ärztevereinigung, unterworfen. Der Arzt war somit gesetzlich verpflichtet, seinen Beruf gewissenhaft auszuüben sowie in Ausübung seines Berufs und außerhalb desselben sich der Achtung würdig zu zeigen, die sein Beruf erfordert. Die Ehrgerichte konnten bei Verletzung dieser Pflichten eine Geldstrafe bis zu 3.000 Mk. festlegen. Ebenso konnten sie Verweise und Verwarnungen aussprechen und dem Beschuldigten das aktive und passive Wahlrecht zur Ärztekammer entziehen. Die weitaus meisten Urteile mussten Ehrgerichte aufgrund von Fehlverhalten im innerärztlichen Konkurrenzkampf fällen. Am häufigsten handelte es sich um unerlaubte Reklame, das finanzielle Unterbieten von Kollegen, das Herabsetzen der Fähigkeiten eines Kollegen gegenüber Pati-

in späteren Jahren selbst wurde,[208] Verweise, Verwarnungen oder auch Geldstrafen festsetzen (Huerkamp 1985, S. 129 f.). Somit lässt sich auch erklären, dass Thiem seine Praxiseröffnung im September 1877 nur einmal anzeigte, zugleich mit dem Hinweis versehen, dass er bei dem Rentier R. Hoffmann in der Berlinerstraße 195 wohnte.[209]

Dass Thiem die ersten Jahre seiner ärztlichen Tätigkeit trotz der vermutlich auch ihn betreffenden Schwierigkeiten erfolgreich bewältigt haben dürfte, legte der Cottbuser Augenarzt Liersch mit folgenden Worten über ihn nahe: „Am 1. September 1877 liess er sich hierselbst als Arzt nieder, [und] wendete sich mit Geschick und Glück der Gynäkologie und Chirurgie zu“.[210]

4.3 Begründung und Entwicklung von Thiems klinischen Einrichtungen

4.3.1 Die chirurgisch-gynäkologische Privatklinik

Nach dem Erlass der preußischen Gewerbeordnung im Jahr 1869 war es Ärzten möglich, eine private Krankenanstalt im Sinne eines Erwerbsunternehmens zu eröffnen und zu führen (Christ 1975, S. 21 f., Hetzke 2001, S. 68 f.).

Auf Grundlage dessen erhielt Thiem am 13.3.1885 „die Concession zur Einrichtung einer Privat=Heilanstalt“[211] und gründete zusammen mit Gustav Kühn (geb. 1854)[212] im Mai 1885 eine chirurgisch-gynäkologische Privatklinik. Da die Motive Thiems für eine Klinikgründung nicht überliefert sind, kann nur vermutet werden, dass er aufgrund seines gestiegenen ärztlichen Renommees[213] einer zuneh-

---

enten sowie die missbräuchliche Bezeichnung als Spezialarzt (Huerkamp 1985, S.129 f .u. S. 266–272).

208 Stadtarchiv Cottbus, Acta des Oberbürgermeisters zu Cottbus betreffend: die kreisärztlichen Jahresberichte 1901–1910, XIV B Nr. 4, Findbuch 8, S. 25.

209 Cottbuser Anzeiger vom 25.9.1877.

210 Liersch (1890), S. 22.

211 Aus dem Schreiben vom 22. September von Wilhelm von Heyden (1839–1920) an Gustav von Goßler (1838–1902) „betriffs die chirugisch-gynäkologische Privatklinik der Dr. Dr. Thiem und Kühn zu Cottbus“ (Geheimes Staatsarchiv Preußischer Kulturbesitz, I. HA Rep. 76, Kultusministerium, VIII A Nr. 3542, ohne Blattnummerierung). Ein dazugehöriger Antrag Thiems zur Eröffnung einer Privatklinik ließ sich aus den zur Verfügung stehenden Unterlagen nicht ermitteln.

212 Gustav Kühn wurde am 21.5.1854 in Münster geboren. Er studierte in Würzburg Medizin und wurde am 30.10.1877 promoviert sowie am 19.3.1878 approbiert. Nachdem er als Assistenzarzt im Berliner Elisabethkrankenhaus tätig war, ließ er sich im Mai 1882 in Cottbus nieder (aus einem Schreiben vom 24.5.1882 des Kreisphysikus Leuschner an Wilhelm von Heyden „betriffs dem Ab- und Zugang der Medizinialpersonen im Kreise Cottbus“, Brandenburgisches Landeshauptarchiv, Rep. 3 B I Med, Nr. 191, ohne Blattnummerierung). Gründe für die Wahl Kühns zum Praxispartner sind nicht überliefert.

213 In dem Vorschlagsschreiben zur Verleihung des Titels „Sanitätsrath“ vom 6.3.1896 wurden Thiems medizinischen Leistungen in Verbindung mit der Klinikgründung wie folgt dargestellt: „In Cottbus zeichnete er sich bald als Chirurg aus, so daß er im Mai 1885 eine chirugisch-gynäkologische Privatklinik errichtete [...]“ (Geheimes Staatsarchiv Preußischer Kulturbesitz, I. HA Rep. 76, Kultusministerium, VIII ANr. 6047,

menden Anzahl allgemeinchirurgischer und gynäkologischer, aber auch unfallchirurgischer Patienten gegenüberstand und ihm daher eine Behandlung dieser Patienten in seinen bisherigen Praxisräumen nicht mehr möglich erschien.[214]

Die Krankenanstalt, deren Bezeichnung als „Privatklinik" zu behördlichen Kontroversen führte,[215] befand sich in einem Haus in der Cottbuser Mühlenstraße 31, das Thiem gehörte und das er für die Eröffnung der Klinik entsprechend umbauen ließ (Christ 1975, S. 10; Hetzke 2001, S. 69).

Mit der Konzessionserteilung verpflichtete sich Thiem zur Einhaltung der gesetzlich vorgeschriebenen Hygienemaßnahmen.[216] Auch waren regelmäßige Revisionen seiner Privatklinik durch den Kreisarzt vorgeschrieben. Diese Kontrollen wurden jährlich durchgeführt und gaben, wie den kreisärztlichen Jahresberichten, den Berichten über die Verwaltung und den Stand der Gemeinde-Angelegenheiten der Stadtgemeinde Cottbus und weiteren medizinbehördlichen Aufzeichnungen entnommen werden kann, keinen Anlass zur Kritik an der Klinikhygiene bzw. der Klinikeinrichtung.[217]

---

ohne Blattnummerierung). Vgl. auch Liersch (1890), S. 22.

214 In welcher Einrichtung Thiem vor seiner Klinikeröffnung erforderliche Operationen durchführte, ist nicht bekannt. Kleinere Eingriffe erfolgten höchstwahrscheinlich in seiner Praxis. Ob Thiem die aufwendigeren Operationen naheliegenderweise im Stadthospital vornahm, ist nicht überliefert.

215 Das Regierungspräsidium Frankfurt/Oder verfügte 1886 die Umbenennung der Klinik in „Thiemsche Privatkrankenanstalt", da die Begrifflichkeit „Klinik" einer Krankenanstalt mit Lehrbetrieb vorbehalten bleiben musste. Diesbezüglich entschied jedoch das Kultusministerium in Berlin nach Intervention des Cottbuser Magistrats – höchstwahrscheinlich auf Thiems Wunsch hin – dass seine Einrichtung wieder die Bezeichnung „Privatklinik" führen durfte (Christ 1975, S. 11 f.). Vgl. auch das Schreiben vom 9.10.1886 des Cottbuser Magistrats an den Regierungspräsidenten von Frankfurt/Oder von Heyden (Geheimes Staatsarchiv Preußischer Kulturbesitz, I. HA Rep. 76, Kultusministerium, VIII A Nr. 3542, ohne Blattnummerierung).

216 So mussten beispielsweise infektiöse Erkrankungen gemeldet werden bzw. durften in der Anstalt anfallende Exkremente nicht in die Spree abgeleitet werden (Christ 1975, S.10 f.).

217 Hierin wurde u. a. Thiems Klinik als eine Privatheilanstalt aufgeführt, „welche den Anforderungen der modernen Hygiene entsprechend eingerichtet ist" (Bericht über die Verwaltung und den Stand der Gemeinde-Angelegenheiten der Stadtgemeinde Cottbus für 1895/96, S. 85). Auch die Revisionen der folgenden Jahre blieben hierzu ohne kritische Anmerkungen. So wurde in der „Acta des Oberbürgermeisters zu Cottbus betreffend: die kreisärztlichen Jahresberichte für die Jahre 1901–1910" (Jg. 1902, Bl. 12 R. Stadtarchiv Cottbus) seine Einrichtung „als eine gut geleitete und allen sanitären Ansprüchen genügende Anstalt" bezeichnet. In derselben wird für das Jahr 1903 die räumlich-hygienische Situation wie folgt beschrieben: „Ein grosses, helles Operationszimmer ist vortrefflich eingerichtet. Die 15 Krankenzimmer waren sauber und sind gut ventiliert. 2 Baderäume, getrennt für die Geschlechter, befanden sich in tadellosem Zustande." (Jg. 1903, Bl. 64 R). Weitere Bewertungen bezüglich der Ausstattung der Klinik zeichneten ein ähnliches Bild. So 1904 (Bl. 73 R) und 1907: „Ein grösseres und ein kleineres Operationszimmer sind vortrefflich eingerichtet und reichlich mit Instrumenten und guten Sterilisations-Einrichtungen versehen" (Bl. 119 R und 120). Vermerke in der „Acta Kreisarztbezirk Cottbus betreffend: Krankenhäuser" bestätigen ebenfalls eine den Erfordernissen entsprechende Klinikausstattung: „Die chirurgisch-gynäkologische Privatklinik des Dr. Thiem ist eine gut eingerichtete Anstalt, die zu

Wohl ihrer operativen Neigungen entsprechend, begrenzten Thiem und Kühn, die in ihrer Klinik sowohl Privat- wie auch Kassenpatienten behandelten (Hetzke 2001, S. 69), das medizinische Spektrum ihrer Anstalt auf die Behandlung solcher Erkrankter, „die an sogenannten chirurgischen oder Frauenkrankheiten leiden und operativer Hilfe oder einer Behandlung bedürfen, die sich in der Privatpflege nicht ermöglichen läßt". Gleichzeitig schlossen sie „Krankheiten lediglich innerer Natur" sowie „ansteckende und Geisteskrankheiten" von ihrer Behandlung aus.[218]

1889 wurde Kühn, wie aus Adressbüchern der Stadt Cottbus zu entnehmen ist, nicht mehr als Mitarbeiter der Klinik aufgeführt. Gründe, die zur Trennung von Kühn, der weiterhin in Cottbus praktizierte, führten, sind nicht überliefert. Von da an bezeichnete sich Thiem als „dirigierender Arzt" im Sinne der alleinigen Klinikleitung.[219]

Thiem war es von Beginn an wichtig, in seiner Klinik Voraussetzungen für eine fortschrittliche Patientenversorgung, sei es räumlicher oder medizintechnischer Art, zu verwirklichen. So realisierte er etwa über bauliche Maßnahmen einen pro Bett bestehenden Luftraum von 35,5 bis 37,8 m^3 [220] und übertraf damit deutlich den des Cottbuser Stadthospitals, das einen pro Krankenbett bemessenen Luftraum von 18 m^3 aufwies.[221] Ebenso wurden die technischen und instrumentellen Ausstattungen seiner Operationseinrichtungen von ihm kontinuierlich erweitert und erneuert. Zum Konzept einer modernen Patientenbetreuung gehörte es in den Augen Thiems auch, längere Wartezeiten bei medizinischen Notfällen zu vermeiden. Aus diesem Grund ließ er Wohnraum für seine Assistenzärzte und das Wärterpersonal in unmittelbarer Näher seiner Klinik errichten.[222]

---

besonderen Bemerkungen keine Veranlassung giebt. Der Besitzer ist bemüht, soweit es irgendwie möglich ist, allen hygienischen Forderungen zu genügen" (Brandenburgisches Landeshauptarchiv, Rep. 45 D Cottbus Nr. 29, ohne Seitenangabe).

218 Stadtarchiv Cottbus, Adreß=Buch der Kreisstadt Cottbus und der Vororte Sandow und Brunschwig für 1887/88, S. 13.

219 Stadtarchiv Cottbus, Adreß=Buch der Kreisstadt Cottbus und der Vororte Sandow und Brunschwig für 1889, S. 17 u. 76.

220 Im Rahmen eines baupolizeilich geforderten Gutachtens legte Thiem der örtlichen Polizeibehörde hierzu Vergleichszahlen renommierter Kliniken wie der Charité (40–45 m^3) sowie des Rotterdamer (33 m^3) bzw. Hamburger (23,5 m^3) Krankenhauses vor, deren Werte nur geringfügig höher lagen oder aber niedriger als die der Thiemschen Klinik ausfielen (Christ 1975, S. 11).

221 Vgl. hierzu Ministerium der Geistlichen-Unterrichts- u. Medicinal-Angelegenheiten. Abtheilung für die Medicinal-Angelegenheiten. Acta betreffend: die Provinzial und Kommunal Krankenanstalten im Regierungsbezirk Frankfurt. Geheimes Staatsarchiv Preußischer Kulturbesitz. I. HA Rep. 76 Kultusministerium VIII A Nr. 3695. Bl. 174: „Nach der Größe der vorhandenen Räume [des Cottbuser Krankenhauses] würden bei einer Forderung von 30 cbm pro Kopf nur 30 Kranke Aufnahme finden dürfen, während die Stadtverwaltung dem Krankenhause eine Belegungsfähigkeit von 50 [... Kranken] zuspricht".

222 So wurde beispielsweise 1901 im „Bericht über die Verwaltung und den Stand der Gemeinde-Angelegenheiten der Stadtgemeinde Cottbus" eine Erneuerung der Wascheinrichtung des Operationszimmers in Verbindung mit „Vorkehrungen zum Gebrauch erhitzten keimfreien Wassers" erwähnt (S. 200). 1904 wird in derselben Berichtsrei-

Ein Herausstellungsmerkmal von Thiems Privatklinik in der Cottbuser Region war die frühe Anwendung eines Röntgengeräts. Bereits 1889, und damit gerade einmal vier Jahre nach Entdeckung der Röntgenstrahlen,[223] erwarb Thiem einen Röntgenapparat und wendete ihn zunächst als einziger Arzt in Cottbus an (Christ 1975, S. 12).[224] Trotz dieser diagnostischen Monopolstellung beschränkte Thiem das Röntgenverfahren, welches er ausschließlich zur Beurteilung knöcherner Verletzungen anwandte, nicht nur auf seine Patienten. Vielmehr war es ihm wichtig, dass jedem Patienten, bei dem der Verdacht auf eine Fraktur bestand, eine aussagekräftige Diagnostik zur Verfügung gestellt wurde.[225]

Thiems zunehmende medizinische Reputation ließ seine Klinik, in der neben den bereits erwähnten Kassen- und Privatpatienten auch „Stadtarme" behandelt wurden, für die die Stadtverwaltung aufkam, in den Folgejahren zu einer in der Lausitz zunehmend frequentierten Einrichtung werden. Für diese verstärkt in Anspruch genommenen medizinischen Leistungen seiner Privatklinik, deren Mitbesitzer ab 1904 wohl aus ökonomischen Gründen seine langjährigen ärztlichen Kollegen Carl Friedrich Schmidt und Walter Kühne wurden,[226] lassen sich in den Quellen wiederholt Hinweise finden. So wird beispielsweise in Bezug auf die Bettenbelegung in drei aufeinanderfolgenden Jahresberichten über die Verwaltung und den Stand der Gemeinde-Angelegenheiten der Stadtgemeinde Cottbus mehrfach eine die Kapa-

he angeführt, dass „ein zweites aseptisches Operationszimmer eingerichtet" wurde (S. 110). Im Jahresbericht 1912 wurde die Neuanschaffung u. a. einer Darmklemme, von 6 Paar Gummihandschuhe, einer Gallensteinzange und eines Mikroskops hervorgehoben (S. 149). Im Jahresbericht von 1896/97 ist vermerkt, dass infolge räumlicher Erweiterung durch Zukauf des Nachbargebäudes positive Veränderungen im Sinne einer verbesserten Versorgungssituation eintraten, da nun „in dem neuerworbenen Hause jetzt die Assistenten und das Wartepersonal wohnen" (S. 86).

223 1895 entdeckte Wilhelm Conrad Röntgen (1845–1923) die nach ihm benannten Strahlen. Mit diesem neuen bildgebenden Verfahren veränderte sich nachhaltig die gesamte medizinische Diagnostik und Therapie (Seidler 2003, S. 193).

224 Vgl. hierzu auch den Bericht über die Verwaltung und den Stand der Gemeinde-Angelegenheiten der Stadtgemeinde Cottbus 1898/99: „Die Anstalten haben durch Einrichtung eines großen Röntgen=Kabinets eine wesentliche Erweiterung und Bereicherung erfahren" (S. 94).

225 Als beispielhaft kann hierfür die anlässlich der Eröffnung des neuen Cottbuser Krankenhauses 1914 formulierte Empfehlung Thiems gewertet werden: „Aber [...] bei Fällen von Knochenbrüchen sollten die Ärzte sich mindestens die Einrichtungen guter Krankenhäuser zu Nutze machen, indem sie durch Röntgenaufnahmen sich die Erkennungsart der Verletzung erleichtern oder die richtige Lage der Bruchstücke nach angelegtem Verbande bestätigen lassen" (Thiem 1914, S. 75).

226 Bericht über die Verwaltung und den Stand der Gemeinde-Angelegenheiten der Stadtgemeinde Cottbus für das Verwaltungsjahr 1904, S. 110. Vgl. auch Acta des Oberbürgermeisters zu Cottbus betreffend: die kreisärztlichen Jahresberichte für die Jahre 1901–1910, Bl. 83 R. Hier wird vermerkt: „In engere Beziehung zu dem Besitzer der Anstalt, die einem Mitbesitz sehr nahe steht, der sich auch auf das mit der Klinik verbundene Medico-mechanische Institut erstreckt, sind die Aerzte Dr. Schmidt und Dr. Kühne getreten."

zitätsgrenzen überschreitende Auslastung der Klinik erwähnt. Dies kompensierte Thiem neben der bereits angeführten baulichen Erweiterung seiner Klinik allerdings auch mit vorzeitigen Patientenentlassungen.[227]

Neben seinem ärztlichen Ansehen dürften aber auch die bereits geschilderten unzureichenden Verhältnisse im Cottbuser Stadthospital[228] zu einer hohen Klinikfrequentierung geführt haben. So wurden aus dem Stadthospital „grundsätzlich alle irgendwie schwierigen operativen Fälle [in Thiems Klinik] überwiesen“[229], was daher auch vermuten lässt, dass Thiem in einer vorzeitigen Patientenentlassung die einzige Möglichkeit sah, klinikpflichtigen Patienten in der akuten Krankheitsphase eine stationäre Behandlung in seiner Klinik zukommen zu lassen.

Für Thiem war die von ihm begründete und ständig erweiterte Klinik nicht nur ein Ort der reinen Krankenbehandlung. In ihr sollte seiner Überzeugung nach ebenso eine fundierte ärztliche Ausbildung, insbesondere von Ärzten im praktischen Jahr, stattfinden.[230] Hierfür wurde 1905 „erfreulicher Weise [durch den] Herrn Kultusminister der [Thiemschen] Anstalt die Berechtigung verliehen, ständig einen Medizinial=Praktikanten anzustellen“.[231] Thiems Engagement hinsichtlich der studentischen Ausbildung schätzte man zudem im Regierungspräsidium Frankfurt/

227 Bericht über die Verwaltung und den Stand der Gemeinde-Angelegenheiten der Stadtgemeinde Cottbus für 1897/98, S. 105. Vgl. auch das Berichtsjahr 1898/99. Es wird hierin vermerkt: „der Andrang [ist] in der chirurgischen Klinik zeitweilig ein so großer gewesen, daß hier zuweilen früher Entlassungen vorgenommen werden mußten, als es eigentlich dem Zustande der Kranken entsprach“ (S. 94). Auch das Berichtjahr 1899/00 notiert eine „derart in Anspruch genommene [Anstalt], daß die Betten [...] manchmal nicht ausreichten“ (S. 108).

228 Vgl. hierzu auch Kap. 4.4.1.

229 Aus einem am 19.2.1902 verfassten Bericht des Geheimen Medizinalrat Barnick an den „Herrn Minister der geistlichen, Unterrichts- und Medizinial-Angelegenheiten in Berlin W. 64“ über die medizinische Versorgungssituation in Cottbus. Diesem Bericht angefügt ist eine Anmerkung vom 22.2.1902 des preußischen Oberpräsidenten und späteren Reichskanzlers Theobald von Bethmann-Hollweg (1856–1921), dass bis zur Errichtung des geplanten Cottbuser Krankhausneubaus „die chirurgische Klinik des Professors Thiem die Möglichkeit zu einer besonders zweckmäßigen Behandlung aller operativen Fälle bietet“ (Geheimes Staatsarchiv Preußischer Kulturbesitz. I. HA Rep. 76 Kultusministerium VIII A Nr. 3695. Abschrift für die Spezialakten: Brandenburg. Betrifft die Ausstellungen des Abgeordneten Antrick an einzelne Krankenhäuser in der Reichstagrede vom 1. d. Mts., Bl. 175 u. 180 R).

230 Diesen Appell brachte Thiem wiederholt zum Ausdruck. So auch in der Festschrift zur Einweihung des neuen Cottbuser Krankenhauses. Hier forderte Thiem: „Im praktischen Jahre sollte man auf die Ausbildung der Ärzte in der Verletzungsbehandlung den Hauptwert legen und dazu Anstalten wie die unsere aussuchen, die diesem Zweck in ausgezeichneter Weise dienen können“ (Thiem 1914. Festschrift zur Einweihung des neuen Cottbuser Krankenhauses 1914, S. 51).

231 Bericht über die Verwaltung und den Stand der Gemeinde-Angelegenheiten der Stadtgemeinde Cottbus für das Verwaltungsjahr 1905, S. 117. In den kreisärztlichen Jahresberichten wird für das Jahr 1907 folgendes notiert: „Zur Annahme des [Medizinal-Praktikanten] für die Dauer von 8 Monaten hat Dr. Thiem von dem Herrn Minister die Genehmigung erhalten. Er gewährt diesem freie Wohnung und eine anerkennenswerte Bezahlung“ (Bl. 119 R).

Oder derart hoch, dass man ihm im Rahmen der gesetzlichen Regelung des Medizinalpraktikums eine ministeriale „Anweisung über das Praktische Jahr der Mediziner" zur Ansicht und Bewertung zukommen ließ.[232]

4.3.2 Das medicomechanische Institut

4.3.2.1 Ursprung und Entwicklung der medicomechanischen Therapie

Die medicomechanische Therapie, für die eine Vielzahl von Synonyma in der Zeit ihrer Entstehung, Anwendung und Verbreitung im 19. Jahrhundert gebraucht wurde,[233] bezeichnet die mit Apparaten betriebenen Formen der medizinischen Heilgymnastik und Massagen (Dinçkal 2007, S. 228).

Die Anfänge dieser Therapieformen finden sich zu Beginn des 18. Jahrhunderts u. a. in den Arbeiten aufgeklärter Pädagogen wie Friedrich Ludwig Jahn (1778–1852) und Johann Friedrich Gutsmuths (1759–1838) (Kreck 1987, S. 593, und 1988, S. 3 f.; Lienert 2009 S. 230), die in gymnastischen Übungen vordergründig die körperliche Ertüchtigung bzw. wie am Beispiel Jahns das Ziel der „Wehrhaftmachung" sahen (Kreck 1988, S. 3).[234] Diese Form der Körperschulung wird heute unter dem Begriff der pädagogischen Gymnastik zusammengefasst.

Zeitgleich schuf der Schwede Pehr Henrik Ling (1776–1839) in Kenntnis der Ideen Gutsmuths die sogenannte schwedische Heilgymnastik, welche zum Ziel hatte, mit verschiedenartigen krankengymnastischen Übungen[235] die Muskulatur zu kräftigen bzw. Gelenkkapseln wie auch Bänder zu dehnen (Christ 1975, S. 14). Die Übungen Lings, welche die Patienten mithilfe eines oder mehrerer sogenannter

232 Aus dem Schreiben vom 23.10.1906 des Regierungspräsidiums Frankfurt/Oder an den „Herrn Kreisarzt in Cottbus". Diesem Schreiben war eine „Anweisung über das Praktische Jahr der Mediziner", ausgearbeitet durch das Ministerium für geistliche, Unterrichts- und Medizinial-Angelegenheiten, beigefügt: „Abschrift mit dem Ersuchen, sich [...] über den anliegenden Entwurf zu äussern, nachdem Sie ihn – was mir zweckmässig erscheint – mit dem Geheimen Sanitätsrat Professor Dr. Thiem durchgegangen sind." (Brandenburgisches Landeshauptarchiv. Acta Kreisarztbezirk Cottbus betreffend: Aerzte. Rep. 45 D 8, ohne Seitenangabe). Eine Beurteilung Thiems hierzu ist in den zur Verfügung stehenden Quellenmaterialien nicht überliefert.

233 Zur Anwendung kamen u. a. die Bezeichnungen Medicomechanik, Mechanotherapie, Maschinengymnastik, maschinelle Heilgymnastik bzw. Maschinentherapie.

234 Kreck formuliert hier die unter der Napoleonischen Fremdherrschaft entwickelten Ziele Jahns als „Wehrhaftmachung der Jugend und die Stählung der körperlichen und geistigen Spannkraft". Lienert (2009, S. 230), fasst dies bei Jahn unter „vaterländisches" und Geraedts (2019, S. 13) unter politisches Turnen zusammen.

235 Hierbei handelte es sich um aktive (vom Patienten selbstständig auszuführende), passive (am Körper des Patienten ausgeführte) sowie um duplizierte (widerstandsorientierte) gymnastische Übungsabläufe (Kreck 1988, S. 10). Vgl. auch Dinçkal (2007), S. 232, der den Patienten als Bewegungsnehmer und den Gymnasten als Bewegungsgeber definiert.

Gymnasten[236] ausführten (Lienert 2009, S. 230),[237] wurde in der Folge in Deutschland zunehmend übernommen und erweiterten die von Gutsmuths und Jahn propagierte pädagogische Gymnastik.[238]

Um den mit der Lingschen Heilgymnastik verbundenen möglichen Nachteil einer ungleichmäßigen Übungsanwendung infolge unwägbarer menschlicher Einflussfaktoren wie Unsicherheit, Unachtsamkeit und Müdigkeit (Dinçkal 2007, S. 233)[239] zu kompensieren, entwickelte wiederum ein Schwede, Gustav Jonas Zander (1835–1920), mechanisch arbeitende Apparatesysteme, mit denen eine Standardisierung der Bewegungsabläufe sowie eine Regel- und Gleichmäßigkeit innerhalb der Übungen gewährleistet werden konnte (Lienert 2009, S. 232).[240] Insgesamt konstruierte Zander 76 verschiedenartige Geräte, mit denen speziell an die Bewegungsdefizite angepasste heilgymnastische Übungen durchführbar waren.[241] Infolge zunehmen-

---

236 Im heutigen Sinne der Physiotherapeut.

237 Vgl. auch Kreck 1987, S. 593 und 1888, S. 7–12. Hier findet sich eine ausführliche Darstellung der Intention und Entwicklung der Übungen Lings. Weitere Autoren wie Hornuf (1983, S. 113) und Geraedts (2019, S. 13) beschreiben ebenfalls Lings führenden Beitrag zur Heilgymnastik. Herausgestellt werden jeweils dessen berufliche Herkunft (Theologe, Fechtlehrer), die Formen der durchgeführten Übungen sowie die Begründung des „königlichen gymnastischen Central-Instituts“ 1814 in Stockholm durch Ling. An diesem Institut wurden Männer und Frauen als „Gymnastikinstruktoren“, „Gymnastiklehrer“ bzw. „Gymnastikdirektoren“ ausgebildet (Lienert 2009, S. 230). Liebermann (1926, S. 1908 ff.) erläutert die Indikationen der Lingschen Heilgymnastik. Hervorgehoben wird die Anwendung bei Haut-, Muskel-, Knochen-, Gelenks-, Nerven- und Herzkrankheiten. Ebenso fand sie Einsatz bei Erkrankungen der inneren Organe, bei Atherosklerose sowie bei Magendarmbeschwerden. Der Zeitgenosse Muskat (1904, S. 282) beschreibt die Durchführung heilgymnastischer Übungen.

238 Wer hinsichtlich der Bekanntmachung der schwedischen Heilgymnastik in Deutschland als maßgebend gilt, wird in der Literatur unterschiedlich gewertet. Hornuf (1983) und Lienert (2009) lassen diese Rolle Hermann Eberhard Richter (1808–1876) zukommen. Lienert (2009, S. 230) führt hierzu Richters Besuch 1844 im Stockholmer Institut an, „um die Methoden selbst durch Anschauung kennen zu lernen“. Anschließend veröffentlichte er diese Erfahrungen in seiner Schrift „Die schwedische nationale und medizinische Gymnastik“ (Hornuf 1983, S. 114). Im Gegensatz dazu schreiben Kreck (1987, S. 593) und Geraedts (2019, S. 14) die Einführung der schwedischen Heilgymnastik in Deutschland Albert Constantin Neumann (1803–1876), Hugo Rothstein (1810–1863) und Moritz Michael Eulenburg (1811–1887) zu

239 Kreck zitiert diesbezüglich aus der 1864 erstellten Dissertationsschrift von Gustav Zander: „[D]ie einen ermüdeten und bekamen Muskelschmerzen [...] die anderen waren unzufrieden, weil die Übungen sie zu wenig anstrengten“ (Kreck 1988, S. 18).

240 Vgl. auch Kreck (1987), S. 594 f. Das Grundprinzip dieser Apparate, welche den heutigen Fitnessgeräten ähneln, bestand darin, dass gewichtsverstärkte, justierbare Hebel parallel zu den Übungen der zu trainierenden Körperteile (Extremitäten, Rumpf, Becken, Nacken) angehoben bzw. bewegt wurden und zusätzlich den gewünschten Muskelleistungen angepasst werden konnten.

241 Einen detaillierten Einblick in das Zandersche Apparatesystem gibt Kreck (1988, S. 21-42). Herausgestellt werden u. a. die technischen Aspekte der Apparate mit Aufbau, Handhabung und Funktion sowie Einteilung nach therapeutischen Gesichtspunkten. Dinçkal (2011, S. 672) führt exemplarisch die Funktion eines Rumpfdrehstuhls auf (im Deutschen Medizinhistorischen Museum Ingolstadt befindlich).

der Anerkennung der mit diesen Geräten verbundenen Therapieerfolge entstanden bis 1911 in Deutschland 79 sogenannte Zanderinstitute (Kreck 1988, S. 90)[242] – sie „schossen [...] wie Pilze aus der Erde" (Thiem 1907a, S. 294).

Aufgrund ihrer zunehmenden Verwendung und des damit verbundenen kommerziellen Erfolgs fanden die Zanderschen Übungsapparate mehrere Nachahmer (Kreck 1988, S. 120–130).[243] Die therapeutische Qualität dieser Geräte konnten den ärztlichen Anwendern zufolge allerdings nur wenige erreichen, die Mehrzahl der „Plagiate" wurde von den Ärzten negativ beurteilt (Kreck 1988, S. 120–130).[244]

Neben den rein medizinischen und hier insbesondere den unfallchirurgischen Indikationen, auf die im nachfolgenden Kapitel näher eingegangen wird, verstand man im ausklingenden 19. Jahrhundert in wohlhabenden Gesellschaftsschichten die Anwendung der Medicomechanik zunehmend als Distinktionsmerkmal[245] und ließ sich daher in den Zanderinstituten „Zivilisationsschäden" (Dinçkal 2007, S. 240) behandeln.[246] Die Zanderinstitute wurden somit auch zu Orten geselliger, freizeitorientierter Körperertüchtigung für ein zahlungskräftiges Publikum,[247] und waren in diesem Zusammenhang in Sanatorien[248], auf Passagierschiffen[249] oder gar in privaten Einrichtungen[250] zu finden.

---

242 Die Produktion der Zanderapparate erfolgte in Schweden (Fa. Göransson Mekaniska-Verkstadt). Die Bedingung der Herstellerfirma, dass ein komplettes Apparatesystem erworben werden musste, war mit der Zusicherung einer Monopolstellung in der entsprechenden Stadt verbunden (Kreck 1988, S. 81 f.). Für Deutschland kann Hermann Nebel (1853–1930) als erster Anwender der Mechanotherapie angesehen werden (ebd., S. 43–49). Der Antrieb der Geräte, der anfangs mit Hilfe von Dampf- und Gasmaschinen erfolgte, wurde im weiteren Verlauf, u. a. auch dem Wohlbehagen während der Übung geschuldet, mit einem Elektromotor realisiert (Dinçkal 2007, S. 233 und 236 f.).

243 Kreck nennt u. a. das System David Hönigs, die Apparate von Max Herz und die Pendelapparate von Hermann Krukenberg.

244 Vgl. auch Thiem (1907a), S. 312. Thiem kritisierte hier insbesondere die bei Hönigs Apparaten einseitig auf spezielle Arbeitsvorgänge (z. B. Sägen, Schmieden und Hobeln) ausgerichtete Mechanotherapie: „Wir sollen unsere Gliedmassen und Gelenke zu allen physiologischen Bewegungen wieder fähig machen und sie nicht auf bestimmte Facharbeiten eindrillen".

245 Distinktion: gewollte Abgrenzung Angehöriger sozialer Gruppierungen. Hier aufgrund von Vermögen.

246 Dinçkal gibt unter diesem Begriff Wohlstandserkrankungen wie Übergewicht, Hysterie, Hypochondrie und Melancholie an.

247 Hierbei spielte insbesondere die Modernität der Medicomechanik in Verbindung mit der gesundheitsfördernden Arbeit am eigenen Körper, aber auch gerade die als elitär verstandenen hohen Kosten, die eine solche Behandlung mit sich brachten, eine wesentliche Rolle (Dinçkal 2007, S. 230 f. u. 239).

248 Beispielsweise erholten sich im Dresdener Sanatorium „Weißer Hirsch" von Heinrich Lahmann (1860–1905), wie in vielen Kurorten Deutschlands, Mitglieder der gehobenen Gesellschaft. Diese Kuren beinhalteten neben den damals bekannten Naturheilverfahren auch gymnastische Übungen an „Zander-Geräte" (Lienert 2005, S. 279 ff.).

249 Die Zanderapparate sollten u. a. die fehlende Bewegung auf den Schiffen ersetzen. So verfügte die „Titanic" ebenfalls über einen medicomechanischen Gymnastiksaal (Kreck 1988, S. 111 f.).

250 So bspw. der russische Zar, Kaiser Wilhelm II. sowie der Schah von Persien (Kreck 1988, S. 113 f.).

Das Ende der klassischen Medicomechanik wurde ab etwa 1915 im Wesentlichen von zwei Ereignissen bestimmt. Zum einen wurden als Folge des Ersten Weltkrieges nun auch sogenannte „Kriegskrüppel" in den vom Bürgertum als elitär wahrgenommenen medicomechanischen Instituten behandelt (Dinçkal 2007, S. 244 f.),[251] zum anderen bot die fortschreitende Medizin, gerade in Hinblick auf Anästhesie, Antisepsis bzw. Asepsis, wie auch die Blutleere bei Extremitäteneingriffe nach Friedrich von Esmarch (1823–1908) die Möglichkeit, bisher konservativ behandelte Krankheitsbilder zunehmend chirurgisch zu versorgen[252]. So kam es bis in die 1940er-Jahre hinein zur Schließung der Zanderinstitute und infolgedessen zum Ausklang der medicomechanischen Therapie (Kreck 1988, S. 137 f).[253]

Eine sinnentsprechende Fortsetzung findet die Medicomechanik, wenn auch nicht mit den damaligen Indikationsstellungen, in heutigen Fitnessstudios (Dinçkal 2007, S. 249 f.).

4.3.2.2 Die Einführung der medicomechanischen Therapie in Cottbus und deren Anwendung durch Thiem

Auf Anregung der Knappschaftsberufsgenossenschaft Halle a. d. Saale (Welz 1997, S. 25), die den Nutzen einer medicomechanischen Therapie auch aus ökonomischer Sicht festgestellt haben dürfte,[254] eröffnete Thiem im November 1890 mit deren finanzieller Unterstützung[255] ein medicomechanisches Institut in Cottbus.[256] Sein Institut war zum Zeitpunkt

251 Aus der Erfahrung mit der Behandlung von Unfallverletzten vor der Zeit des Ersten Weltkrieges heraus wurde die Medicomechanik an das Verletzungsmuster wie auch an die örtlichen Gegebenheiten (Feldlazarette) angepasst (Dinçkal 2007, S. 240). Vgl. hierzu auch Kreck (1988, S. 131–136). Die politisch-wirtschaftlichen Veränderungen in der Weimarer Zeit führten ebenso wie das nun fehlende Distinktionsmerkmal – mittellose Kriegsversehrte wurden ebenfalls an den modernen, teuren Geräten behandelt – zu einem sinkenden Interesse in bürgerlichen Kreisen (Dinçkal 2007, S. 240).

252 Operationen wie die offene Tenotomie, die Sehnentransplantation, die Osteotomie und die Arthrodese lösten langwierige heilgymnastische Verfahren ab. „Die Orthopädie hat in Deutschland chirurgischen Charakter angenommen" (Hasebroeck 1911, zitiert bei Kreck 1988, S. 137).

253 Für Deutschland gilt das Dresdner medicomechanische Zanderinstitut als das am längsten (bis 1945) existierende (Dinçkal 2007, S. 249).

254 So ergaben z. B. Berechnungen der „Baugewerksberufsgenossenschaft" von 1897 bis 1899, dass der Einsatz von 5 Pfennig Therapiekosten für die medicomechanische Behandlung einer Rentenkapitaleinsparung von 1 Mark gegenüberstand. Auf diese Weise kam es zu einem gesteigerten Interesse der Berufsgenossenschaften an rehabilitativen Maßnahmen, die zur Wiederherstellung der Arbeitsfähigkeit führten (Kreck 1988, S. 106 f.).

255 Es ist davon auszugehen, dass die Erstausstattung des medicomechanischen Instituts mit Hilfe der Knappschaftsgenossenschaft Halle erfolgte. Thiem wird hierzu in einem Zeitungsartikel des Cottbuser Anzeigers folgendermaßen zitiert: „Das Verdienst, das Institut eingerichtet zu haben, könne er sich nicht selbst zuschreiben, vielmehr gebühre dasselbe dem Sektionsvorstand der Knappschaftsberufsgenossenschaft zu Halle" (Thiem 1890, aus der Rede zur Eröffnung seines medicomechanischen Instituts, Cottbuser Anzeiger vom 4.11.1890). Die Erstbelegung des Instituts erfolgte u. a. auch mit 60 Patienten aus dem „Bezirk der [...] Knappschaftsberufsgenossenschaft [Halle]" (ebd.). In welcher Form bereits vor Eröffnung des Instituts zwischen der Knappschaftsgenossenschaft Halle und Thiem Kooperationen bestanden haben, ist nicht bekannt.

256 Das von seiner chirurgischen Privatklinik räumlich getrennt gelegene Institut befand

der Gründung eine von erst drei in Deutschland befindlichen Einrichtungen mit einer stationären Versorgung (Welz 1997, S. 25). Es bestand aus zwei Gebäudeteilen: Im größeren Hauptgebäude, in dem die männlichen Patienten einquartiert waren, richtete Thiem einen „großen Übungssaal [...] mit den notwendigen Apparaten[257], und 7 Räume für Termalanwendungen aller Art" ein.[258] Das kleinere Nebengebäude, eine sogenannte Döckersche Baracke,[259] diente der Unterbringung der weiblichen Patienten.[260]

Die Erstausstattung seines Instituts mit den üblicherweise sehr kostenintensiven Gerätschaften bezog Thiem preiswert aus einem Berliner Badehotel, das über ein integriertes medicomechanisches Institut verfügte (Christ 1975, S. 15).[261] In den folgenden Jahren wurde diese Anschaffung mit regelmäßigen Zukäufen ergänzt,[262] was in einem Verwaltungsbericht der Stadt Cottbus für das Erhebungsjahr 1895/96, wohl in Würdigung von Thiems medizinischer Arbeit, aber möglicherweise auch als Werbung für das Institut zu verstehen, eine besondere Erwähnung fand.[263]

---

sich zunächst in der Großenhainer Straße, wovon es später in die Vetschauer Straße verlegt wurde (Christ 1975, S. 15). Gründe für den Umzug sind nicht überliefert.

257 Thiem selbst beschrieb später die medicomechanischen Geräte in seinem Institut als „alle möglichen Apparate und Maschinen, die alle bezwecken [...], die zum Teil verloren gegangene physiologische Bewegungen nachzuahmen und neu einzuüben" (Thiem 1907a, S. 312).

258 Brandenburgisches Landeshauptarchiv. Acta Kreisarztbezirk Cottbus betreffend: Krankenhäuser Rep. 45 D Nr. 29, ohne Seitennummerierung. Als Thermalanwendungen werden hier „Moor, Fango=Sand=Dampf=Kohlensäure, elektrische und Heißluftbaeder" genannt.

259 Eine zerlegbare, leicht aufzustellende Baracke, die ursprünglich für das Militär entworfen wurde. Benannt nach einem dänischen Hauptmann.

260 Brandenburgisches Landeshauptarchiv. Acta Kreisarztbezirk Cottbus betreffend: Krankenhäuser. Rep. 45 D Nr. 29, ohne Seitennummerierung.

261 Hier handelte es sich um das Berliner „Römerbad" in der Zimmerstraße 4-5, das nach kurzer Betriebszeit wieder eingestellt wurde. Die Übungsgeräte wurden laut Thiem „besonderer Umstände halber schnell erworben, schnell dort, wo sie bisher standen, entfernt und schnell auch hier aufgestellt [...], da die Zeit äußerst drängte" (Thiem, zitiert aus der Eröffnungsrede vom 1.11.1890. In: Cottbuser Anzeiger vom 4.11.1890, Nr. 260).

262 Stadtarchiv Cottbus. Bericht über die Verwaltung und den Stand der Gemeinde-Angelegenheiten der Stadtgemeinde Cottbus (1910), S. 139. Hierzu ist vermerkt: „Neuangeschafft wurden: [...] im medico=mechanischen Institut: mehrere Apparate zur Thermalbehandlung".

263 Stadtarchiv Cottbus. Bericht über die Verwaltung und den Stand der Gemeinde-Angelegenheiten der Stadtgemeinde Cottbus (1895/96), S. 85. Hierin wird sein Institut genannt, „welches mit den bekanntesten [...] passiven, sowie einer Reihe aktiven im Ganzen etwa 60 Bewegungsapparate verschiedener Systeme versehen ist und außerdem entsprechende Vorrichtungen für gewöhnliche, medizinische und elektrische Bäder, sowie für das elektrische Heilverfahren überhaupt besitzt". In derselben Berichtreihe wird für das Jahr 1898/99 ein Anschluss des Instituts an die Kanalisation erwähnt, sodass es möglich war, „die Badeanstalten derart zu vergrößern und umzugestalten, daß außer den gewöhnlichen Bädern auch Moor= und kohlesäurehaltige Bäder und elektrische Bäder verabreicht werden [können]" (Bericht über die Verwaltung und den Stand der Gemeinde-Angelegenheiten der Stadtgemeinde Cottbus. 1898/99, S. 105. Stadtarchiv Cottbus).

Allerdings gab es auch kritische Äußerungen innerhalb der Cottbuser Bürgerschaft zum Gebrauchszustand der Gerätschaften. So äußerte sich der Abgeordnete Bischon am 11.12.1907 in der Cottbuser Stadtverordnetenversammlung im Zusammenhang mit dem geplanten Ankauf der Thiemschen Privatklinik durch die Stadt (siehe Kap. 4.4.1) kritisch über den Zustand der Übungsgeräte, die „im Laufe der Jahre veraltet, ja zum Teil schon als alt gekauft" worden seien.[264]

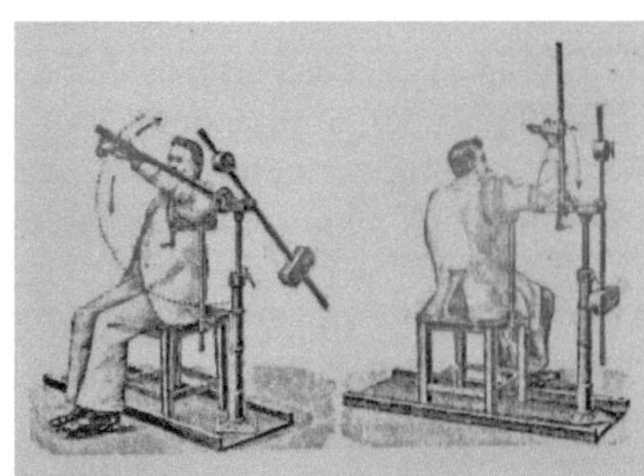

Abb. 7: Beispiel eines aktiven medicomechanischen Gerätes

In dem bis zu 66 Betten umfassenden Institut[265] arbeiteten dieselben Ärzte, die in Thiems chirurgisch-gynäkologischen Privatklinik beschäftigt waren.[266] Da die Patienten den Medizinern somit von Beginn der medizinischen Versorgung an bekannt waren, dürfte dies wohl eine effizientere medicomechanische Behandlung nach Abschluss der chirurgischen Therapie ermöglicht haben. Die Arbeit der Ärzte im medicomechanischen Institut konzentrierte sich im Wesentlichen auf die Beaufsichtigung der physiotherapeutischen Maßnahmen, wohingegen die unmittelbare Anleitung der Patientenübungen von „in der Massage ausgebildeten" Wärtern und einer Wärterin ausgeführt wurde.[267]

Thiem, der die medicomechanische Therapie nie losgelöst von der initialen chirurgischen Behandlung betrachtete, warnte mehrfach vor den übergroßen Erwartungen, die an sie gestellt wurden, insbesondere seitens der Berufsgenossenschaften.[268] Er kritisierte in diesem Zusammenhang vor allem die Auffassung einiger Berufsgenossenschaften, die der primär chirurgischen Versorgung eine untergeordnete Be-

264 Cottbuser Anzeiger vom 14.12.1907, ohne Seitenangabe. Eine Stellungnahme Thiems zur Äußerung Bischons ist nicht überliefert.

265 Geheimes Staatsarchiv Preußischer Kulturbesitz. I. HA Rep. 76 Kultusministerium VIII A Nr. 3695, Acta betreffend: die Provinzial= und Kommunal Kranken Anstalten im Regierungsbezirk Frankfurt. Bl. 175

266 Stadtarchiv Cottbus. Acta des Oberbürgermeisters zu Cottbus betreffend: die Kreisärztlichen Jahresberichte 1901–1910. Bl. 65 und 120. Ab 1904 werden im Bericht über die Verwaltung und den Stand der Gemeinde-Angelegenheiten der Stadtgemeinde Cottbus (ebd., Erhebungsjahr 1904, Bl. 110) neben Thiem als weitere Mitbesitzer des medicomechanischen Instituts Schmidt und Kühne, die auch Mitbesitzer der Privatklinik waren, angegeben. Kühne wird ab 1908 als derjenige ärztliche Mitarbeiter aufgeführt, der hauptsächlich das Institut leitet (ebd., Erhebungsjahr 1908, ohne Seitenangabe).

267 Geheimes Staatsarchiv Preußischer Kulturbesitz. I. HA Rep. 76 Kultusministerium VIII A Nr. 3695, Acta betreffend: die Provinzial= und Kommunal Kranken Anstalten im Regierungsbezirk Frankfurt. Bl. 84.

268 Thiem (1906), S. 271. Vgl. auch Thiem (1900), S. 75. Hierin hält Thiem fest: „Die Zeiten sind vorüber, in welchen die Berufsgenossenschaften [...] in dem [...] so benannten medico-mechanischen Heilverfahren das einzige, unfehlbar wirkende Allheilmittel zur Beseitigung des Schmerzes, der Lähmung, der Versteifung [...] verletzt gewesener Gliedmassen erblickten."

deutung beimaßen und allein in der medicomechanischen Behandlung eine Garantie für eine beinahe vollständige Rekonvaleszenz sahen.[269] Aber gerade in einer suffizienten chirurgischen Primärtherapie sah Thiem die entscheidende Voraussetzung für eine effektive, zur Wiederherstellung der Arbeitsfunktion führende medicomechanische Therapie, wobei deren Anwendungen nur dann die besten Ergebnisse erreichen würden, wenn diese unmittelbar nach Abschluss der chirurgischen Versorgung stattfänden.[270]

Daraus ergab sich für Thiem die logische Schlussfolgerung, dass im Idealfall die chirurgische von der medicomechanischen Behandlung weder zeitlich noch örtlich zu trennen sei und zudem unter einer einheitlichen Leitung zu stehen hätte. Aufgrund dessen forderte er wiederholt die Errichtung von Krankenhäusern, die speziell auf die Versorgung von Unfallverletzten ausgerichtet seien.[271] Mit diesen Ansichten war Thiem nicht allein. Ärztliche Kollegen, die ebenso wie Thiem ihren medizinischen Fokus auf die Unfallheilkunde legten, teilten seine Auffassungen uneingeschränkt. [272]

269 Thiem (1906), S. 272. Thiem formuliert hierzu: „Die medico-mechanische Behandlung kann eine gute chirurgische Behandlung wohl unterstützen, namentlich wenn sie rechtzeitig mit derselben verbunden wird, niemals aber kann sie dieselbe ersetzen".

270 Thiem (1907a), S. 309. Thiem stellt fest: „Die Mechanotherapie steht in keinem Gegensatz zur Chirurgie, soll und kann die primäre chirurgische Behandlung auch nicht ersetzen, [...] sondern die Mechanotherapie soll die Chirurgie nur von Anfang an unterstützen, und gerade die kombinierte, moderne Behandlung mancher Bruchformen [...] bewirkt vorzügliche anatomische und funktionelle Erfolge." Vgl. auch Thiem (1906), S. 272. Hier erklärt Thiem, dass eine medicomechanische Behandlung „eine gute chirurgische Behandlung wohl unterstützen [kann], namentlich wenn sie rechtzeitig mit derselben verbunden wird". Darüber hinaus empfahl Thiem als Voraussetzung für die Durchführung einer optimalen medicomechanischen Therapie auch beispielsweise die Amputation versteifter Finger, „weil sie hemmend auf die Beweglichkeit der übrigen Finger einwirkten, [um] dann erst erfolgreich die mechanische Behandlung vornehmen [zu] können" (Thiem 1892, S. 10). Vgl. auch Thiem (1906), S. 267: „Es ist viel richtiger einen Finger [...] der steif zu werden, den übrigen im Wege zu sein und die Verrichtung der ganzen Hand schwer zu schädigen droht, von vornherein zu entfernen". Ebenso sah er in der operativen Durchtrennung von „spannenden Sehnen- und Muskelsträngen" eine Notwendigkeit, um eine suffiziente Mechanotherapie durchführen zu können. Anekdotisch berichtete Thiem, dass er eine solche Tenotomie bei einem Patienten durchführte, der hierfür seine Zustimmung verweigerte. Da dieser Patient im Rahmen einer Fettgeschwulstoperation in Narkose versetzt wurde, nutzte Thiem die Möglichkeit, in derselben Operation die versteiften Sehnen des Patienten zu durchtrennen (Thiem 1894, S. 13). Ein Umstand, der in heutiger Zeit mit Sicherheit strafrechtliche Konsequenzen hätte.

271 Thiem (1892), S. 8 f. Hier formuliert Thiem: „Ein ideales Unfallkrankenhaus nach meinem Sinne wäre ein solches mit chirurgischer und mechanischer Abtheilung unter einheitlicher Leitung [...]". Daraus ergebe sich nach Thiem der Vorteil „dass es dann leicht möglich wird – wie es thatsächlich nöthig ist – die Behandlungsweisen zu wechseln und ineinander übergreifen zu lassen", um so „nicht nur die Verletzung zu heilen, sondern auch [den Verletzten] wieder möglichst erwerbsfähig zu machen"

272 Vgl. hierzu Schäffer (1899), S. 260–262; Marcus (1903), S. 188–190 sowie Bum (1910), S. 299–302.

Obwohl Thiem in der medicomechanischen Therapie keineswegs das Allheilmittel zur Wiederherstellung einer funktionellen Anatomie sah, hielt er doch „die medico-mechanische Behandlung, die in sinnreicher physiologisch durchdachter Weise darauf ausgeht, die regelrechte Beweglichkeit der Gelenke zu erzielen und zu steigern [...] und die Muskulatur zu kräftigen, für eine sehr wirksame Behandlung bei Unfallverletzten, die [...] [er] nicht mehr entbehren möchte“[273]. Nach dem Grundsatz: „für die Muskeln ist Ruhe Tod und Bewegung Leben“[274] wurden die ihm zugewiesenen Patienten neben den Übungen an den medicomechanischen Geräten[275] zudem täglich mehrmals massiert.[276]

In diesem Zusammenhang stellte Thiem mit Verweis auf Zander heraus, dass „die Handmassage nicht vernachlässigt werden soll, [... da] der Gymnastikapparat nicht immer die menschliche Hand ersetzen kann“.[277]

Keinesfalls sollten aber die Massagen bzw. passiven Bewegungen unter einer Sedierung – Thiem erwähnt hier die Chloroformnarkose – zur Anwendung kommen. Diese Vorgehensweise glaubte Thiem besonders häufig in von Krankenkassen geführten Hospitälern, die nicht über medicomechanische Übungsgeräte verfügten, beobachten zu müssen. Da unter Narkose Überdehnungen leicht möglich wären, könne dies, so Thiem, zum Auseinanderreißen von „Verklebungen und Verwachsungen“ führen, was wiederum „neue Wundflächen zu immer festeren Verwachsungen“ zur Folge habe.[278]

Vorteilhaft für eine funktionelle Genesung sei darüber hinaus, wenn „die Rekonvaleszenten ausserhalb der Uebungszeit nach ärztlicher Verordnung geeignet [beschäftigt werden]“. Hierfür würden sich insbesondere Arbeiten in „gärtnerischen oder landwirthschaftlichen Betriebe[n] oder in besonderen Werkstätten“ anbieten.[279]

273 Thiem (1906), S. 271. Die täglichen Übungen an den medicomechanischen Geräten ließen zudem Fortschritte in der Rekonvaleszenz erkennen, was Thiem wiederum in seine Gutachten (vgl. auch Kap. 5.2) einfließen ließ. Hierfür setzte er Apparate ein, die einen „Einblick auf die Bewegungsexkursionen, auf die überwundenen Widerstände und die geleistete Arbeit ermöglichen“ (Thiem 1907, S. 312).

274 Thiem (1907a), S. 309. Thiem zitiert Anton Bum (1856–1925).

275 Thiem lehnte medicomechanische Geräte ab, die lediglich einen bestimmten Arbeitsgang imitieren wie etwa das System von David Hönig, da sie nur „auf bestimmte Facharbeiten eindrillen“ (Thiem 1907a, S. 312).

276 Thiem (1907a), S. 310 f. Die zweimal tägliche Massage fand in Thiems Klinik unter ärztlicher Aufsicht statt. Bei „besonders wichtiger Einwirkung der Massage“ erfolgte sie durch Ärzte. Thiem forderte in diesem Zusammenhang wiederholt die Ausführung der Massage nur durch den Arzt selbst, da das „nicht immer genügend geschulte Heilpersonal“ häufig unverhältnismäßig kraftvoll massiert. Als mahnendes Beispiel führt er hierfür einen Masseur auf, „der einem mageren Herrn durchaus die etwas hervorstehende 12. Rippe wegmassieren wollte und ihn nicht wenig gequält hat“. Auch Möhring (1902), S. 356, verwies auf die Notwendigkeit einer vom Arzt persönlich ausgeführten Massage.

277 Thiem (1900), S. 76.

278 Thiem (1892), S. 7.

279 Thiem (1892), S. 13. Thiem bedauerte es in diesem Zusammenhang, wohl aufgrund der Gefahr der Unterstellung von Eigennutz, „als Besitzer von Privatheilanstalten nicht in der Lage [zu sein], die Leute in dieser Weise beschäftigen zu können“.

Als eine weitere sinnvolle Ergänzung zu den Geräteübungen empfahl Thiem hinsichtlich einer Verbesserung der Gelenksmobilisation „Freiübungen", worunter er „gutes deutsches Turnen" im Sinne der pädagogischen Gymnastik Jahns und Gutsmuths verstand, die er „stets in meiner Heilanstalt vornehmen lasse".[280]

Nach Thiem stellten jedoch die medicomechanische Therapie, die Massagen sowie die Turnübungen zur Wiederherstellung der anatomischen Funktionalität keinesfalls die führende oder gar alleinige Behandlungsmethode dar, wie er etwa 1906 auf der 78. Versammlung Deutscher Naturforscher und Ärzte 1906 in Stuttgart betonte.[281] Auch andere Behandlungsarten würden diesen teilweise „völlig ebenbürtig zur Seite" stehen, in erster Linie die „Hydriatrie, Thermotherapie [...] und Elektrotherapie", die, so Thiem 1907 auf dem zweiten internationalen Kongress für Physiotherapie in Rom,[282] „gerade bei Unfallverletzten sich als besonders wichtig erwiesen" hätten.[283] Im Folgenden soll auf die wertende Anwendung dieser Heilmethoden durch Thiem näher eingegangen werden.

Thiem, für den die ganzheitliche Wirkung dieser „früher nur eine ganz nebensächliche Rolle" spielenden[284] Therapieverfahren von wesentlicher Bedeutung war,[285] sprach z. B. einer entsprechend temperierten Hydrotherapie[286] bei nicht nur physisch, sondern auch psychisch traumatisierten Unfallverletzten einen unverkennbaren Nutzen als nervenberuhigendes Mittel zu. Andere, insbesondere kinetische Verfahren der Hydrotherapie, wie etwa Massagebäder und das Treten eines im Wasserbad befindlichen „Velozipedrad", waren für ihn dagegen mit einem direkten, die Durchblutung fördernden Einfluss auf Muskulatur und Gelenke verbunden.[287]

---

280 Thiem (1892), S. 13. Vgl. auch Thiem (1906), S. 272 und Thiem (1907a), S. 312: „Nach den Apparateübungen treten die Patienten in 2 Abtheilungen an [...] und machen nach Kommando von Ärzten oder Wärtern die ihrem Zustand angepassten Übungen".

281 Thiem (1906), S. 272.

282 Thiem (1907a). Der Titel seines auf diesem Kongress gehaltenen Vortrags lautet: „Über die Bedeutung physikalischer Mittel bei der Untersuchung und Behandlung Unfallverletzter".

283 Ebd., S. 293 f. Thiem ging sogar so weit, diese „technische Verfahren bei der Nachbehandlung Unfallverletzter [...] bisweilen über die [maschinelle Medicomechanik] zu stellen" (Thiem 1906, S. 272).

284 Ebd.

285 Ebd., S. 294. Thiem fordert die Krankheit nicht nur schablonenmäßig entsprechend der Schulmedizin, sondern nach ganzheitlichem Ansatz den Kranken selbst zu betrachten. Dies erfordere eine „sorgfältige Berücksichtigung des Einflusses der Störungen des zunächst als verletzt in die Augen fallenden Körperteils auf den Gesamtorganismus".

286 Hierunter verstand Thiem die Behandlung der Patienten mit Voll- bzw. Halbbädern, deren Wassertemperatur nur gering unter dem sogenannten Indifferenzpunkt von 37 °C liegt (Thiem 1907a, S. 300).

287 Bei kälteempfindlichen Patienten empfahl Thiem in diesem Zusammenhang die Anwendung von Kohlesäurebädern, da die „kleinen Gasperlen einen eigentümlichen, Hyperämie erzeugenden Reiz, der das Gefühl von Kälte nicht aufkommen lässt" und somit die Verwendung kühlerer Wassertemperaturen zuließen. Einen weiteren therapeutischen Effekt von Kohlensäurebädern sah Thiem in der Herzkräftigung (Thiem 1907a, S. 301 f.).

Einen besonderen Stellenwert innerhalb der physikalischen Nachbehandlung nahm in seinen Augen die Thermobehandlung ein. Hierbei sah er aber von der Anwendung reiner heißer Wasserbäder ab, da bei dieser Applikationsform das Wasser als guter Wärmeleiter die hohen Temperaturen „zu rasch und plötzlich auf den Körper des Badenden überträgt". Stattdessen bevorzugte Thiem für die Wärmebehandlung „Hitze in feuchter Form", worunter er Dampfkästenbäder, Dampfduschen, Moor- bzw. Schlammbäder sowie Schlammpackungen zusammenfasste. So hätten die Moorbäder, welche höher als Heißwasserbäder temperiert wurden, für Thiem den Vorteil der nur sehr allmählichen Wärmeabgabe und seien daher auch bei den Patienten sehr beliebt. Aufgrund ihrer schmerzstillenden und resorbierenden Wirkung kamen Schlammpackungen mit Fango bei Thiem ebenfalls häufig zur Anwendung. „Ganz hervorragende, [von keinem einzigen Thermalmittel erreichte] Wirkung" sprach Thiem heißen Sandvollbädern zu, die er hauptsächlich „bei traumatisch entzündlichen oder rheumatischen Erkrankungen grosser Abschnitte der Wirbelsäule" verordnete.[288] Führend in der Thermaltherapie Unfallverletzter waren im medicomechanischen Institut jedoch die Heißluftanwendungen.

Die hierdurch erzeugte Hyperämie war für Thiem besonders bei der Behandlung von Gelenkversteifungen, Kapsel- und Weichteilschrumpfungen sowie bei entzündlichen Verwachsungen von Muskeln und Sehnen von Bedeutung. Aufgrund der von ihm festgestellten schmerzstillenden und resorbierenden Wirkung wandte er diese Form der Wärmebehandlung ebenfalls in der Therapie chronisch-rheumatischer Erkrankungen und bei den „ein besonders dankbares Feld bildenden gonorrhoischen Gelenkerkrankungen" an. [289]

Als ein weiteres von Thiem regelmäßig genutztes physikalisches Heilverfahren ist die Elektrotherapie zu nennen, wobei er hier hauptsächlich die Reizstrom- und Galvanotherapie zur Anwendung brachte. Mit dem therapeutischen Einsatz der 1847 von dem französischen Neurologen Guillaume-Benjamin Duchenne (1806–1875) eingeführten modernen Elektrotherapie (Schott 2001, S. 2635), bediente sich Thiem einer Behandlungsform, die im Therapiespektrum Unfallverletzter immer mehr Verbreitung fand.[290] Seiner Ansicht nach war es insbesondere der diagnostische Nutzen, den diese Behandlungsmethode hätte, da es durch Anwendung elektrischer Ströme möglich sei, die „Lebens- und Leistungsfähigkeit der Nerven und Muskeln" zu überprüfen.[291] Aus therapeutischer Sicht sei „die Elekrizität [...], in allen Erschöpfungszuständen, mit denen wir doch gerade bei Unfallverletzten zu tun haben, ein

288 Ebd., S. 304–306. Thiem erkannte in diesem Zusammenhang durchaus Vorteile regionaler Naturalien und verwendete beispielsweise Moor aus der Region um Bad Muskau bzw. Cottbuser Spreesand zur Herstellung der Sandvollbäder.

289 Ebd., S. 305 und 307. Umfangreiche Ausführungen „[ü]ber die Thermotherapie bei der Nachbehandlung Unfallverletzter" machte Thiem am 2.3.1900 im Cottbuser Ärzteverein (veröffentlicht in der Monatsschrift für Unfallheilkunde, Jg. 1900, Nr. 3: 75–83).

290 Vgl. auch hierzu die Zeitschrift für Elektrotherapie und physikalische Heilmethoden, z. B. 4. Jg. 1902, Verlag von Vogel und Kreienbrink, Berlin SW. 11 und Leipzig.

291 Thiem (1907a), S. 313.

Tonicum ersten Ranges“. Neben diesem die Vitalität belebenden Effekt empfahl Thiem die Anwendung des elektrischen Stroms zudem als „das vornehmste Mittel zur Hebung der Tätigkeit eines durch Untätigkeit schlaff und atrophisch oder durch Infiltrationen und Verwachsungen mit der Nachbarschaft funktionsunfähig und untüchtig gewordenen Muskels“.[292]

In der Überzeugung, dass vor allem die Kombination aus medicomechanischer Therapie und den eben beschriebenen physikalischen Heilmethoden die besten Behandlungsergebnisse erzielen würde, ließ Thiem in seinem Institut daher die Übungen und Anwendungen regelmäßig durchführen. „Sie werden ALLE [die Patienten, Anm. d. Verf.] ohne Ausnahme, soweit es ihr Gesundheitszustand erlaubt, zweimal täglich electrisirt oder galvanisirt, zweimal täglich massirt, müssen zweimal täglich Uebungen an den Apparaten und zweimal täglich Freiübungen machen, abgesehen von allgemeinen und localen Bädern [...]“.[293]

Dass Thiem dem gehobenen Bürgertum eine medicomechanischen Behandlung zur Förderung des gesundheitlichen Wohlbefindens[294] anbot, ist weder von Zeitgenossen noch von ihm selbst überliefert. Denkbar wäre dies jedoch, gerade mit Blick auf sein letztendlich auch unternehmerisch arbeitendes Institut. Einen Hinweis hierauf gibt eine in dem „Bericht über die Verwaltung und den Stand der Gemeinde-Angelegenheiten der Stadtgemeinde Cottbus“ für das Jahr 1912 aufgeführte Anzahl von 34 behandelten Privatpatienten.[295] Ein weiterer Anhaltspunkt lässt sich in der von Thiem gehaltenen und im Cottbuser Anzeiger zitierten Eröffnungsrede anlässlich der Einweihung seines medicomechanischen Instituts finden. Hierin preist er die Anwendung der medicomechanischen Therapie auch für „Gesunde [...], namentlich für solche Berufsarten, bei denen die geistige Arbeit in keinem Verhältniß steht zur körperlichen Bewegung“, an. Gleichzeitig erklärt er, dass „der Realismus, die Sucht nach Erwerb

292 Ebd., S. 317 f. Thiem schrieb der erhöhten Durchblutung sowie dem erhöhten Stoffwechsel, die sich aus dem „tetanischen Zusammenziehen des Muskels“ unter Stromanwendung ergaben und somit einen Muskelaufbau zur Folge hatten, die grundliegende Wirkung zu. Er war daher überzeugt, „dass die fast ausnahmslos von uns bei Entlassung der Behandelten festgestellte Zunahme der Muskeln des erkrankten Gliedes [...] zu nicht geringem Teil diesem häufigen regelmässigen Faradisieren zuzuschreiben ist“.

293 Thiem (1892), S. 13.

294 Vgl. auch Lienert (2005), S. 379–382 und Dinçkal (2007), S. 227–250. So diente der gehobenen Gesellschaftsschicht u. a. die körperliche Betätigung in den medicomechanischen Instituten dem Ausgleich eines Bewegungsmangels und wurde somit als gesundheitsfördernd betrachtet

295 Bericht über die Verwaltung und den Stand der Gemeinde-Angelegenheiten der Stadtgemeinde Cottbus, Erhebungsjahr 1912, S. 149. Allerdings kann nicht ausgeschlossen werden, dass die erwähnten Privatpatienten Thiems medicomechanisches Institut infolge eines Traumas aufsuchten.

und die Nervosität"[296] miteinander in Zusammenhang stehen und man der hierdurch bedingten „Nervenzerrüttung [...] nur am ersten und wirksamsten [...] durch tüchtige körperliche Bewegung" begegnen kann.[297]

Um den Unfallverletzten die bestmögliche Nachbehandlung unter Anwendung der eben beschriebenen Therapieformen zukommen zu lassen, bedurfte es nach Thiem neben den gerätetechnischen Voraussetzungen auch einer besonderen Ausbildung, die seiner Auffassung nach durchaus mangelhaft sei. Dies hätte ihre Ursache in dem Umstand, dass ältere Ärzte „so gut wie gar nicht und die jüngeren nur wenig" im Rahmen ihres Universitätsstudiums eine Ausbildung in der rehabilitativen Therapie erhielten. So beanstandete er, dass „die meist überfüllten Universitätskliniken froh [waren], wenn der Mann mit gerade geheiltem Unterschenkelbruch entlassen werden konnte. Was aus dem steifen Sprunggelenk und Kniegelenk wurde, das war durchaus Nebensache, meistens nicht mehr Gegenstand klinischer Behandlung und selten oder gar nicht Gegenstand klinischer Besprechungen".[298]

Thiem, der als Leiter eines medicomechanischen Instituts und Förderer der physikalischen Behandlungsmethoden hohes Ansehen in der Fachwelt genoss,[299] begegnete diesem Missstand, indem er regelhaft in- und ausländischen Ärzten eine Hos-

296 Nervosität bzw. auch Neurasthenie beschrieb zu Zeiten Thiems die zu Erschöpfungszuständen und Schlaflosigkeit führende, übermäßige und einseitige Inanspruchnahme des Betroffenen durch geistige Arbeit. Dem sollte mit körperlicher Betätigung in den zudem als elitär gewerteten medicomechanischen Instituten entgegengetreten werden (Kreck 1988, S. 58 f.).

297 Thiem (1890), zitiert im Cottbuser Anzeiger vom 4.11.1890. Thiem geht in dieser Rede u. a. auch auf bewegungsausgleichende Alternativen ein. Hier erwähnt er das Spazierengehen, die Jagd, das „Velozipedfahren" bzw. das Turnen. In all den genannten Bewegungsarten sah er, neben der Tatsache, dass Frauen hiervon teilweise ausgeschlossen seien, nur eine bedingte Hilfe „zur Erzielung der nothwendigen körperlichen Bewegung". Er fährt fort: „Ein anderes sei es mit der mediko-mechanischen Behandlungsweise, welche für Kranke wie Gesunde und für alle Berufsstände und Geschlechter gleichzuträglich ist". Ebenso lässt sich in den Adressbüchern der Stadt Cottbus für die 1890er Jahrgänge ein Hinweis hierzu finden: „ist ein [...] Medico=Mechanisches [Institut] verbunden, welches zu bestimmten Stunden auch von Privatpatienten benutzt werden kann". (Adress-Buch von Cottbus und den Vororten Sandow u. Brunschwig für 1891, S. 21).

298 Thiem (1894), S. 9. Daher sollten laut Thiem die „chirurgischen Universitätskliniken der orthopädisch-mechanischen Behandlung mehr Beachtung schenken [...], da sie [...] in der Unfallpraxis von ganz besonderem Werth ist". In diesem Kontext unterstützte Thiem die Forderung des Dresdner Chirurgen Benno Credé (1847–1929), der es für sinnvoll erachtete, in „allen grösseren allgemeinen Krankenhäusern" Unfallverletzte einer medicomechanischen Nachbehandlung zuzuführen und Studierende unmittelbar theoretisch und praktisch auszubilden (Thiem 1895, S. 255).

299 Lossen (1910), S. 331, lobte u. a. namentlich Thiem im Rahmen der Feststellung, „dass es gerade Leiter der Zanderinstitute waren, die sich vorwiegend mit Nachbehandlung und Begutachtung Unfallverletzter beschäftigten und zu dem Ausbau der Unfallheilkunde am meisten" beitrugen. Teleky (1909), S. 16, hob im Rahmen seiner Antrittsvorlesung in Wien Thiem als den bedeutendsten Vertreter der Unfallmedizin hervor.

pitation in seinem Institut ermöglichte.[300] Außerdem bildeten er und seine ärztlichen Mitarbeiter sich regelmäßig über neue Behandlungsmethoden in anderen medizinischen Einrichtungen weiter.[301]

Beide Einrichtungen Thiems, die chirurgisch-gynäkologische Privatklinik wie auch das medicomechanisches Institut, wurden 1907 in Vorbereitung des anstehenden Neubaus des Städtischen Krankenhauses von der Stadt Cottbus käuflich erworben[302] (siehe auch Kap. 4.4.1), und gingen nach Inbetriebnahme desselben 1914 vollständig in diesem auf. Im Rahmen des Kaufvertrags verpflichtete sich Thiem, seine sachverständige Kraft für die Planung des neuen Krankenhauses unentgeltlich zur Verfügung zu stellen und in diesem nach Fertigstellung als Chefarzt zu fungieren (Christ 1975, S. 30).

Somit kann festgestellt werden, dass Thiem nach Errichtung einer eigenständigen chirurgisch-gynäkologischen Klinik im Jahr 1885 sein medizinisch-chirurgisches Behandlungsspektrum 1890 mit der Errichtung eines medicomechanischen Instituts auf eine moderne physiotherapeutische Nachbehandlung ausweitete und diese unter kritischer Wertung anwandte.

4.4 Das 1914 errichtete Cottbuser Krankenhaus und Thiems Mitwirkung

4.4.1 Die Notwendigkeit des Krankenhausneubaus und Thiems Beitrag zu dessen Umsetzung

Wie bereits im Kapitel 4.1.2 dargestellt, entsprachen am Ende des 19. Jahrhunderts, wenngleich an der medizinischen Betreuung keine Kritik geäußert wurde, die räumlich-baulichen Bedingungen des seit 1845 bestehenden Cottbuser Hospitals nicht

300 In den „Berichten über die Verwaltung und den Stand der Gemeinde-Angelegenheiten der Stadtgemeinde Cottbus“ werden in den Ausgabejahren 1901–1912 regelmäßig Besuche auswärtiger und ausländischer Ärzte in der Klinik aufgeführt. Erwähnenswert sind hier der mehrwöchige Aufenthalt zweier russischer Ärzte, da „demnächst in Rußland die Haftpflichtversicherung der Arbeiter in verschärften Maße eingeführt werden soll“ (Ausgabe 1905, S. 117), sowie eines belgischen Arztes, der „vor der Übernahme eines Unfallkrankenhauses in Lüttich [...] in der Anstalt als Assistent gearbeitet [hat]“ (Ausgabe 1906, S. 126). Auch der Besuch namhafter Ärzte wie Fritz Steinmann (1872–1932) (Ausgabe 1911, S. 143) sowie der ärztliche Leiter des Knappschaftskrankenhauses Bochum, Ludwig Wullstein (1864–1930), werden genannt (Ausgabe 1912, S. 149). Auch der Wiener Sozialmediziner Ludwig Teleky (1872–1957) hielt sich zu Studienzwecken in der Anstalt auf (Ausgabe 1907, S. 134).

301 Ebenfalls in den „Berichten über die Verwaltung und den Stand der Gemeinde-Angelegenheiten der Stadtgemeinde Cottbus“ wird in der Jahresausgabe 1906, S. 126, der Besuch Thiems sowie seines Kollegen Carl-Friedrich Schmidt bei August Bier (1861–1949) in Bonn für mehrere Wochen erwähnt. Kühne hielt sich im Rahmen einer Fortbildung mehrere Wochen in München bei Friedrich Bezold (1842–1908) auf (ebd.).

302 Acta des Oberbürgermeisters zu Cottbus betreffend: die kreisärztlichen Jahresberichte für die Jahre 1901–1910, Bl. 156. Vgl. auch den Bericht über die Verwaltung und den Stand der Gemeinde-Angelegenheiten der Stadtgemeinde Cottbus für das Verwaltungsjahr 1907, S. 117. Ab dem Zeitpunkt des Aufkaufs trugen die chirurgisch-gynäkologische Klinik wie auch das medicomechanische Institut die gemeinsame Bezeichnung „Städtische Thiemsche Heilanstalten“.

mehr den Anforderungen einer wachsenden, industriell geprägten Stadt (Hoffmann und Müller 1984, S. 1165). Auch Thiems Klinik war ab der Jahrhundertwende dem zunehmenden Behandlungsbedarf in Cottbus und Umgebung in kapazitiver Hinsicht nicht mehr gewachsen (Rathmann 1929, S. 92).[303] Obwohl die baulichen Unzulänglichkeiten ab den 1880er-Jahren zunehmend offensichtlich wurden und bereits zu diesem Zeitpunkt das Regierungspräsidium Frankfurt/Oder einen Krankenhausneubau empfahl, wurde das städtische Hospital 1892 entsprechend den örtlichen Gegebenheiten lediglich erweitert und umgebaut (Christ 1975, S. 23). Die Gründe für die hinsichtlich des Neubaus zurückhaltende Position des Cottbuser Magistrats dürften wohl hauptsächlich in der finanziellen Belastung der Stadt durch kommunale, teils prestigegeprägte Neubauten zu finden sein.[304] Aber auch die Tatsache, dass sich die Bevölkerung im Krankheitsfall vorrangig an Thiem bzw. an den ebenfalls eine Privatklink betreibende Cottbuser Augenarzt Ehrenfried Cramer (1859–1929) und nicht an das Städtische Krankenhaus wandte, führte dazu, dass der Magistrat insbesondere die chirurgische Versorgung der Bevölkerung sichergestellt sah und daher den notwendige Krankenhausneubau nicht mit aller Konsequenz verfolgte.[305]

Die somit weiterhin bestehenden, augenscheinlichen Unzulänglichkeiten in der kommunalen stationären Krankenversorgung Cottbus wurden daher vom Sozialdemokraten Otto Antrick (1858–1924) in seiner am 1.2.1902 gehaltene Reichstagsrede

---

303 Auch Thiem war sich dieser Tatsache bewusst und berichtete in seinem Redebeitrag zur Eröffnung des neuen Cottbuser Krankenhauses, „dass [seine] Anstalten mit der Zeit [...] räumlich unzulänglich geworden waren“. Unter diesen Umständen „lagen die Kranken auf einem verhältnißmäßig kleinen Raum nahe beieinander“. Behandelt wurden „vielfach Kranke mit eiternden und jauchenden Wunden“. Daher durften auch Entbindungen, „weil die Gefahr der Infektion einer Wöchnerin sehr groß ist“, in seiner Anstalt nur „im äußersten Notfalle vorgenommen werden“ (Cottbuser Anzeiger vom 28.6.1914).

304 Acta des Oberbürgermeisters zu Cottbus betreffend: die kreisärztlichen Jahresberichte für die Jahre 1901–1910, Jahresbericht 1901, Bl. 11 R f. Vgl. auch Acta Kreisarztbezirk Cottbus betreffend: Krankenhäuser vom 10.1.1903. Brandenburgisches Landeshauptarchiv Rep. 45 D 29, ohne Blattnummerierung. Hierin vermerkt der mit den Krankenhausrevisionen betraute Kreisarzt: „Die [Cottbuser] Stadtverwaltung ist nicht in der Lage bei den großen Geldmitteln, welche andere ihr nothwendiger erscheinende gemeinnützige Anlagen und Einrichtungen erfordern, vor Ablauf mehrerer Jahre – etwa 5 – an den Bau eines neuen Krankenhauses ernstlich zu denken [...]“. Nach Christ (1975, S. 30) wurden folgende städtebaulichen Projekte Ende des 19. bzw. Anfang des 20. Jahrhunderts in Cottbus realisiert: 1890 Schlachthof, 1896/97 Städtisches Wasserwerk, 1898/99 Kanalisation sowie 1908 Stadttheater.

305 Acta des Oberbürgermeisters zu Cottbus betreffend: die kreisärztlichen Jahresberichte für die Jahre 1901–1910, Jahresbericht 1901, Bl. 12: Der Magistrat von Cottbus „erkennt auch ein besonderes Bedürfniss [zum Krankenhausneubau] dafür nicht an, da die Privatkliniken von Thiem und Cramer von Kranken, die einer spezifisch chirurgischen oder augenärztlichen Behandlung bedürfen, stets [...] bevorzugt [werden].“ Dieselbe Begründung findet sich auch zwei Jahre später in der „Acta Kreisarztbezirk Cottbus betreffend: Krankenhäuser“ vom 10.1.1903. Brandenburgisches Landeshauptarchiv Rep. 45 D 29. Bis zum Jahr 1906 wurde offenbar auch seitens der Privatkliniken Thiem, Cramer und Michaelis jun. ebenso wenig die Dringlichkeit eines Krankenhausneubaus gesehen, was zumindest im Fall Thiem (siehe oben) fragwürdig erscheint: „Die Stadtverwaltung [ist] der Frage eines Neubaus [...] noch nicht näher getreten; zum Teil deshalb, weil die Privatkliniken der Aerzte Thiem, [Hans] Michaelis und Cramer ein Bedürfnis nicht hervortreten lassen [...]“ (ebd., 1906, ohne Blattnummerierung).

deutlich kritisiert. Hierin hob er insbesondere die räumlichen Mängel, aber auch die unzureichende operative Ausstattung des Cottbuser Stadthospitals hervor[306], wofür er neben dem Magistrat der Stadt Cottbus gleichzeitig die preußische Regierung mitverantwortlich machte.[307] Allerdings bezog sich Antrick in seiner Rede im Wesentlichen auf Aussagen des mit der ärztlichen Betreuung des Stadthospitals beauftragten Rudolf Michaelis[308], dessen Person innerhalb des Cottbuser Magistrats zu Missfallen Anlass gab,[309] weshalb dann auch Antricks Kritik als unsachlich und übertrieben zurückgewiesen wurde.[310]

---

306 Antrick (1902), S. 3844: „In diesem kleinen Hause, das in sanitärer Beziehung aber auch alles zu wünschen übrig läßt [...]". Weiter beklagt er: „daß [wenn] ein Kranker operirt werden muß, ja, so giebt es hier keine chirurgischen Instrumente, es giebt keinen Operationssaal, nichts, nichts von dem [...]".

307 Ebd., S. 3845: „Die Kommune hat für nichts gesorgt". Antrick bezieht sich mit dieser Aussage auf die vorgenannte fehlende operative Ausstattung. Bezüglich seiner Kritik an der preußischen Regierung führte er aus: „Das sind doch geradezu skandalöse Zustände, und [...] wenn hier die preußische Regierung eine Revision hat stattfinden lassen, so ist sie für diese schandbaren Zustände mit verantwortlich".

308 Rudolf Albert Michaelis wurde 1841 in Cottbus geboren. Seit 1865 praktizierte er in seiner Geburtsstadt und wirkte lange Jahre als Kommunal- und Polizeiarzt. Bis 1902 betreute er neben seinen ambulanten Patienten auch die Patienten im Städtischen Krankenhaus (Christ 1975, S. 25).

309 In einem am 19.2.1902 im Auftrag des Regierungspräsidiums Frankfurt/Oder als Reaktion auf die Anschuldigungen Antricks verfassten Revisionsbericht über die baulichen und medizinischen Zustände des Cottbuser Stadthospitals erklärt der Medizinalbeamte Otto Barnick zur dortigen medizinischen Versorgungssituation, dass „unter diesen Verhältnissen [...] man von einem Notstand hinsichtlich der Krankenfürsorge nicht sprechen dürfe". Gleichzeitig formuliert er detailliert die räumlichen, baulichen sowie medizinischen Zustände des Städtischen Cottbuser Krankenhauses, welches auf ihn „einen sehr freundlichen, behaglichen Eindruck [macht]" und sich „durch geradezu tadellose Ordnung und Sauberkeit [auszeichnet]." Hinsichtlich der operativen Bedingungen sind für ihn ebenfalls keine Mängel erkennbar: „[...] sowie einen für die bisherige operative Tätigkeit mehr wie ausreichendem Instrumentarium [...] ausgerüstet." Zur Person Michaelis bezieht sich Barnick in seinem Bericht zum einem auf die eigenmächtige Anstellung von Hans Michaelis durch seinen Vater Rudolf als Arzt im Städtischen Krankenhaus sowie auf die infolge des Krankenhausneubaus zu erwartende Forderung nach Gehaltserhöhung durch Rudolf Michaelis. Letzteres schlussfolgert Barnick aus der Tatsache, dass Michaelis bereits nach der 1892 stattgehabten Krankenhauserweiterung: „die [damit verbundene] Vermehrung der Bettenzahl [...] als willkommene Handhabe für die Erhöhung seines Gehalts benutzt [hat]." Barnick fügt dieser Ausführung an: „Seine [Michaelis, Anm. d. Verf.] der Neuzeit angehörende scharfe Agitation für den Neubau dient, wie dem Eingeweihten nicht zweifelhaft ist, in erster Linie persönlichen Zwecken" (Ministerium der Geistlichen-Unterrichts- u. Medicinal-Angelegenheiten. Abtheilung für die Medicinal-Angelegenheiten. Acta betreffend: die Provinzial und Kommunal Kranken Anstalten im Regierungsbezirk Frankfurt. Geheimes Staatsarchiv Preußischer Kulturbesitz. I. HA Rep. 76 Kultusministerium VIII A Nr. 3695. Bl. 169 R und Bl. 173-179 R).

310 Ebd., Bl. 177 f. „[...] wie ungerecht die geradezu maßlosen Angriffe Antrick's gegen die Stadtvertretung und die Krankenfürsorge in Kottbus sind. Wenn Antrick sich hierbei auf Äußerungen des Krankenhausarztes Sanitätsrat Michaelis, stützt, so muß ich [Barnick, Anm. d. Verf.] bemerken, daß ich letzteren als einwandsfreien Zeugen nicht anzuerkennen vermag, da er in dieser Angelegenheit persönlich in hohem Maße interessiert ist." Vgl. auch den „Bericht über die Verwaltung und den Stand der Gemeinde-Angelegenheiten der Stadtgemeinde Cottbus", Erhebungsjahr 1901, S. 130.

Dass dennoch weiterhin ein Handlungsbedarf für einen Krankenhausneubau in Cottbus bestand, welcher 1902 nach der Schließung des Stadthospitals im benachbarten Peitz[311] vermutlich noch dringender wurde, kam in verschiedenen behördlichen Revisionsberichten zum Zustand des Cottbuser Stadthospitals mehrfach klar zum Ausdruck.[312] Da der Magistrat von Cottbus trotz dieser kritischen Revisionsberichte ernsthafte Absichten für einen Krankenhausneubau nicht erkennen ließ und stattdessen die chirurgische Versorgung der Einwohner mit den Cottbuser Privatkliniken weiterhin als sichergestellt betrachtete, sah sich das preußische Ministerium der geistlichen, Unterrichts- und Medicinal-Angelegenheiten 1903 gezwungen, das für Cottbus administrativ zuständige Regierungspräsidium in Frankfurt/Oder aufzufordern, mit Nachdruck auf den Cottbuser Magistrat hinsichtlich des Krankenhausneubaus einzuwirken.[313] Es dauerte jedoch noch mehrere Jahre bis schließlich 1908 „von den städtischen Behörden der Bau eines neuen Krankenhauses endgültig beschlossen und für die nächsten Jahre in Aussicht genommen worden [war]“.[314]

Bereits zu Beginn dieser Planung konkretisierte sich der Gedanke, die Privatkliniken Thiems als eine der zu dieser Zeit wesentlichen Säulen der medizinischen Versorgung von Cottbus in den Krankenhausneubau mit all ihren medizinischen, infrastrukturellen wie auch personellen Komponenten zu integrieren. Zum einen wurde diesbezüglich seitens der Stadtverwaltung der Wunsch geäußert, dass die Stadt „daß

311 Acta des Oberbürgermeisters zu Cottbus betreffend: die kreisärztlichen Jahresberichte für die Jahre 1901–1910, Jahresbericht für 1902, Bl. 36 R. Hierin ist vermerkt, dass das städtische Krankenhaus in Peitz „wegen seines schlechten Zustandes“ vom Regierungspräsidium Frankfurt/Oder geschlossen wurde, und die Peitzer Patienten zukünftig in Cottbus versorgt werden müssen. Vgl. auch Acta Kreisarztbezirk Cottbus betreffend: Krankenhäuser vom 10.1.1903. Brandenburgisches Landeshauptarchiv Rep. 45 D 29, ohne Blattnummerierung

312 Acta des Oberbürgermeisters zu Cottbus betreffend: die kreisärztlichen Jahresberichte für die Jahre 1901–1910, Jahresbericht für 1902, Bl. 11 R. Vgl. auch Acta Kreisarztbezirk Cottbus betreffend: Krankenhäuser vom 12. Januar 1906. Brandenburgisches Landeshauptarchiv Rep. 45 D 29, ohne Blattnummerierung: „Das städtischen [Cottbuser] Krankenhaus entspricht den Anforderungen nicht, welche an ein einigermaßen gutes Krankenhaus gestellt werden müssen“. Ebenso musste auch Barnick in seinem Revisionsbericht einräumen, dass „das städtische Krankenhaus [...] dem Bedürfnis einer Stadt mit 39 809 Einwohnern nicht Rechnung trägt“ (Ministerium der Geistlichen-Unterrichts- u. Medicinal-Angelegenheiten. Abtheilung für die Medicinal-Angelegenheiten. Acta betreffend: die Provinzial und Kommunal Krankenanstalten im Regierungsbezirk Frankfurt. Geheimes Staatsarchiv Preußischer Kulturbesitz. I. HA Rep. 76 Kultusministerium VIII A Nr. 3695. Bl. 175 und 175 R).

313 Acta Kreisarztbezirk Cottbus betreffend: Krankenhäuser vom 10.1.1903. Brandenburgisches Landeshauptarchiv Rep. 45 D 29, ohne Blattnummerierung: „Die Unterbringung von Kranken der Stadt Kottbus in Privatanstalten [...] reicht wohl für den Notfall aus, kann jedoch im allgemeinen nicht als den Anforderungen entsprechend angesehen werden, welche an eine gute Krankenversorgung in grösseren Stadtgemeinden gestellt werden müssen. [...] ersuche ich daher [...] gefälligst dafür Sorge zu tragen, dass die Verhandlungen über den Krankenhausneubau in Kottbus erneut aufgenommen und soviel wie Möglich gefördert werde“.

314 Acta des Oberbürgermeisters zu Cottbus betreffend: die kreisärztlichen Jahresberichte für die Jahre 1901–1910, Sanitätsbericht für 1908, Bl. 156. Thiem hingegen datiert den Beschluss zum Bau eines neuen Krankenhauses auf 1906 („Festrede des Geheimrats Prof. Dr. Thiem“ im Cottbusser Anzeiger vom 30.6.1914).

was Sie [Thiem, Anm. d. Verf.] jetzt vorwiegend in Ihren Privatheilanstalten berücksichtigen, unbedingt auch im neuen Krankenhaus haben [muß]". Zum anderen würde es aber auch Thiem bedauern, „wenn das Werk, an welchem ich schon so lange und nicht erfolglos gearbeitet habe, mit meinen Tode aufhören sollte, und wenn die Beziehungen, welche sich zwischen Krankenkassen, Berufsgenossenschaften, Behörden und Landes-Versicherungs-Anstalten auf der einen Seite und mir auf der anderen in erfreulicher Weise gebildet haben, mit dem Aufhören meiner Tätigkeit für die Stadt verloren gehen sollten".[315]

Daher gingen wie bereits erwähnt, Thiems Privatklinik und das medicomechanische Institut noch vor Baubeginn in den städtischen Besitz über. Da es Thiems Anspruch war, „die [...] mit Erfolg bei seinen früheren Heilanstalten durchgeführte besondere Berücksichtigung der Zwecke der Arbeiterwohlfahrtsgesetze (Beobachtung und Behandlung von Unfallverletzten und Invaliden) auch bei dem neuen Krankenhause zur Geltung zu bringen",[316] wurde er als designierter Krankenhausleiter wesentlich in die konzeptionelle Erarbeitung der medizinisch-räumlichen Struktur des Baus eingebunden. In diesem Zusammenhang besichtigte er mehr als 40 verschiedene Krankenhäuser. Die hierdurch gewonnenen Erkenntnisse ließ er spürbar in die Baupläne einfließen und stellte mit Hinblick auf den Neubau zufriedenstellend fest, dass es „für einen Arzt, der es ernst mit seiner Wissenschaft nehme und auf einem Spezialgebiet weiterstrebe, nichts schöneres [gibt], als in einem Hause nach eigenem Wunsch schalten und walten zu können".[317]

Mit der Gesamtplanung wurde der auf Krankenhausneubauten spezialisierte Hamburger Architekt Friedrich Simon Ruppel (1854–1937) beauftragt (Christ 1975, S. 30). Am 29.8.1912 erfolgte mit dem ersten Spatenstich der Baubeginn für das Krankenhaus (Hoffmann und Müller 1984, S. 1165), das am 1.4.1914 „nahezu vollständig fertig in Benutzung genommen werden" konnte,[318] und den Beinamen „Vereinigte Städtische und Thiemsche Heilanstalten" erhielt.

315 Cottbuser Anzeiger vom 28.6.1914.
316 Cottbuser Anzeiger vom 17.10.1913.
317 Cottbusser Anzeiger vom 30.6.1914.
318 Festschrift zur Einweihung des Neuen Städtischen Krankenhauses (1914), S. 15. Die Belegung des Krankenhauses mit Patienten erfolgte allerdings schon vorher. So wurden bis zum 28.3.1914 die Patienten aus Thiems chirurgisch-gynäkologischer Privatklinik und seinem medicomechanischen Institut übernommen (Cottbuser Anzeiger vom 29.3.1914). Auch „die Pfleglinge[n] [...] der Kliniken der Herren Dr. Krüger-Franke [...] und Dr. Nolte [...] sowie die im alten städtischen Krankenhaus untergebrachten Kranken" wurden bereits vor dem 1.4.1914 in das neue Krankenhaus verlegt (Monatsschrift für Unfallheilkunde 1914, S. 135). Max Krüger-Franke (Lebensdaten unbekannt), Spezialist für Geburtshilfe und Frauenheilkunde und Besitzer einer privaten Entbindungsanstalt in Cottbus, sowie Friedrich Nolte (Lebensdaten unbekannt), Spezialist für HNO-Erkrankungen, führten in oberärztlichen Funktionen die gynäkologische bzw. HNO-Abteilung des neuen Städtischen Krankenhauses (Cottbuser Anzeiger vom 28.6.1914).

Ursprünglich war für das Krankenhaus, welches auf einem ca. 45.000 m² großem Gelände an der ehemaligen Feldstraße[319] im Süden der damaligen Stadtgrenze errichtet wurde, wodurch Erweiterungsbauten problemlos realisierbar waren (Rathmann 1929, S. 92 f.), eine Bettenkapazität von 282 Betten vorgesehen. Zum Zeitpunkt der Fertigstellung wurde diese jedoch bereits auf eine Anzahl von 300 erhöht, wobei allerdings die Infrastruktur des Hauses eine Aufstockung der Bettenzahl auf 332 ermöglichte. Mit einer chirurgischen, internistischen, gynäkologischen, pädiatrischen, dermatologischen, HNO- und zahnärztlichen Abteilung sowie mehreren Zimmern für psychiatrische Patienten wies der Klinikneubau alle wesentlichen Fachabteilungen eines modernen Krankenhauses auf. Den medizinischen Erkenntnissen dieser Zeit entsprechend wurden die Fachabteilungen einem zeitgemäßen Hygienekonzept unterzogen. So besaß z. B. die gynäkologische Abteilung neben dem Kreissaal einen eigenen Operationssaal. Ebenso erfolgte die Behandlung von Infektionserkrankungen in insgesamt drei ausreichend weit vom Hauptgebäude entfernt liegenden Isolierbaracken.

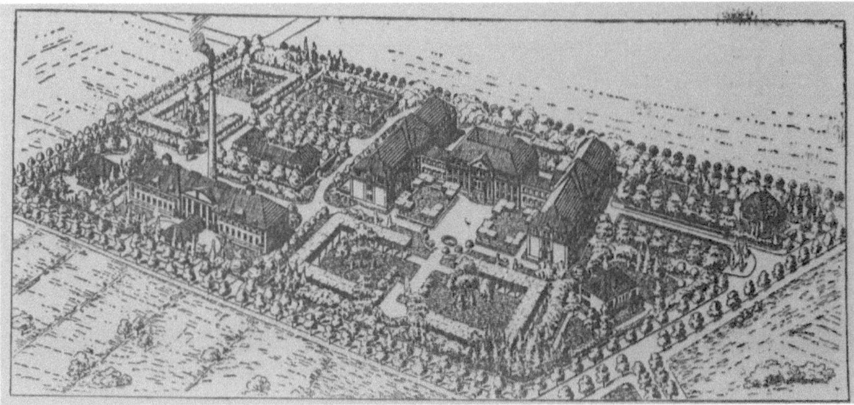

Abb. 8: Das neue Städtische Krankenhaus in Cottbus (Vereinigte Städtische und Thiem'sche Heilanstalten) nach Fertigstellung 1914

Auch die gerätetechnische Ausstattung des Krankenhauses entsprach sämtlichen Anforderungen, die an eine moderne medizinische Einrichtung gestellt wurden. Mehrere neu angeschaffte Röntgenapparate dienten so z. B. in der Nähe der beiden großen aseptischen bzw. antiseptischen OP-Säle sowohl der Diagnostik als auch der Therapie (Radiumbestrahlung). Ebenfalls verfügten die zahnärztliche Ab-

319 Am 27.6.1914, dem Tag der offiziellen Einweihung des Krankenhauses, wurde die Feldstraße in Würdigung der Gesamtleistungen Thiems für die Stadt Cottbus, in „Thiemstraße" umbenannt (Christ 1975, S. 34). Vgl. auch Cottbuser Anzeiger vom 29.6.1914, 1. Beilage zu Nr. 149.

teilung über ein eigenes Röntgengerät und die HNO-Abteilung über einen eigenen OP-Raum. Auch für laborchemische, mikrobiologische und pathologische Untersuchungen wurden jeweils eigene Räume eingerichtet.

Der Einfluss, den Thiem auf die Gestaltung des Krankenhausneubaus nahm, zeigte sich insbesondere in der Gestaltung der physiotherapeutischen Abteilung. Hier wurde nach seinen Vorstellungen eine Heilbäderabteilung für eine umfangreiche „Wasser-, Wärme- und elektrische[n] Behandlung" sowie ein medicomechanischer Übungssaal mit 63 teils aus Thiems Institut stammenden, teils neu angeschafften „Zanderapparaten" eingerichtet.

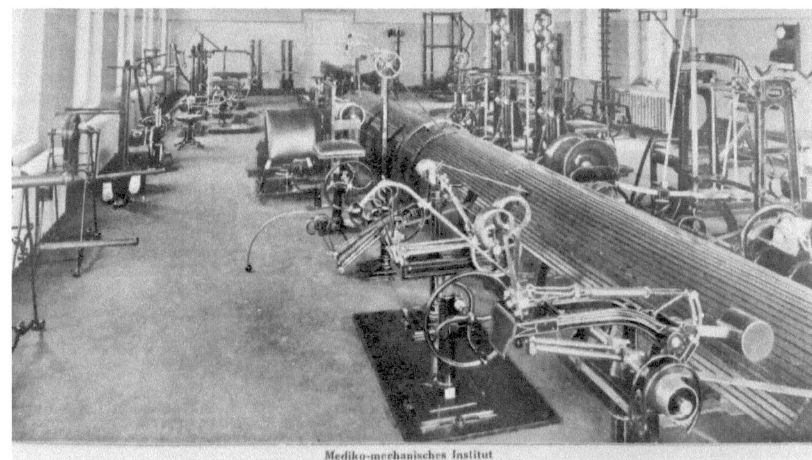

Abb. 9: Medicomechanischer Übungssaal im neuen Städtischen Cottbuser Kran-

Zudem gehörten zum Krankenhauskomplex neben dem Hauptgebäude moderne Wirtschaftsgebäude mit Küche, Wäscherei und Heizanlage, ein pathologisches Gebäude mit Leichenkammer, Sezierraum und Kapelle, ein Oberarztdienstwohnhaus, ein Beamtenwohnhaus sowie die bereits erwähnten Isolationsbaracken.[320]

Wie bedeutungsvoll die Fertigstellung des neuen Städtischen Krankenhauses – in jeder Beziehung ein moderner Bau, der allen medizinischen Anforderungen seiner Zeit gerecht wurde (Hoffmann und Müller 1984, S. 1166) – für Thiem war, geht insbesondere aus seiner Äußerung hervor, dass die „Einweihung dieses Baues die Erreichung des Endzieles einer Lebensaufgabe, nicht in wirtschaftlicher, sondern in wissenschaftlicher Beziehung" sei.[321] Aber auch bei aller persönlicher Genugtuung verlor er sein unmittelbares berufliches Umfeld nicht aus dem Blick und zeigte sich gleichwohl zufrieden darüber, dass seine ärztlichen und pflegerischen Mitarbeiter,

320 Ebd., S. 1–14.
321 Cottbuser Anzeiger vom 28.6.1914.

„die mit mir so lange Zeit hindurch Arbeit, Freud und Leid in den Anstalten durchgemacht haben, nun in dem neuen Krankenhaus weiter unter meiner Leitung wirken sollen“. Für sich und seine Mitarbeiter gab Thiem daher auch „in dieser Weihestunde [...] das feierliche Versprechen, daß wir alle unsere Kräfte daran setzen werden, dieses schöne Haus seiner Bestimmung zuzuführen damit es sein und bleiben möge, eine Zierde der Stadt Cottbus, eine Fortbildungsstätte für die ärztliche Wissenschaft und ein Segen für die leidende Menschheit. Das walte Gott!“[322]

4.4.2 Thiem als ärztlicher Leiter des Cottbuser Krankenhauses von 1914 bis zu seinem Tod 1917

Mit Inbetriebnahme des neuen Städtischen Krankenhauses im April 1914 trat Thiem dort seine Stellung als ärztlicher Leiter an. Obwohl über seine Arbeit in dieser Funktion keine genauen Überlieferungen vorliegen, kann dennoch angenommen werden, dass er in dieser Position eine eher dirigierende bzw. beratende und weniger eine unmittelbar am Patienten stattfindende, z. B. chirurgische Tätigkeit einnahm. Dies begründet sich in erster Linie aus der Tatsache, dass alle Fachabteilungen des Krankenhauses in oberärztlicher Eigenverantwortung geleitet wurden.[323] Auch deutet seine vermehrt durchgeführte unfallchirurgische Gutachtertätigkeit in den Jahren 1914 bis zu seinem Tod 1917[324] auf eine überwiegend wissenschaftlich-theoretische und weniger auf eine praktische Tätigkeit hin, wobei allerdings eine Behandlung von Patienten durch Thiem selbst, beispielsweise auf privatärztlicher Basis, nicht ausgeschlossen werden kann.

Zwei Monate nach der Eröffnung des Krankenhauses brach der Erste Weltkrieg aus, infolgedessen es zum Reservelazarett umfunktioniert wurde.[325] Thiem, dem die Position des Reservelazarett-Direktors übertragen wurde, dürfte hierbei, wie auch schon in seiner Position als ärztlicher Leiter des Krankenhauses, eine vorrangig koordinierende Funktion ausgeübt haben.[326] In diesem Zusammenhang wird, wenn auch

322 Ebd. Zu den weiteren, jeweils eine fachspezifische Abteilung leitenden Mitarbeitern gehörten neben den oben bereits genannten Krüger-Franke und Nolte auch Thiems langjährige Mitarbeiter Carl-Friedrich Schmidt als Oberarzt der chirurgischen, orthopädischen und medicomechanischen Abteilung, Walter Kühne als Oberarzt der inneren, Nerven- und Kinderabteilung sowie Kurt Dannehl (Lebensdaten unbekannt) als Oberarzt der zahnärztlichen Abteilung.

323 Im Cottbuser Anzeiger vom 17.10.1913 sowie Cottbuser Anzeiger vom 28.6.1914 werden die jeweils zu Abteilungsleitern ernannten Oberärzte der insgesamt fünf Kliniken mit Namen und Funktion (siehe oben) vorgestellt.

324 Vgl. Monatsschrift für Unfallheilkunde, Jahrgänge 1914–1917.

325 Cottbuser Anzeiger vom 16.3.1939. So „[trafen] schon Ende August [...] die ersten russischen Gefangenen als Kranke ein und die Anstalt diente dann während der ganzen Kriegszeit als größtes Reservelazarett der Umgebung der Pflege und Wiederherstellung der Verwundeten.“ Während des gesamten Krieges wurde ca. 12.000 Verwundete stationär und ca. 20.000 ambulant im Cottbuser Krankenhaus behandelt.

326 Stadtarchiv Cottbus, Personalakte Carl Thiem, A I 1g, 49/ 0248. Bl. 38 R. In einer Todesanzeige für Thiem formuliert der Generaloberarzt Reinhold Leu (1853–1935): „Als wissenschaftlich und organisatorisch gleich hervorragender Mitarbeiter hat er sich nicht nur in seinem engeren Dienstbereich die größten Verdienste erworben, sondern

ohne konkrete Angaben, über Thiems Arbeit im neuen Städtischen Klinikum bzw. dem Reservelazarett mitunter heroisierend berichtet.[327] So erwähnt z. B. Kühne in seinem Nekrolog auf Thiem, dass dieser dem „Vaterlande" seine „reichen Kenntnisse und Erfahrungen auf seinem Sondergebiet der Wiederherstellung der Verletzten" bei der Behandlung von Verwundeten zur Verfügung gestellt habe.[328] Auch hätte er, wie in einer seiner Todesanzeigen formuliert, im Reservelazarett „sein umfassendes Wissen und Können [...] bis zu seinem letzten Atemzuge in den Dienst der Heilung und Pflege unserer kranken und verwundeten Kameraden" gestellt.[329] Allerdings erscheint gerade letztere Ausführung in Kenntnis von Thiems zunehmenden gesundheitlichen Beschwerden, die ihn bis zu seinem Tod begleiteten[330] und ihn ab dem Jahr 1915 wiederholt zu längeren Genesungsreisen zwangen (siehe auch Kap. 3.5), durchaus fragwürdig und dürfte vorrangig seiner Würdigung gedient haben.

Tatsächlich muss davon ausgegangen werden, dass Thiem infolge seiner schweren Erkrankungen, insbesondere in seinen beiden letzten Lebensjahren, in seinen zivil- wie auch militärärztlichen Aufgabenbereichen im Krankenhaus eine eher organisatorische bzw. beratende denn ärztlich-aktive Funktion ausgeübt haben dürfte.

auch im Sanitätsdienst des ganzen Korpsbereichs erfolgreich mitgewirkt".

327 Stadtarchiv Cottbus, Personalakte Carl Thiem, A I 1g, 49/ 0248. Bl. 36: „die Krönung seines Lebenswerkes, an dessen Vervollkommnung er bis zu seinem letzten Atemzug mit unermüdlichen Eifer in vorbildlicher Weise gearbeitet hat." Vgl. auch ebd. Bl. 37: „und trotz der Beschwerden seiner Krankheit bis zum letzten Augenblick in seltener Pflichttreue im Dienst ausgehalten."

328 Kühne (1917), S. 195.

329 Stadtarchiv Cottbus, Personalakte Carl Thiem, A I 1g, 49/ 0248. Bl. 38 R.

330 Im Zusammenhang mit einer stillschweigenden Vertragsverlängerung bezüglich seiner Tätigkeit als ärztlicher Leiter des Krankenhauses äußerte sich Thiem im Dezember 1916 wie folgt: „will ich [...] mich damit einverstanden erklären, solange meine Kräfte dazu hinreichen" (Stadtarchiv Cottbus, Personalakte Carl Thiem, A I 1g, 49/ 0248. Bl. 30 u. 26).

5. Thiems Wirken auf dem Gebiet der Unfallmedizin

5.1 Gründe für die Spezialisierung Thiems zum Unfallmediziner

5.1.1 Die Industrialisierung im 19. Jahrhundert und deren Einfluss auf Zunahme und Schwere von Unfallverletzungen im Arbeitsprozess

Die sich ab der zweiten Hälfte des 18. Jahrhunderts abzeichnende und bis in das 19. Jahrhundert hineinreichende technisch-industrielle Revolution, der in weltgeschichtlicher Hinsicht eine ähnliche Bedeutung beigemessen wird wie dem im Neolithikum erfolgtem Übergang vom Nomadentum zur Sesshaftigkeit (Güll 2016, S. 41), hatte insbesondere für die arbeitsstrukturelle Entwicklung weitreichende Folgen. Der Beginn dieser neuen Epoche[331] präsentierte sich bereits in der Zeit des aufgeklärten Absolutismus durch merkantilistische Wirtschafts- und Produktionsformen und führte im 19. Jahrhundert zu radikalen Änderungen des Wirtschafts- und Soziallebens (Eckard 2005, S. 182).[332]

Ermöglicht wurde eine solche tiefgreifende wirtschaftlich-soziale Umgestaltung in erster Linie durch den technischen Fortschritt von Produktionsanlagen[333] in Verbindung mit der Entwicklung neuer Antriebskräfte.[334] Zusätzlich bewirkte der Einsatz dieser neuartigen Antriebsarten eine verbesserte Transporteffizienz, was wiederum infolge der gesteigerten Verfügbarkeit von Rohstoffen in den Fabriken zu einer Intensivierung der Industrieproduktion führte (Güll 2016, S. 41). Diese Entwicklung ist auch für Cottbus ab der zweiten Hälfte des 19. Jahrhunderts festzustellen (Härtel

331 Die mit Beginn der Industrialisierung durch den Menschen verursachten globalen Veränderungen (Klimawandel, Erhöhung der atmosphärischen Konzentration von Treibhausgasen, massive Eingriffe in die Geografie im Sinne von Deichbauten und Flussumlenkungen) sollten nach Auffassungen einiger Autoren die Bezeichnung Anthropozän – Erdzeitalter des Menschen – erhalten und somit die Einleitung einer neuen erdgeschichtlichen Epoche verdeutlichen. Vgl. hierzu Crutzen (2002).

332 Merkmale dieser Phase waren der allmähliche Übergang der agrarischen in eine industrielle Gesellschaft mit der Folge einer durch technische Neuerungen begünstigten, sich entwickelnden, frühkapitalistisch-industriellen Produktionsweise. Landwirtschaftliche Krisen zwangen die Landbevölkerung zur Landflucht hin in Ballungszentren des Frühkapitalismus, in denen sich Arbeits- und Verdienstmöglichkeiten boten (Eckard 2005, S. 183). Als eine der Folgen des in den industriellen Ballungszentren entstehenden Frühkapitalismus war eine wachsende Verelendung aufgrund von Lohnabhängigkeit und Arbeitslosigkeit zu verzeichnen (Seidler 2003, S. 179). Vgl. auch Weber (1988), S. 56–96: „Arbeitssicherheit. Historische Beispiele – aktuelle Analysen“, wo der Entstehungsprozess der Industrialisierung in seinen Grundzügen erläutert wird.

333 Beispielgebend hierfür ist die Erfindung der ersten industriellen Spinnmaschine „spinning jenny“ 1767 durch James Hargreaves (1721–1778) in England. Sie ermöglichte durch den maschinellen Einsatz von bis zu 100 Spindeln eine deutliche Steigerung der Produktivität (Schenek 2006, S. 417; Bohnsack 1981, S. 187–195).

334 Dampfmaschinen ersetzten weitgehend die wesentlich unbeständigeren und leistungsärmeren Antriebsformen wie die menschliche Muskelkraft bzw. die Nutzung von Wind und Wasser (Güll 2016, S. 41).

1994, S. 73–76).[335] Die aus dieser Entwicklung heraus entstandene Intensivierung der Arbeitsproduktion setzte die Arbeiterschaft nicht nur bereits bestehenden Gesundheitsrisiken verstärkt aus,[336] auch stieg, und dies in erster Linie infolge der erhöhten Leistung und Geschwindigkeit der Betriebsanlagen,[337] die Anzahl Unfallverletzter, wie dies ebenfalls für Cottbus zu verzeichnen war.[338]

So weisen die „Berichte über die Verwaltung und den Stand der Gemeinde-Angelegenheiten der Stadtgemeinde Cottbus" für den Zeitraum von 1893 bis 1907 eine kontinuierliche Zunahme der pro Jahr von den Berufsgenossenschaften zur Meldung gebrachten Arbeitsunfälle auf,[339] und können mit zwei eindrucksvollen Beschreibungen Thiems hinsichtlich der Auswirkungen maschineller Produktionsweisen auf die Unfallhäufigkeit und Unfallschwere anschaulich illustriert werden: „In meiner Heimatstadt im Tuchbetriebe habe ich z. T. noch selbst die Handbetriebe der Weberei kennengelernt. Alte Tuchmacher wussten sich aus der Zeit, in welcher nur Handbetriebe im Gebrauch waren, überhaupt keiner nennenswerten Betriebsunfälle zu erinnern. Jetzt sind nach und nach Maschinen eingeführt, die das fünf- und zehnfache an Umdrehungen machen, von denen [die] ersten sogenannten mechanischen, d. h. durch Dampfkraft betriebene Webstühle [sind]". „Die schlimmsten Verletzungen erfolgen, wenn Hand und Arm in Getriebe geraten, zwischen Treibriemen und Wellen [...]. Dann finden [...] auch Drehungen um die Längsachse statt [und] ganze Knochenstücken werden ausgebrochen und verrenkt".[340] Und so konstatierte Thiem:

335 Desgleichen sind in den Jahresberichten der Handelskammer des Kreises Cottbus von 1852 bis 1880 (Stadtarchiv Cottbus) Belege für eine Steigerung der Wirtschaftsproduktion in Verbindung mit dem Einsatz technisch-maschineller Neuerungen zu entnehmen. Beispielhaft zu erwähnen sind die Jahresberichte von 1852, S. 9; 1854, S. 10; 1863, S. 5 f. und 1870, S. 7. Letzterer weist in der „Statistik der Tuchfabrikation Cottbus" für die Jahre von 1861 bis 1870 einen zunehmenden Einsatz mechanischer Webstühle im Vergleich zur zahlenmäßig in etwa gleichbleibender Verwendung von Handwebstühlen auf. Siehe auch Kap. 4.1.1.

336 Zu nennen sind Gesundheitsgefährdungen durch Lärm- und Staubbelastung (Milles 2015, S. 81), ebenso Vergiftungsrisiken (Milles 1991, S. 123–126).

337 Thiem (1914), S. 72. Hier beschrieb Thiem die Intensität der Arbeitsmaschinen als „seit der Einführung des Dampfes und der Elektrizität, seit der Benutzung rasch, fast rasend schnell sich bewegender Maschinen".

338 Vgl. hierzu Probst (1997), S. 21; Christ und Christ (1979), S. 107; Welz (1997), S. 25.

339 Beginnend mit dem Jahr 1893 und der von den Berufsgenossenschaften (z. B. „Norddeutsche Textil-Industrie", „Nordöstliche Eisen- und Stahl") angegebenen Gesamtzahl von 182 Arbeitsunfällen steigerte sich diese stetig bis zu einer Anzahl von 407 Arbeitsunfällen für das Jahr 1907. Deutlich geht aus diesem Zeitraum die Textilindustrie als Arbeitsfeld mit den meisten Arbeitsunfällen, gefolgt von der Stahl- und der Bauindustrie, hervor. Ob die ebenfalls in diesen jährlichen Erhebungen aufgeführte Zahl der „infolge von Verunglückung" Getöteter ursächlich in Verbindung mit den vorgenannten Arbeitsunfällen steht (höchste Anzahl der tödlich Verunglückten im Jahr 1906: 22), kann jedoch, da ein direkter Verweis fehlt, nur vermutet werden (Bericht über die Verwaltung und den Stand der Gemeinde-Angelegenheiten der Stadtgemeinde Cottbus für das Verwaltungsjahr: 1894/95, S. 5; 1895/96, S. 6 u. 76; 1896/97, S. 5 u. 77; 1897/98, S. 6 u. 81; 1898/99, S. 6 u. 89; 1899/1900, S. 6 u. 91; 1901, S. 6 u. 166; 1902, S. 5 u. 98; 1903, S. 5 u. 97; 1904, S. 5 u. 119; 1905, S. 6; 1906, S. 5; 1907, S. 5 u. 142)

340 Thiem (1913), S. 118 sowie Thiem (1914), S. 47. Eindrucksvoll hierzu auch Thiems fol-

„Früher gab es eben nicht so viele Unfälle, gab es noch nicht so viele Verwundete, nicht so viele Opfer auf dem Schlachtfelde der Arbeit. Sie häuften sich erst mit der Einführung der Dampfkraft und der elektrischen Kraft und der maschinellen, immer schneller arbeiteten Einrichtungen [...]".[341]

Verglichen mit diesen Ausführungen über die Zunahme und Schwere von Arbeitsunfällen infolge der Technisierung und Produktionssteigerung erstaunt allerdings seine Feststellung, dass „in den meisten Fällen [...] ein Verschulden des Arbeiters vor[liegt], der durch die beständige Gegenwart der Gefahr gegen sie abstumpft, sorglos und nachlässig wird [...]. Mangelhafte Betriebseinrichtungen waren und sind noch heute verhältnissmässig selten die Ursache von Betriebsunfällen".[342] Ob diese scheinbar zugunsten der Industrie gefällte Aussage ihre Ursache in Thiems gesellschaftlichen Kontakten zu einer Vielzahl von Industriellen der Stadt z. B. im Rahmen seiner Funktion als Stadtverordneter bzw. als Mitglied der Freimaurerloge hatte, kann allerdings nur vermutet werden. Gestützt wird diese Vermutung durch die Tatsache, dass Thiem in seinen Feststellungen zum erhöhten betrieblichen Unfallaufkommen jegliches kritisches Wort zu den eigentlichen Ursachen, nämlich zur ständig steigenden, profitintendierten Arbeitsintensität auf Kosten der Sicherheit,[343] vermied und ebenso wenig eine Verbesserung der Arbeitsbedingungen forderte – ein erkennbarer und letztendlich nicht auflösbarer Wiederspruch zu seiner noch im Folgenden darzustellenden Gutachtertätigkeit, innerhalb derer er sich im Zweifelsfall immer aufseiten der Patienten stellte.

---

gende Beschreibung: „Gerät jetzt ein Mensch mit dem Arm oder Bein in das Getriebe einer so rasch gehenden Maschine oder wird er um eine Welle herum geschleudert, so gibt es nicht einfache Brüche, nach denen man die Bruchstücke wieder sorgfältig zusammenpassen kann, sondern der Knochen wird nebenbei um die Längsachse gedreht, vielfach gesplittert, zwei- und mehrfach gebrochen, ganze große Knochenstücke[n] werden aus dem Zusammenhang herausgerissen, sodaß an ein kunstfertiges Zusammenpassen der Bruchstücke garnicht mehr zu denken ist" (ebd. S. 72).

341 Ebd., S. 118.

342 Thiem (1894) S. 7. Thiems Mitarbeiter Walter Kühne kommt in seinem Bericht „Ueber 308 Webschützenverletzungen" im Gegensatz zu Thiem zu folgender Auffassung: „Man muß daraus schließen, daß die Ursache der Unfälle nicht in Unachtsamkeit des Arbeiters, sondern in unvermeidlichen Störungen beim Gang des Webstuhls besteht. Und die Unfälle sind daher nur durch Beseitigung der technischen Unvollkommenheit des Stuhles, und solange dies nicht möglich ist, durch Schutzvorrichtungen zu vermeiden." Gleichzeitig erkennt Kühne aber auch, dass „nicht alle Webschützenverletzungen vermieden werden können, da [...] der Schützenfänger bei der Arbeit oft störend wirkt und deswegen [...] außer Tätigkeit gesetzt [...] wird" (Kühne 1914, S. 78 f.).

343 Ebenso betraf dies auch die Gefahr von Berufskrankheiten. Besonders in der Textilindustrie waren die Arbeiter von einer staubigen und feuchten Atmosphäre umgeben, welche die Entstehung von Haut- und Atemwegserkrankungen begünstigten. Aus Kosten- respektive Profitgründen wurde auf den Einbau von Lüftungsanlagen verzichtet, Fensterlüftungen in Hinblick auf die Heizkosten untersagt (Weber 1988, S.61 f.).

Nicht nur Arbeitsunfälle an industriellen Webstühlen[344] führten häufig zu schweren Verletzungen, auch Dampfkesselexplosionen hatten regelmäßig schwerste Traumata zur Folge, auch in Cottbus.[345]

Zusammenfassend kann festgestellt werden, dass die Steigerung der maschinellen Produktionsprozesse und die damit verbundene Häufung und Schwere von Arbeitsunfällen zu einer Zäsur in Thiems ärztlicher Arbeit führten und ihn zu einem in allen Aspekten der Unfallmedizin (Prophylaxe, Heilung, Rekonvaleszenz und Unfallbegutachtung) wirkenden Arzt werden ließen.

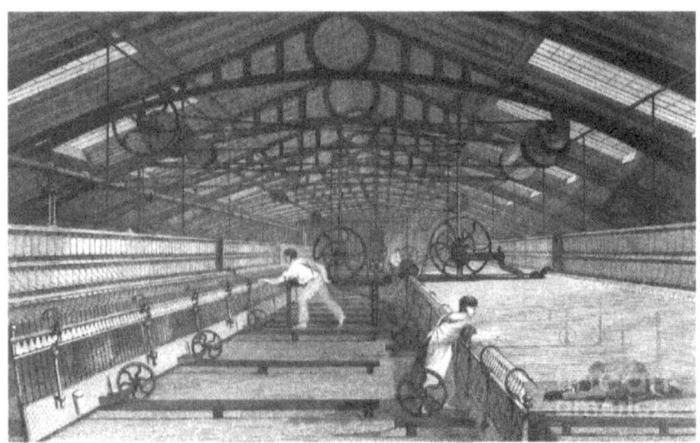

Abb. 10: Zeitgenössische Darstellung einer einer Mulenspinnerei

344 Hier waren insbesondere die Laufschienen der großen Webstuhlanlagen eine ständige Stolpergefahr. Zu schlimmen Verletzungen kam es auch infolge der in die rotierenden Räderwerke der Antriebsstränge geratenen Kleider oder Haare der Arbeiterinnen (www.lwl.org/aufbruch-in-die-moderne, Online-Aufruf vom 10.6.2020). Weber (1988) illustriert die Unfallgefahr am folgenden Beispiel: „Waren die Arbeiter/innen nach dem Anknüpfen der Spinnfäden [an einer Mulespinnmaschine] nicht schnell genug aus dem Gefahrenbereich des vor- und zurückfahrenden Wagens heraus, konnten sie [...] schnell eingequetscht werden.“ Nach Weber sind die Gründe hierfür Übermüdung, Arbeitshetze, überhöhte Akkordsätze sowie wenig ergonomische Arbeitsplatzbedingungen (Weber, 1988, S. 65). Zitiert wird ein Gewerbeinspektor: „Die Unfälle an Transmissionen [...] sind [...] nicht im Abnehmen begriffen. Zahlreiche schwere Verletzungen, einfache und doppelte Arm- und Beinbrüche, Rippen-, Schlüsselbein- und Schädelbrüche, schwere Quetschungen, Verrenkungen, Gehirnerschütterungen [...] sind [...] bekannt geworden [...] [und] hat zwei Menschenleben gekostet (Weber 1988, S. 84).

345 So ereignete sich am 25.1.1884 in Cottbus eine schwere Dampfkesselexplosion, die vier Todesopfer forderte. Die Wucht der Explosion schleuderte den Dampfkessel meterweit auf das Dach eines benachbarten Wohnhauses. Auslösende Ursache für dieses Unglück war eine mangelhafte Wartung (Cottbuser Anzeiger, 27.1.1884). Auch in anderen Teilen Deutschlands kam es wiederholt zu Dampfkesselexplosionen. Das bei Güll aufgeführte statistische Jahrbuch gibt hierzu über den Zeitraum von 1877 bis 1905 Auskunft. Insgesamt ereigneten sich in dieser Zeitspanne 466 Dampfkesselexplosionen mit 667 Verletzten und 324 hierbei getöteten Arbeitern (Güll 2016, S. 43, Abb. 2). Als ein weiteres Beispiel kann die Explosion eines Dampfkessels im Walzwerk Eschweiler Pumpe am 4.11.1881 aufgeführt werden (Weber 1988, S. 102).

5.1.2 Das Unfallversicherungsgesetz von 1884 und Thiems Einschätzung

Die ab den 1860er-Jahren mit der Industrialisierung einhergehende, dramatisch zunehmende Anzahl von teils tödlich endenden Arbeitsunfällen rückte zunehmend in den Mittelpunkt sozialpolitischer Betrachtungen und stellte eine entscheidende Ursache für die Entstehung der Sozialversicherung zum Ende des 19. Jahrhunderts in Deutschland dar (Fuchs 2017, S. 13). Wissenschaft und politische Öffentlichkeit (Arbeiterversammlungen, Fabrikantenvereine, politische Parteien und Fachwissenschaftler) erörterten immer öfter die Frage nach Ursachen, Vermeidbarkeit, Verantwortung und Schuldzuweisung von Unfällen sowie den Schadensausgleich bei entstandenen gesundheitlichen Folgen (Tennstedt, Winter, Domeinski 1993, S. XXI). Bis zu diesem Zeitpunkt[346] konnte, bedingt durch die bestehende Privatrechtsordnung der verunglückte Arbeitnehmer, nur derjenige erfolgreich eine Entschädigung beanspruchen, der seinem Arbeitgeber ein schuldhaftes Nichtbeachten von Schutzbestimmungen im Sinne der Gewerbeordnung nachweisen konnte (Fuchs 2017, S. 13). Diese zuungunsten des Arbeitnehmers bestehenden gesetzlichen Regularien in der Haftpflichtfrage (Weber 1988, S. 103) hatten zwangsläufig zur Folge, dass der Arbeiter nur in ganz seltenen Fällen einen Anspruch auf Schadensausgleich realisieren konnte (Fuchs 2017, S. 13). Auch das 1871 erlassene Reichshaftpflichtgesetz, das eine Erweiterung der Haftpflicht des Unternehmers im Sinne einer uneingeschränkten Haftung auch bei Verschulden seiner leitenden Angestellten bedeutete, brachte in der Entschädigungsfrage für den Arbeitnehmer keine wesentlichen Verbesserungen, da es nur für Betriebe mit überdurchschnittlich hohen Unfallzahlen galt (Christ 1977, S. 13). Die Existenz des Industriearbeiters im Falle eines Arbeitsunfalls war unverändert bedroht. Diese weiterhin unzureichende Haftpflichtregelung schärfte in Verbindung mit den sich daraus ergebenden gesellschaftspolitischen Zwängen nachhaltig das Problembewusstsein für den Arbeitsunfall (Hierholzer und Scheele 1997, S. 197), ihr sollte daher mit einer Revision des Haftpflichtversicherungsgesetzes begegnet werden. Jedoch konnte eine wesentliche Verbesserung für den Arbeitnehmer im Falle eines Arbeitsunfalls nur mit einer Schadenslösung erreicht werden, die sich von der bisherigen Haftpflichtversicherung deutlich unterschied. Dies konnte nach weitgehendem wirtschaftspolitischen Konsens nur mit der Implementierung einer

346 Die Anfänge einer Absicherung gegenüber Krankheiten und Arbeitsunfällen lassen sich im deutschsprachigen Raum bis in das 13. Jahrhundert zurückverfolgen, wobei die Knappschaften im Bergbau zu den ältesten Organisationsformen gehören. Während im Mittelalter Bedürftige bei einer Art Caritas Unterstützung fanden, bildeten sich später genossenschaftliche Zusammenschlüsse in Form von Knappschaften, Zünften, Bruderschaften, Innungen und Gilden der Handwerker, die bereits Satzungen über die Fürsorge im Krankheitsfall, Invalidität, Alter und Todesfall aufstellten. Die Armen- und Wohlfahrtspflege, reglementiert durch die Landesgesetzgebung aus dem 18. Jahrhundert, die eine Fürsorgepflicht der Gemeinden verlangte, stellten jedoch den wesentlichen Bestandteil der Unterstützung bei Verletzungen oder Todesfällen durch Unfall, Krankheit, Siechtum und Altersschwäche dar. Ab 1845 bedingte die preußische Gewerbeordnung den verpflichtenden Beitritt des Arbeiters in eine der Unterstützungskassen, die bereits wesentliche Merkmale späterer Krankenversicherungen aufwiesen (Christ 1977, S. 3–12).

Unfallversicherung erreicht werden. Daher wurde eine Revision der Haftpflichtversicherung zwar diskutiert, aber letztendlich verworfen und die Zusammenarbeit mit dem Zentralverband Deutscher Industrieller gesucht, um eine adäquate Lösung zu finden. Daraufhin formulierte 1880 der Bochumer Industrielle Louis Barre (1821–1897) eine Denkschrift, die schließlich als Vorlage für das Unfallversicherungsgesetz diente (Fuchs 2017, S. 14).[347] Am 6.7.1884 erfolgte unter Ablehnung der sozialdemokratischen Reichstagfraktion die Verabschiedung des Unfallversicherungsgesetzes, das endgültig die bisherige zivilrechtliche Einzelhaftung des Unternehmers durch eine öffentlich-rechtliche Gesamthaftung ablöste. Wesentlicher Bestandteil dieser Gesetzgebung war im Gegensatz zur Vorstellung Baares die alleinige Finanzierung der Unfallversicherungsleistungen durch gewerbeverwandte Unternehmen, die zu diesem Zweck als Versicherungsträger Berufsgenossenschaften bildeten. Das Unfallgesetz wurde aber auch, und dies insbesondere von den Sozialdemokraten, als „verschleiertes Geschenk" an die Unternehmer gewertet, da erst ab der 14. Woche nach dem Unfallgeschehen die Berufsgenossenschaften zur Übernahme der Behandlungskosten bzw. Auszahlung der Invalidenrente verpflichtet waren. In den vorherigen 13 Wochen, der sogenannten Karenzzeit, mussten die Krankenkassen,[348] die zu zwei Drittel aus Arbeitnehmerbeiträgen finanziert wurden, für die medizinische Versorgung der Unfallverletzten aufkommen (Christ 1977, S. 24 f.).[349] Nachdem sich die erste Fassung des Unfallversicherungsgesetzes zunächst nur auf besonders gefährdete Betriebe der gewerblichen Wirtschaft beschränkte (Christ 1977, S. 24)[350]

347 Baare setzte sich aus seiner unternehmerischen Erfahrung heraus mit den aus seiner Sicht negativen Folgen des Haftpflichtgesetzes auseinander. Insbesondere die in Großbetrieben nicht befriedigend lösbare Abgrenzung zwischen haftpflichtigen (verschuldeten) und nicht haftpflichtigen Unfällen ließen ihn für eine Ablösung der Unternehmerhaftpflicht durch eine allgemeine Unfallversicherung unter staatlicher Aufsicht plädieren. Beide Unfallarten sollten unabhängig von der Schuldfrage entschädigt werden. Hierbei sollten die Entschädigungen zwar sehr begrenzt, jedoch sicher und unstrittig sein. Baares Auffassung nach sollten die hierfür nötigen Beiträge zu je einem Drittel vom Arbeitgeber, Arbeitnehmer und den Kommunen aufgebracht werden (Tennstedt, Winter und Domeinski 1993, S. XXVI der Einleitung).

348 Das Gesetz zur Krankenversicherung wurde 1883 als erstes der sogenannten „Bismarckschen Sozialgesetzgebung" noch vor dem Unfallversicherungsgesetz verabschiedet. Diesen beiden folgte als drittes 1889 das Alters- und Invalidenversicherungsgesetz, das jedem Lohnempfänger von dessen 70. Lebensjahr an eine Rente garantierte. Finanziert wurde letzteres zu je einem Drittel vom Staat, Arbeitgebern und Arbeitnehmern. Sozialpolitisch handelte es sich bei diesen Gesetzgebungen um eine Sozialreform von „oben", da man in der Regierung erkannte, dass den drohenden sozialen Unruhen effektiver mit gesetzlichen Verfügungen, die den gesundheitlichen und sozialen Bedürfnissen der Arbeiterschaft entsprach, entgegenzutreten sei als mit repressiven Maßnahmen wie dem Sozialistengesetz. Einen vorläufigen Abschluss fand die Sozialgesetzgebung mit der Verabschiedung der Reichsversicherungsordnung 1911, welche die Einzelgesetze der drei Arbeiterversicherungen aufhob und zusammenfasste (Eckart 2005, S. 230 f.).

349 Verweise auf diese offensichtlich ungerechte Lastenverteilung wurde von der Regierung mit dem Gegenargument einer ggf. jahrzehntelangen Rentenzahlung auf Kosten der Berufsgenossenschaften erwidert (Ayass 2009, S. XVII).

350 Die eingeschlossenen, besonders gefährdeten Berufsfelder bezogen sich auf Bergwerke,

und insbesondere die große Gruppe der Landarbeiter ausschloss, folgten zügig die sogenannten Ausdehnungsgesetze. Diese integrierten schrittweise die bisher nicht berücksichtigen Berufsgruppen (Ayass 2001, S. XVIII der Einleitung).[351] Als staatliche Aufsichtsbehörde fungierte das 1884 gegründete Reichsversicherungsamt. Dieses hatte nach den Bestimmungen des Reichversicherungsgesetzes die Organisation der Berufsgenossenschaften durchzuführen und selbige zu beaufsichtigen (ebd.).[352]

Mit dem Unfallversicherungsgesetz von 1884 und den darauffolgenden Anpassungen (Ausdehnungsgesetze), für dessen Finanzierung ausschließlich die Unternehmen die Beiträge aufbringen mussten, waren nunmehr unabhängig von der Schuldfrage alle Arbeiter und Angestellte versichert (Fuchs 2017, S. 15)[353]. Als ein weiteres Novum kann in diesem Zusammenhang die gesetzliche Verankerung des Arbeitsschutzes, welcher die Unfallverhütung ebenso wie die technische Überwachung der Betriebe beinhaltete, betrachtet werden. Die vorgenannten Gesetzesinhalte, die eine Abkehr vom bisherigen zivilrechtlichen Schadensersatzverfahren hin zu einer „schuldfragenfreien“ Kompensation von Personenschäden nach Arbeitsunfällen bedeuteten, bilden zusammen mit den daraus entstandenen Feldern der Prävention, Rehabilitation und Kompensation bis heute die Grundlagen des Sozialversicherungsgesetzes (ebd.).

In der neueren Literatur wird Thiems Einstellung zum Unfallversicherungsgesetz von 1884, wohl aufgrund der Tatsache, dass er die in seinen Augen bestehenden Mängel dieses Gesetzes beharrlich herausstellte, ausnahmslos als kritisch bis ablehnend dargestellt.[354] Doch muss er unter Würdigung seiner umfangreichen Äußerungen klar als Befürworter der Unfallgesetzgebung angesehen werden. Dies

Saline, Aufbereitungsanstalten, Steinbrüche, Gräbereien (Gruben), Werften und Bauhöfe sowie Fabriken und Hüttenwerke (Ayass 2009, S. XVI der Einleitung).

351 Aufgenommen wurden am 15.3.1886 Beamte und Personen des Soldatenstandes, am 5.5.1886 die in den land- und forstwirtschaftlichen Betrieben beschäftigten Personen, am 11.7.1887 die bei den Bauten beschäftigten Personen und am 13.7.1887 Seeleute und andere bei der Seeschifffahrt beteiligten Personen.

352 Ebd. Bei Beschwerden gegen Entscheidungen und Strafverfügungen der Berufsgenossenschaften hatte das Reichsversicherungsamt endgültig zu entscheiden. Zudem war das Reichsversicherungsamt, indem es über Rekurse gegen Entscheidungen der Schiedsgerichte entschied, die endgültige Entscheidungsinstanz in Entschädigungsfragen.

353 Die erwähnte Gruppe der Angestellten (damals als Betriebsbeamte bezeichnet) wurde im Gegensatz zu den Arbeitern jedoch nur dann gesetzlich versichert, wenn deren Jahresarbeitsverdienst 2.000, später dann 3.000 bzw. 5.000 Mark nicht überstieg. Hinsichtlich der Finanzierung der zu leistenden Versicherungsbeiträge, für die allein die Unternehmen aufkommen mussten, wurden diese in entsprechende Gefahrenklassen eingeordnet, aus denen je nach betrieblichem Gefährdungspotenzial ein entsprechend hoher Beitrag resultierte.

354 Vgl. hierzu Christ (1977), S. 2: „den von Carl Thiem geleisteten Beitrag [...] der vorrangig auf eine Kritik an der Unfallgesetzgebung hinausläuft.“, Welz (1997), S. 25: „seinen verbissen geführten Kampf um eine gerechtere Unfallgesetzgebung“. Beddies (2014): „Thiems Aktivitäten richteten sich in der Folge auf Verbesserungen der deutschen Unfallgesetzgebung, die er aus medizinischer Sicht für unzulänglich, ja geradezu schädlich hielt“.

begründet sich nicht nur aus der Tatsache, dass er zum wiederholten Male die Verabschiedung des Gesetzes mit patriotischem Anklang als eine „unter seinem ruhmreichen ersten Kaiser und Kanzler“[355] entstandene „so überaus glänzende [und] segensreiche Gesetzgebung“[356] wertete, auch fällte er mehrfach nach Herausstellung deren Vor- und Nachteile in der Gesamtbeurteilung ein wohlwollendes Urteil über die Unfallgesetzgebung,[357] eine Haltung, von der er bis zu seinem Lebensende nicht abwich. Gleichwohl betonte Thiem in Vorträgen und Publikationen unermüdlich die aus seiner Sicht bestehenden Unzulänglichkeiten des Gesetzes. In erster Linie ist hier seine intensive Kritik an der sogenannten 13-wöchigen Karenzzeit zu nennen, die wie bereits erwähnt die Übernahme der Behandlungskosten innerhalb dieser Zeit durch die Krankenkassen bedingte. Erst nach Ablauf dieser Frist übernahm die jeweilige Berufsgenossenschaft, welcher der Betrieb des verunglückten Arbeiters angehörte, die weiteren Kosten für Therapie und, wenn nötig, Berentung.[358]

Aus Sicht Thiems stellte der Umstand der Karenzzeit in mehrfacher Hinsicht einen deutlichen Nachteil für den verunglückten Arbeiter dar. Aus sozialpolitischen Gesichtspunkten meinte er zunächst in ihr eine „gesetzlich festgelegte, [...] ganz unbegreifliche, jedenfalls rechtlich unhaltbare Tatsache, dass in den ersten 13 Wochen [...] die Arbeiter ⅔ [zur Behandlung] dazu zahlen müssen“,[359] erkannt zu haben. Hieraus zog Thiem den Schluss, dass nicht die Arbeiter versichert sind, sondern tatsächlich ihre Arbeitgeber.[360]

355 Thiem (1913), S. 17. Hierin heißt es weiter: „Das ist in unserer Zeit [...] eine so glänzende Betätigung des Altruismus [...] dass man sie [...] als Beweis grosser und weitschauender staatsmännischer Weisheit ansehen muss.“ Hierzu auch Thiem (1903), S. 23: „Das neue Deutsche Reich unter seinem ersten Kaiser hat auch mit den Unfallgesetzen, die ja nur einen Theil der neueren Arbeitergesetze bilden, einen gewaltigen, segensreichen Schritt zur Verbesserung des Looses der Invaliden der Arbeit gethan und damit unvergänglichen Ruhm für alle Zeiten erworben.“ Des Weiteren Thiem (1910), S. 297: „Zu dem Tage [...] seitdem die Unfallversicherungsgesetze ihre segensreiche Wirksamkeit entfaltet haben“.

356 Thiem (1907b), S. 1100 f. Thiem betonte weiter, dass er trotz der „in der Arbeitergesetzgebung zutage getretenen Mißstände“ und „einzelne allgemeine, ungünstige Wirkungen der Gesetze“ der „Weitergestaltung der unsern nationalen Stolz ausmachenden, sozialen Gesetzgebung mit heller Freude entgegen [sieht]“.

357 Thiem (1906), S. 268: „Wenn ich nun noch einen Blick auf die glücklicherweise ja überwiegend erfreulichen Wirkungen des Unfallgesetzes werfen darf [...]“. Ebd., S. 272: „Nachdem ich nun versucht habe, Licht und Schatten, wie sie uns die Unfallgesetzgebung gebracht hat, unparteiische zu schildern, will ich zum Schluss es wiederholen, dass nach meiner Ansicht doch die Lichtseiten erheblich grösser sind und die Schatten weit und hell überstrahlen“.

358 Infolge einer Novelle des Krankenkassengesetzes vom 10.4.1902 wurde den Berufsgenossenschaften das Recht eingeräumt, bei Arbeitsunfällen sofort nach dem Unfallgeschehen das Heilverfahren zu übernehmen, was von Thiem außerordentlich begrüßt wurde (Thiem 1892, S. 8).

359 Thiem (1913), S. 121.

360 Thiem (1914), S. 73 f.: „Denn die Unfallgesetze sind weiter nichts als ein Ersatz der Haftpflichtgesetze [...]. Also nicht die Arbeiter sind durch die Unfallgesetzgebung versichert, sondern die Arbeitgeber. Man sollte meinen, wie es doch eigentlich selbstverständlich ist, dass die Arbeitgeber nun auch dafür zu bezahlen haben. Es ist daher ein

Als deutlich verhängnisvoller wertete Thiem jedoch die therapeutische Versorgungssituation, die sich für den Verunglückten aus dieser „Entbehrungszeit" heraus ergab. Hier stellten sich für ihn, infolge der finanziell begrenzten Mittel der Krankenkassen, die Ergebnisse der medizinische Erst- bzw. Folgebehandlungen innerhalb der ersten 13 Wochen als unzureichend bis katastrophal dar, was er auch unverhohlen zum Ausdruck brachte.[361]. Zudem kritisierte er die bewusste finanzielle Zurückhaltung seitens der Krankenkassen,[362] wenngleich er auch für deren Beweggründe in Ansätzen Verständnis zeigte.[363]

Neben der bei kassenärztlicher Behandlung vielfach auftretenden ungenügenden Primärversorgung von Frakturen bemängelte Thiem vor allem die nicht rechtzeitig begonnene oder gar unterlassene krankengymnastische Heilbehandlung, worin er den maßgeblichsten Grund für die häufig bleibenden Funktionseinschränkungen, die letztlich zur Invalidität der Arbeiter führten, sah.[364] Dementsprechend wiederholte er, unterstützt von ärztlichen Kollegen und Juristen, unermüdlich seine Forderung nach einer sofortigen Übernahme des Heilverfahrens durch die Berufsgenossenschaften. Denn nur die waren seiner Auffassung nach in der Lage, aufgrund ihrer finanziellen Möglichkeiten die medizinische Behandlung fachgerecht ausführen zu lassen.[365] Eine weitere, in den Augen Thiems geradezu existenzbedrohende Unzulänglichkeit der Unfall- bzw. Krankengesetzgebung ergab sich aus der Tatsache, dass die Mehrheit der arbeitenden Landbevölkerung im Gegensatz zu den Fabrik- und Gewerbearbeitern lediglich berufsgenossenschaftlich, aber nicht krankenversichert waren, da eine Krankenversicherungspflicht für Landarbeiter nicht bestand.[366] Dies hatte laut

---

Unrecht, wenn die Krankenkassen, deren Mittel zu zwei Drittel von den Arbeitern aufgebracht werden, dazu beitragen müssen, für die Haftpflichtentlastung der Arbeitgeber zu zahlen".

361 Thiem (1914), S. 74: „Erfolgt die Behandlung durch Kassenärzte, so lässt sich aus der noch immer ungenügenden Bezahlung erklären, wenn auch nicht entschuldigen, daß die Kassenärzte sich nicht gerade immer die erdenklichste Mühe mit den Unfallverletzten geben". Vgl. hierzu auch ebd., S. 69.

362 Thiem (1892), S. 4: „Dass in dieser Beziehung von vielen Krankenkassen tatsächlich zur Unzeit gespart wird, beweist der Umstand, dass auch Schwerverletzte manchmal gar nicht oder in solche Krankenhäuser gebracht werden, die diesen Namen nur insofern verdienen, als sie zu Wohnungen für Gesunde zu schlecht sind".

363 Thiem (1906), S. 267: „Die Krankenkassen können in der beschränkten Zeit, innerhalb deren der Verletzte ihrer gesetzlichen Fürsorge anheim fällt, und bei ihren beschränkten materiellen Mitteln, die doch neben den Verletzten auch der viel grösseren Anzahl ihre anderweitig erkrankten Mitglieder zugute kommen sollen, sie können das den Unfallverletzten nicht leisten [...] und zum Teil wollen es auch die Kassen gar nicht, was ich ihnen bei der Eigenartigkeit der durch das Unfallgesetz geschaffenen Verhältnisse auch nicht verdenken kann".

364 Thiem (1892), S. 5. Vgl. auch Thiem (1894), S. 9.

365 Thiem (1903), S. 38, Vgl. hierzu auch folgende Autoren: Bödiker (1895), S. 180 f.; Schwiebs (1895), S. 47 f.; Golebiewski (1897), S. 344; Schäffer (1899), S. 262; Bogatsch (1910), S. 316f.; Bum (1910), S. 300; Möhring (1902), S. 357; Marcus (1912), S. 139 und 150 f.

366 Nach statistischen Erfassungen betraf dies ca. 11 Millionen Landarbeiter (Thiem 1998, S. 1 f.).

Thiem zur Folge, dass innerhalb der ersten 13 Wochen nach Unfallgeschehen Landarbeiter von einer regulären kassenärztlichen Behandlung ausgeschlossen wurden[367] und „nach einem Unfalle meist allein für sich sorgen müssen, was, wie leicht erklärlich, nur in dem notdürftigsten Maße und in unzulänglicher Weise geschieht".[368] Aber auch eine Krankenversicherungspflicht für Landarbeiter hätte, ähnlich wie bei Fabrik- und Gewerbearbeitern, seiner Auffassung nach zu keiner besseren unfallmedizinischen Versorgung in den ersten 13 Wochen geführt. Somit konnte es für Thiem nur eine Forderung geben: „Beseitigung der Wartezeit und sofortige Übernahme des Heilverfahrens durch die Berufsgenossenschaft".[369]

Thiem begrüßte es daher, dass einige Berufsgenossenschaften von der seit 1892 bestehenden Möglichkeit Gebrauch machten, die Verletzten unmittelbar nach dem Unfallgeschehen in ihre Verantwortlichkeit zu übernehmen. Dennoch gab es auch, so glaubte er zu erkennen, unter den Berufsgenossenschaften nicht wenige, die diesbezüglich kaum bis gar kein Interesse zeigten und mit den Krankenkassen hinsichtlich der Zuständigkeiten für die Patienten in Konflikt gerieten.[370]

367 Thiem (1903), S. 34 f.: „Und nun bedenke man den wirklichen Schaden [...], welcher dadurch zustande kommt, dass diese meist unbemittelten kleinen ländlichen Besitzer sich beim besten Willen in den ersten 13 Wochen nicht die sachgemässe ärztliche Hilfe verschaffen können und meist – aus wirklich materieller Noth – nicht zum Arzt, sondern zum Schäfer gehen, in dieser ersten Behandlungszeit, die stets entscheidend für den Ausgang ist. Die Heilungsergebnisse, welche da manchmal nach 13 Wochen vorliegen, muss man gesehen haben, um sie zu glauben".

368 Thiem (1906), S. 268. Vgl. auch Thiem (1914), S. 72. Die medizinische Benachteiligung der Landbevölkerung wurde ebenfalls von anderen Ärzten kritisch hervorgehoben (vgl. auch Marcus 1903, S. 184).

369 Thiem (1914), S. 72–74. Die von Probst (1996, S. 18; 1997, S. 22) formulierten Aussagen, Thiem „beeinflußte als Reichstagsabgeordneter die gesetzliche Unfallversicherung" bzw.: „Diese Kritik [an der 13-wöchigen Karenzzeit] vertrat Thiem auch als Mitglied des Deutschen Reichstags. Seine Vorschläge fanden schließlich Berücksichtigung" können nicht bestätigt werden. Weder von Thiem selbst noch von seinen Zeitgenossen wurde diese politische Funktion erwähnt. Ebenso blieben Recherchen in der Datenbank auf: http://www.reichstag-abgeordnetendatenbank.de erfolglos. Thiem wurde jedoch bezüglich seiner ablehnenden Haltung gegenüber der Karenzzeit vom Reichstagsabgeordneten Otto Mugdan (1862–1925) in dessen Reichstagsrede erwähnt (117. Sitzung des Reichstags vom 6.3.1908, S. 3680).

370 Thiem (1892), S. 8. Vgl. auch Thiem (1898), S. 2 f. sowie Thiem (1914), S. 73: „Krankenkassen und Berufsgenossenschaften streiten sich innerhalb dieser Zeit um den Unfallverletzten, nicht darum, wer ihn haben soll, sondern wer ihn sich vom Halse schaffen kann. [...] Unter diesem widerwärtigen Streit leidet nur der Unfallverletzte". In der 1914 anlässlich der Cottbuser Krankenhauseröffnung erschienenen Festzeitschrift gibt Thiem einen statistischen Überblick diverser Extremitätenfrakturen und deren Heilungserfolg in Abhängigkeit zur Berufsgenossenschaftszugehörigkeit (Knappschafts-BG, gewerbliche BG und landwirtschaftliche BG). Hierin weist er, je nach Zugehörigkeit, einen deutlichen Unterschied im Heilergebnis zugunsten der Knappschafts-Berufsgenossenschaft, gefolgt von der gewerblichen Berufsgenossenschaft und der landwirtschaftlichen Berufsgenossenschaft auf. „Der Unterschied kommt hauptsächlich daher, daß die Knappschafts-Berufsgenossenschaft sich um die Wartezeit so gut wie gar nicht kümmert. [...] Die gewerblichen Berufsgenossenschaften, noch mehr aber die landwirtschaftlichen, wollen sich die Kostenlosigkeit der Wartezeit nicht entgehen lassen, bekümmern sich daher während dieser Zeit wenig, die landwirtschaftlichen Be-

Neben den von ihm unmittelbar der Karenzzeit zugeschriebenen Folgen, nämlich dem verspäteten Beginn einer optimalen medizinischen Behandlung und den daraus resultierenden schlechten Heilergebnissen, gab es für Thiem auch eine mittelbare Ursache für die häufigen irreversiblen Funktionseinschränkungen knöcherner bzw. muskulärer Strukturen und der damit verbundenen Erwerbsminderung bzw. Erwerbsunfähigkeit. So seien seiner Überzeugung nach vor Einführung des Unfallversicherungsgesetzes und der mit ihr einhergehenden, zum Teil lebenslangen finanziellen Entschädigungen die verunfallten Arbeitnehmer stets bestrebt gewesen, selbstständig und so zügig wie möglich in den Arbeitsprozess zurückzugelangen, da ihnen ansonsten eine wirtschaftliche Notlage drohen könnte.[371]

Nach Inkrafttreten des Unfallversicherungsgesetzes stände den Arbeitern aber nunmehr „keineswegs [...] das Schreckgespenst der Brodlosigkeit vor Augen".[372] Die Überzeugung, die Invalidenrente stehe ihnen mit gutem Recht zu, führte laut Thiem in nicht seltenen Fällen zur patientenseitigen Verweigerung der zur Wiederherstellung der anatomischen Funktionalität notwendigen physiotherapeutischen Anschlussbehandlungen.[373] Thiem berichtete diesbezüglich, wie er als Leiter eines medicomechanischen Instituts selbst den Widerstand der ihm überwiesenen Rekonvaleszenten erfuhr, wofür er aber, obwohl ihm die Patienten den Vorwurf machten, er würde im Dienste der Berufsgenossenschaften stehen und nur im Sinn haben ihre Rentenverkürzung bzw. -aussetzung anzustreben, teilweise auch Verständnis zeigte.[374] Um diesen ablehnenden Haltungen wirksam entgegentreten zu können, war

rufsgenossenschaften so gut wie gar nicht um das Heilverfahren" (Thiem 1914, S. 53 f.).

371 Thiem (1894), S. 7 f.: „Der nur gegen Haftpflichtfälle versicherte Arbeiter wusste also bei früheren Unfällen ganz genau: Es giebt nichts". Als schreckliches Zukunftsbild stand ihm die Erwerbsunfähigkeit vor Augen. „,Was soll nur aus Dir und Deiner Familie werden, wenn du nichts mehr verdienen kannst?'. Mit aller Willensenergie und unter heroischer Ueberwindung von Schmerzen besorgte er seine medicomechanische Behandlung ganz allein. Wenn nur erst der Schlüsselbeinbruch geheilt war, für die Mobilisierung des Schultergelenks sorgte er schon ganz von selbst [...]".

372 Thiem (1894), S. 8.

373 Ebd., S. 8 f.: „[So] hat bei ihm [dem Arbeiter] der Gedanke längst Wurzel gefasst: Es kann kommen, wie es will, für Dich und die Deinen muss gesorgt werden. Er kennt die Fürsorge als sein gutes Recht, was ja auch der Fall ist. Es fällt ihm meistens jetzt gar nicht ein, aus freien Stücken selbst zu seiner Heilung beizutragen. Er bewegt unaufgefordert nicht den im Schultergelenk steif gewordenen Arm. [...] Ja leider denkt mancher sogar: wenn ich nicht gesund werde, um so besser, dann muss ja die Rente reichlicher ausfallen". Thiem (1892), S. 6: „und nun wollen viele Verletzte gar nicht gesund werden, sondern nur möglichst viel Rente bekommen."

374 Thiem (1892), S. 6: „Dieser Widerstand, dieser Trotz, diese Bosheiten, diese Intriguen, diese Verläumdungen des Arztes, den sie nicht als ihren natürlichen Wohlthäter, sondern als ihren im Solde der Berufsgenossenschaften stehenden Rentenverkürzer und Rentenräuber betrachteten und behandelten." Dasselbe galt für Patienten die bereits nach Ablauf der Karenzzeit eine Rente bezogen: „Jetzt, nachdem er sich durch diese schwerste Zeit selbst durchgequält hat [...] wird er [...] in ein Krankenhaus, ein medicomechanisches Institut u.s.w. gebracht; in einem Augenblick, wo er durch die erhoffte Rente, die in den ersten Wochen durch das Heilverfahren ihm erwachsenen, ihn häufig noch als Schulden belastenden Kosten allmählich zu decken gedenkt, da schafft man ihn in ein solches Institut, welches er nicht als ein Heilinstitut, sondern als eine Renten-

es für Thiem deshalb von größter Wichtigkeit, dass die Patienten von Anbeginn des Heilverfahrens in einer dafür entsprechend ausgestatten Einrichtung behandelt wurden. Denn nur so konnte von Anfang an ein notwendiges Vertrauensverhältnis zwischen Patient und Arzt begründet werden, das seiner Meinung nach für eine erfolgreiche knöcherne wie auch funktionelle Heilung sowie dem Entgegenwirken eines unbegründeten Rentenbegehrens unabdingbar war.[375]

Trotz aller dem Patienten aus der Unfallgesetzgebung heraus entstandener Nachteile war es seine feste Überzeugung, dass dieses Gesetz dennoch einen enormen Gewinn für die medizinische Versorgung Unfallverletzter bewirkte, was ihn somit klar zu dessen Befürworter machte. In erster Linie waren es hier die nun in den Mittelpunkt rückenden wissenschaftlichen Auseinandersetzungen mit Ursachen, Diagnostik, chirurgischer und medicomechanischer Behandlung sowie der Nachbeobachtung von Unfallerkrankungen, die für Thiem maßgeblich den Fortschritt in der medizinischen Behandlung bedingten. Noch vor und während der Einführung der Unfallgesetze richtete sich, so Thiem, das Hauptinteresse der Chirurgie „auf die bakterielle Forschung, also mehr auf die theoretisch-wissenschaftliche Seite unseres Faches“ und hatte nach Einführung der Asepsis[376] zur Folge, dass „mit besondere[r] Vorliebe die Operationen versucht und geübt [wurden], die ihrer Gefährlichkeit wegen bisher nur ausnahmsweise gewagt worden waren“, und daher „naturgemäss [...] die Verletzungschirurgie, namentlich der Gliedmassen, [...] etwas an Interesse und Bedeutung“ verloren hätte.[377]

quetsche ansieht (Thiem 1903, S. 35). Thiem (1913), S. 122: „Es ist ja gar kein Wunder, wenn diese Leute [...] darin nicht das Bestreben erblicken, ihnen zu ihrer Gesundheit zu verhelfen, sondern diese viel zu spät erfolgende Übernahme des Heilverfahrens lediglich als ein Mittel betrachten, ihre Rente zu kürzen“.

375 Thiem (1892), S. 5 f.: „Nur Kranke, die in ununterbrochener Behandlung bleiben, behalten das Gefühl, dass die für sie sorgenden Organe lediglich die Wiederherstellung ihrer Gesundheit im Auge haben und sind in Folge dessen in der Mehrzahl willige Patienten“. Ebd., S. 9: „Gerade dem Arzte, der einen Schwerverletzten von Anfang an behandelt hat, zollen die meisten Kranken das Gefühl der Dankbarkeit und des Vertrauens, welches ihm die nachherige mechanische Behandlung leichter machen wird, um so mehr, wenn sie ganz unmittelbar an der chirurgischen folgt, wenn also die Kranken ganz in Unkenntnis darüber, ob überhaupt und wieviel Rente ihnen zukommen wird, an eine Schmälerung ihrer Rechte nicht denken können, sondern die Heilversuche lediglich als solche auffassen werden“. Thiem (1903), S. 38: „Nur den Arzt achtet und schätzt [...] [der Patient] als seinen natürlichen Wohltäter, der ihm von Anfang an bei seiner schmerzhaften Erkrankung Hilfe geleistet hat, zu einer Zeit, wo jedem Verletzten die Gesundheit als das köstlichste Gut, und ein verstümmeltes und versteiftes Glied als ein schreckliches Leiden erscheint“. Thiem (1913), S. 122: „Der Arzt, der die erste Hilfe leistet, wird immer derjenige sein, der den grössten Einfluss auf den Ausgang des Heilverfahrens hat, sei es durch den ganzen Heilplan und die sachgemässe Auswahl der Heilmittel, sei es durch die seelische Einwirkung, die im allgemeinen beruhigend wirken kann und das beste Mittel gegen allzu üppig emporschiessende Rentenbegehrungsvorstellungen ist“.

376 Asepsis: keimfreies Operieren durch Desinfektion des OP-Feldes (z. B. Zerstäubung von Karbolsäure) und Einsatz sterilisierter OP-Instrumente (Seidler 2003, S. 189).

377 Thiem (1906), S. 264 f. Hier verwies Thiem auf die „grosse Zahl der Laparotomien mit den Magendarmoperationen an der Spitze, den ganz neu eingeführten Gallenblasen-

Dies habe sich laut Thiem jedoch mit Beginn der Unfallgesetzgebung merklich geändert. Nunmehr hätten „die Chirurgen [...] wieder eine lebhafte Betätigung auf dem praktisch wichtigen Gebieten der Verletzungschirurgie“ gezeigt. Verbunden mit einer deutlichen Zunahme unfallchirurgischer Publikationen war dies für Thiem ein klarer Ausdruck der „günstige[n] Einwirkung der Unfallgesetzgebung auf unser Sonderfach“.[378] Dies betraf aber nicht nur die intensiveren Auseinandersetzungen mit den konservativen wie auch operativen Behandlungsmethoden, wie sie seit Verabschiedung des Unfallversicherungsgesetzes zu erkennen waren, ebenso brachten auch die auf Grundlage dieser Gesetzgebung erforderlichen medizinischen Unfallbegutachtungen zur Festlegung der Erwerbsminderung einen wesentlichen Nutzen für die Entwicklung der Unfallheilkunde (siehe auch Kap. 5.2). Diese Gutachten machten es zumeist erforderlich, dass der Patient über einen längeren Zeitraum stationär beobachtet und wenn nötig behandelt wurde, sodass umfangreiches Datenmaterial gesammelt werden konnte, das letztendlich dem therapeutischen Erkenntnisgewinn zugutekam.[379]

Auch waren für Thiem die von den Berufsgenossenschaften zur Klärung der Kausalität von Unfallereignis und Todesursache geforderten und von den meisten Unfallchirurgen selbst durchgeführten Sektionen Grund dafür, „dass dies alles unsere Erfahrungen über den Verlauf und den Ausgang der Verletzungen erweitern und auch in unseren Statistiken zum Ausdruck [kam, und] dies auch befruchtend auf unser Handeln gewirkt hat“.[380]

Einen weiteren günstigen Einfluss der Gesetzgebung auf das ärztliche Handeln meinte Thiem darin zu erkennen, „dass uns das Unfallgesetz zu einer grösseren Beachtung der Grenzgebiete unseres Sonderfaches geführt hat, da wir ja bei der Begutachtung immer auf den Zustand des ganzen Körpers und auf die Wechselwirkung zwischen älteren Leiden und den Verletzungsverlauf eingehen müssen“. In-

---

operationen, den ebenfalls neuen Pankreas- und Wurmfortsatzoperationen, den Milzoperationen, den Operationen an den Harnwegen und einer Reihe von Gelenkoperationen, an die man bisher auch nur mit einer gewissen Scheu herangegangen war“.

378 Ebd., S. 265.

379 Ebd., S. 266: „Wie oft liest man in alten Statistiken, dass von den zur Nachuntersuchung Bestellten kaum die Hälfte erschien, und dass man sich zum Teil mit dürftigen brieflichen Nachrichten begnügen musste. [...] [So] ermöglicht die zeitlich fast unbeschränkte und auch bezüglich der Kosten im grossen und ganzen nicht ängstlich gehandhabte Fürsorge der Berufsgenossenschaften einen viel längeren Aufenthalt der Verletzten in chirurgischen Krankenhäusern und Sonderheilstätten und damit eine längere Beobachtung der Verletzten, über die ausserdem im allgemeinen sorgfältig geführten Akten angelegt werden“. Thiem berichtete in einem 1893 gehaltenen Vortrag bereits von rund 2.000 von ihm behandelten und zum Teil begutachteten Unfallverletzten (Thiem 1894, S. 6).

380 Thiem (1906), S. 266. Die Berufsgenossenschaften waren auf Grundlage des Unfallgesetzes berechtigt, Obduktionen in Fällen von tödlich ausgehenden Arbeitsunfällen zur Klärung der Todesursache durchführen zu lassen.

folge der „eingehenden Beschäftigung mit den Unfallverletzten" würden die Ärzte nach Thiems Überzeugung zudem zu einer „Vertiefung und der Erweiterung in der Erkenntnis bekannter Krankheiten" gelangen.[381]

Aber auch Vorteile, die die Unfallgesetzgebung den Ärzten in finanzieller Hinsicht bot, wurden von Thiem, wenngleich nicht vordergründig, so doch gelegentlich erwähnt.[382]

Somit kann klar festgestellt werden, dass die Unfallgesetzgebung von 1884 in Thiem einen grundsätzlichen Befürworter fand, was er auch selbst mit folgenden Worten zum Ausdruck brachte: „[...] und das gerade auch wir Chirurgen dankbar die Vorteile anerkennen wollen, die unser deutsches Unfallgesetz uns und unseren Patienten gebracht hat".[383]

5.2 Das medizinische Unfallgutachten und Thiems Anforderungen an dessen Ausgestaltung

Mit Einführung der gesetzlichen Unfallversicherung 1884 kam der Erstellung eines ärztlichen Unfallgutachtens, das zur Beurteilung bzw. Bemessung eines Rentenanspruchs nach einem Arbeitsunfall von den Unfallgerichten herangezogen wurde, eine wesentliche Bedeutung zu.[384] Mit der Anfertigung solcher Gutachten in „Unfallangelegenheiten" setzte sich Thiem mit Beginn der 1890er-Jahre zunehmend auseinander, was in der Folge zu einem, wenn nicht gar dem Schwerpunkt seiner wissenschaftlichen Arbeit werden sollte.

Gutachterliche medizinische Untersuchungen finden sich bereits in der Antike. Den Ärzten kam die Aufgabe zu, im Rahmen gerichtlicher Verfahren als forensische Berater der Richter zu fungieren, aber auch die Resultate der medizinischen Arbeit ärztlicher Kollegen zu beurteilen. So ist etwa aus dieser Zeit (44 v. Chr.) die Untersuchung der Leiche des ermordeten Julius Cäsar und die Dokumentation der Todesursache durch dessen Leibarzt überliefert. Ebenso finden sich in der hadrianischen Herrschaft (117–238 n. Chr.) Nachweise ärztlicher Gutachten vor Gericht. In der Epoche des Mittelalters waren es jedoch zunächst Juristen die, wie in Freiburg des 13. Jahrhunderts, die medizinisch-gutachterlichen Untersuchungen selbst

381 Ebd., S. 268. Hierbei erwähnt Thiem insbesondere Erkrankungen nach Unfällen aus dem Gebiet der Neurologie („Vorderhornerkrankungen, Rückenmarksdarre, multiple Sklerose, traumatische Spätapoplexie"), dem Gebiet der „Knochen- und Gelenkerkrankungen", aber auch internistische Erkrankungen wie „Brustfell-, Herzbeutel- und Lungenentzündungen" ebenso wie „Tachykardie, traumatische und sekundäre Herzklappenfehler" bzw. „wertvolle Beiträge über den Einfluss von Verletzungen auf die Entstehung von Schlag- und Blutadererweiterung".

382 Thiem (1894), S. 5: „Es werden also [...] Ärzte [...] in die Lage kommen können, Unfallverletzte von Anfang an zu behandeln und damit wird ihnen ein schönes und einträgliches Arbeitsfeld eröffnet sein". Obwohl Thiem sich hierzu nicht näher äußerte, kann vermutet werden, dass die von ihm angepriesene Einkommenssteigerung über einen höheren Honorarsatz der Berufsgenossenschaften realisiert wurde.

383 Thiem (1906), S. 272.

384 Vgl. hierzu auch Hierholzer und Scheele (1997), S. 200 f. und Ludolph (2013), S. 151.

vornahmen. Erst später wurden von den Gerichten zur Wundbeurteilung und somit zur Feststellung einer Kausalität zwischen Verletzung bzw. Tod besonders erfahrene Wundärzte hinzugezogen. Zunehmend erfolgte ab dem 15. Jahrhundert die Regulierung medizinisch-gutachterlicher Untersuchungen auf Gesetzesebene, was jedoch nicht zum Ergebnis hatte, dass die Begutachtung vollständig auf die Ärzte übertragen wurde (Hierholzer und Scheele 1997, S. 195 f.).[385]

„Es unterliegt wohl keinem Zweifel, dass die moderne sociale Arbeitergesetzgebung bedeutsame Umwälzungen zur Folge gehabt und auch die Stellung der dabei betheiligten Aerzte ganz erheblich verändert hat". Mit diesen Worten eröffnete Thiem 1893 seinen vor der „Wanderversammlung des Vereins der Aerzte des Regierungsbezirkes Frankfurt a. O." gehaltenen Vortrag „Über die dem Arzt durch die Unfallgesetzgebung erwachsenen besonderen Plichten"[386] und erläuterte hierin ausführlich die sich seit dem Beginn der Unfallgesetzgebung vollzogenen wesentlichen Änderungen auf dem medizinischen, insbesondere aber dem gutachterlichen Gebiet. Dieses Referat, in dem Thiem vor allem die aus seiner Sicht bestehenden Besonderheiten bei der Erstellung von Gutachten herausstellte, bildet beispielhaft Thiems Engagement innerhalb der begutachtenden Unfallheilkunde ab.

Dass sich Thiem bereits früh mit den Auswirkungen des Unfallversicherungsgesetzes in gutachterlicher Hinsicht auseinandersetzte, hob Kühne 1917 in seinem Nekrolog hervor[387] und betonte darin zugleich, dass „[Thiems] Auffassung über den ursächlichen Zusammenhang zwischen Unfällen und nachfolgenden Krankheitszuständen [...] vielfach massgebend für die Rechtsprechung im Reichsversicherungsamt gewesen [war]".[388]

Thiems ersten überlieferten Ausführungen zum ärztlichen Gutachterwesen finden sich in einem 1891 gehaltenen und im Folgejahr veröffentlichten Vortrag.[389] Hier machte er bereits auf die aus seiner Sicht bestehenden zentralen Problemfelder bei der Erstellung eines medizinischen Unfallgutachtens aufmerksam und formulierte, wie er dies in den folgenden Jahren regelhaft tat, gleichzeitig auch entsprechende Lösungsansätze, wie nachfolgend aufgezeigt wird.

385 So übernahmen im 16. Jahrhundert noch Hofbarbiere des Kurfürsten in Berlin die Wundschau. Erst ab dem 18. Jahrhundert erfolgte die medizinische Begutachtung regelmäßig durch einen Kreis- bzw. Stadtphysikus. Weitere Gesetze und Vorschriften regelten zudem die Form der medizinisch-gutachterlichen Abfassung (ebd.).

386 Thiem (1894), S. 3.

387 Kühne (1917), S. 193 f.: „Als 1887 die sozialen Versicherungsgesetze geschaffen worden waren, erblickte [...] [Thiem] mit dem ihm eigenen Scharfblick, dass sich hier ein neues weites Gebiet ärztlicher Tätigkeit eröffnete. Ihm wandte er sich mit aller Schaffenskraft und Arbeitsfreude zu und ihm ist er auch bis an sein Lebensende treu geblieben".

388 Ebd. Vgl. hierzu auch: „Obergutachten des Cottbuser Sanitätsrats Dr. Karl Thiem für das Reichsversicherungsamt". In: Amtliche Nachrichten des Reichs-Versicherungsamts Nr. 15, 1899: 290-294.

389 Thiem (1892), „Bemerkungen zur Behandlung und Begutachtung der Unfallverletzten". Ebenfalls gehalten auf der schon bereits erwähnten „Wanderversammlung des Vereins der Aerzte des Regierungsbezirkes Frankfurt a. O."

Seiner Erfahrung nach waren Gutachten oftmals aufgrund der zu häufig vorkommenden lateinischen Fachtermini für den medizinischen Laien unverständlich, aber auch unstrukturiert geschrieben.[390] Ebenso sah sich Thiem veranlasst, die häufig vorkommenden „Ungenauigkeiten und Verschiedenheiten in der Bezeichnung und [die] Verschiedenheiten der Untersuchungsmethoden, besonders der Messung" zu kritisieren,[391] wie er zugleich auch verlangte, dass sich jede gutachterliche Eingangsuntersuchung auf den gesamten Körper zu erstrecken habe. So wären „manchen Herzfehler, manche Lungenaffection, manches Nierenleiden, [...] welche den Verletzungsbefund verdunkelten, [...] bei der Aufnahme Unfallverletzter gefunden" worden. Daher sei die Erhebung des körperlichen Gesamtstatus einerseits zur Kausalitätsbestimmung zwischen bereits bestehenden Erkrankungen und Verletzungsfolgen unabdingbar, andererseits sah Thiem aber auch hierin eine Fürsorgepflicht der Ärzte, die diese aus medizinischer Verantwortung heraus dem Patienten gegenüber hätten.[392]

Einen weiteren und von ihm als außerordentlich bedeutend erachteten Missstand sah Thiem darin, dass den zu Begutachtenden nicht selten unterstellt wurde, Simulanten zu sein. Infolge ihrer nicht immer objektivierbaren Beschwerdeäußerung gerieten die Patienten häufig unter Verdacht zu simulieren, wobei hier aber auch die ethische Einstellung der untersuchenden Ärzte gegenüber den Patienten eine gewisse Rolle gespielt haben dürfte.[393] Diesen Bezichtigungen begegnete Thiem mit

390 In diesem Zusammenhang forderte Thiem: „Ein Gutachten soll [...] so abgefasst werden, daß es, für sich allein gelesen ein vollständiges Bild über den vorliegenden Fall und den Zweck der Untersuchung gibt." (Thiem 1907b, S. 1640). Hierzu drängte er auch auf „einfache deutsche Bezeichnungen" (Thiem 1892, S. 27–31) und Vermeidung der fachmedizinischen Terminologie, da die „Gutachten [...] für Leute bestimmt sind, die sammt und sonders keine medicinische Vorbildung genossen haben und einen grossen Theil der fremdländischen medicinisch-technischen Audrücke nicht verstehen." (Thiem 1898, S. 33). Neben Zustimmung (Könen 1913, S. 335–344) erfuhr diese Forderung aber auch Ablehnung: „Den extremsten Standpunkt nimmt in dieser Hinsicht bekanntlich Thiem ein. Demgegenüber kann ich mich mit einer unbedingten rigorosen Durchführung der Verdeutschung aller fremdsprachlichen Ausdrücke in den ärztlichen Befundberichten und Gutachten nicht einverstanden erklären." (Autor unbekannt, zitiert in Könen 1913, S. 338–340).

391 Thiem (1892), S. 27–31. Bezüglich der Untersuchungsmethoden konstatierte Thiem: „Eine schlimme Sache ist es mit dem Messen überhaupt." Er kritisierte insbesondere das falsche Anlegen von Maßbändern. In diesem Zusammenhang verweist er auch darauf: „daß die käuflichen Zentimeterbandmaße sehr ungleichmäßig sind." Er empfiehlt daher die Anschaffung eines geeichten Meterstabs vom Reichseichungsamt, mit dem die verwendeten Maßbänder verglichen und angepasst werden sollten. Ebenso bemängelt er die uneinheitliche Beschreibung von Gelenkbewegungen: „Einheitliches Vorgehen und gleichmässige Bezeichnungen vermisst man auch noch bei der Angabe der Bewegungsexcursionen, die ein bestimmtes Gelenk macht" (ebd.).

392 Ebd., S. 25 f., Thiem: „Und doch war es [...] von grosser Wichtigkeit, genau zu wissen, ob und bezüglich in welchem Grade das Leiden schon zur Zeit des Unfalles bestanden hatte". Thiem weiter: „Wir sind solchen genauen Untersuchungen [...] den Unfallverletzten [...] schuldig".

393 Vgl. hierzu auch Seeligmüller (1890) „Die Errichtung von Unfallkrankenhäusern, ein Akt der Nothwehr gegen das zunehmende Simulantenthum".

der aus seiner Sicht bestehenden Neigung der Patienten zu Übertreibungen in der Darstellung ihrer Verletzungen, was für ihn nachvollziehbar, aber keineswegs mit einer bewussten Vortäuschung der Verletzungsschwere bzw. Funktionsminderung gleichzusetzen war. Gleichwohl sah er aber auch die Notwendigkeit, den Simulationen, die nach Thiem am häufigsten auf dem Gebiet der „traumatischen Neurosen“ und der „Bruchleiden“ stattfanden, entschieden entgegenzutreten.[394] Thiem vertrat diesbezüglich die Auffassung, dass man Simulanten „gerade bei langer Internierung“ in einem Unfallkrankenhaus „früher oder später fast immer entlarven“ kann. Allerdinges lehnte er hierfür die Unterbringung in „besonderen Isolierabtheilungen“ ab, da diese „von vornherein einen gegen die Unfallverletzten gerichteten feindseligen Charakter“ hätte.[395]

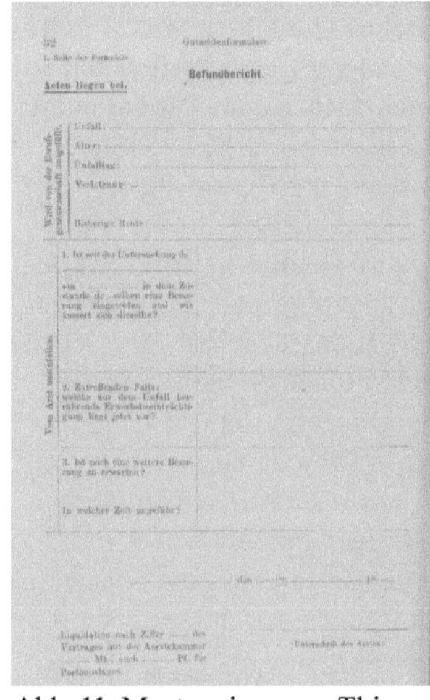
Befundbericht.

Acten liegen bei.

Unfall:
Alter:
Unfalltag:
Verletzung:
Bisherige Rente:

3. Ist noch eine weitere Besserung zu erwarten?

In welcher Zeit ungefähr?

Abb. 11: Muster eines von Thiem genutzten Gutachtenformulars

Die Forderungen an eine fachlich korrekte sowie ethisch untadelige Begutachtung führte Thiem in den darauffolgenden Jahren konsequent fort. Hierzu veröffentlichte er vor allem in der von ihm mitherausgegebenen Monatsschrift für Unfallheilkunde (siehe auch Kap. 5.3.1) zahlreiche Aufsätze. Aber auch Artikel in anderen Zeitschriften, Buchbeiträge sowie Vorträge auf überregionalen Veranstaltungen[396], hier ist in erster Linie die „Gesellschaft Deutscher Naturforscher und Ärzte“ zu nennen, dienten ihm zur Darlegung seiner hohen Erwartungen an ein objektives und aussagekräftiges Gutachten.

394 Thiem (1892), S. 18–23. Thiem hält ebenfalls die Simulation für eine „grosse Plage“. Jedoch kann er „die jetzt allseitig auftretenden Klagen über rapide Zunahme der [...] Simulanten nicht theilen“. Er hält fest, dass „[i]n einem gewissen Grade die Unfallverletzten alle zur Übertreibung [neigen]“, und fordert dazu auf: „es als ebenso menschlich und natürlich [zu] erachten, wenn ein Unfallverletzter bei der Schilderung seiner Leiden etwas lebhafte Farben braucht und in Superlativen spricht“.

395 Ebd., S. 8 und 22. Hierbei bezieht sich Thiem auf die erwähnte Publikation von Seeligmüller (1890). Thiem warnte in diesem Zusammenhang davor, dass man „[...] mit der ungerechtfertigten Diagnose der Simulation dasselbe begehe, was man, [...] als Justizmord des Richters bezeichnet.“ (Ebd. S. 20).

396 Zu nennen sind hier u. a. der „ärztliche Fortbildungskurs an der kgl. Akademie zu Posen“ 1909 (Monatsschrift für Unfallheilkunde 1909, S. 369–383) sowie der „II. Internationaler Kongress für Physiotherapie“ in Rom 1907 (Monatsschrift für Unfallheilkunde 1907, S. 293–319). Die von Thiem gehaltenen Vorträge wurden mehrheitlich in der Monatsschrift für Unfallheilkunde veröffentlicht.

Neben den eben herausgestellten fachlichen Ansprüchen Thiems an ein medizinisches Gutachten waren ihm weitere, insbesondere standesärztliche Aspekte im Rahmen der gutachterlichen Tätigkeit gleichfalls von hoher Wichtigkeit. So warnte er mehrfach davor, Patienten auf deren Wunsch hin ein Gutachten auszustellen,[397] da „die meisten, den Verletzen auf ihren alleinigen Wunsch in die Hände gegebenen Gutachten" von diesen ja selbst bezahlt würden und daher „nicht objectiv genug [sind], um als Gutachten für ein Rechtsverfahren gelten zu können [...]".[398] Hier empfahl Thiem eindringlich, dem Gutachtenwunsch der Patienten nicht zu entsprechen oder aber das Gutachten erst dann zu erstellen, wenn zuvor die entsprechende Berufsgenossenschaft eine schriftliche Aufforderung erteilt hatte.[399] In dem „Gefälligkeitsgutachten" sah er zudem eine Gefahr für den interkollegialen Umgang, da der Zweitgutachter die fachliche Integrität des Erstgutachters nicht selten in Zweifel zog bzw. in Abrede stellen könnte.[400] Diese von Thiem so energisch geführte Diskussion um „Gefälligkeitsgutachten" stieß aber auch auf Kritik. So wurde hinterfragt, „ob diese scharfen Worte Prof. Thiems" nicht auch für berufsgenossenschaftliche Vertragsärzte gelte, die solche „Gefälligkeitsgutachten" für ihre Auftragsgeber, die Berufsgenossenschaften, ebenso erstellen würden.[401]

397 Zu diesem Anliegen kam es häufig infolge eines aus Patientensicht nachteiligen Rentenbescheides aufgrund der zuerst angefertigten Gutachten (Thiem 1894, S. 38). Aber auch die Aufforderung der Berufsgenossenschaften bzw. der Landesversicherungsanstalten an die Verletzten, einen gutachterlichen Nachweis zu erbringen, wenn diese eine Verschlechterung ihrer Gesundheit nach bereits erfolgter Schadensregulierung anzeigten, führt nach Thiem häufig zur Anfertigung eines Gefälligkeitsgutachten: „Er [der Patient] muß ja dann zu Aerzten gehen, die ihm in dieser Beziehung als besonders willfährig und gefällig gerühmt werden" (Thiem 1907b, S. 1100).

398 Thiem (1894), S. 39 f.

399 Ebd., Vgl. auch Thiem (1898), S. 37. Einen zu dieser Thematik vielfach in Zeitschriften inhaltlich wiedergegebenen Vortrag „Der Arzt als Gutachter" hielt Thiem 1901 auf dem „Deutschen Ärztetag" in Hildesheim. Zusammengefasst wurde dieser Beitrag u. a. in folgenden Zeitschriften: „Aerztliche Sachverständigen-Zeitung", der „Münchener Medicinische Wochenschrift" bzw. „Berliner Klinische Wochenschrift".

400 Thiem (1898), S. 36 f. Dazu bemerkte Thiem auch: „Manchmal rührt dieses Schimpfen auf den früheren Gutachter lediglich davon her, dass der neue für seine abweichenden [medizinischen] Ansichten keine anderen Gründe ins Feld führen kann". Sowie: „Man lese diese Gutachten nur einmal durch, entweder spricht sich irgendeine Gehässigkeit gegen den vorigen Untersucher aus [...]" (Thiem 1894, S. 40).

401 Autor unbekannt. Diese Ausführungen entstammen einem „Lübecker Bericht" innerhalb des Artikels von Kühn-Hoya (1903), S. 261 f. in der „Aerztlichen Sachverständigen-Zeitung". Mit den „scharfen Worten" sind Thiems Ausführungen über Gefälligkeitsgutachten in seinem „Handbuch der Unfallerkrankungen" S. (36–39) gemeint. Weitere Kritik zu Thiems diesbezüglicher Einstellung findet sich 1919 in einem Aufsatz in der Monatsschrift für Unfallheilkunde. Hierin erklärte Bürger: „Für durchaus falsch halte ich diesen Standpunkt, an Private kein Gutachten abzugeben, den auch unser allverehrter Geh. Rat Thiem [...] aussprach", und bedauerte indirekt Thiems Einfluss auf die Ärzte: „Leider machen es auch heute noch viele Ärzte [...] so wie unser Lehrer Thiem es [...] stets machte". Bürger bezeichnete die private Gutachtenverweigerung seinerseits als ein „unsoziales Vorgehen" und einen „Verstoß gegen die Standespflichten, wenn der Arzt seinen Kranken die Ausstellung eines Gutachtens verweigert" (Bürger 1919, S. 199 f.). Tatsächlich ließen sich in Thiems Ausführungen in dieser Hinsicht

Eine weitere, ebenfalls zu Konflikten führende Forderung Thiems beinhaltete, dass die Gutachten nur von entsprechend ausgebildeten und mit der unfallchirurgischen Therapie vertrauten Ärzten erstellt werden sollten. Diesen Anspruch formulierte Thiem u. a. 1901 in dem von ihm auf dem 20. „Deutschen Aerztetag" in Hildesheim gehaltenen und viel diskutierten Vortrag „Der Arzt als Gutachter". Thiem verlangte eindringlich, dass „so lange nicht allen Aerzten auf der Hochschule und im praktischen Jahre die genügende Ausbildung in der Begutachtung und Behandlung Unfallverletzter und Invalider zu Theil wird, sind zu Sachverständigen [...] nur solche Aerzte [...] zu wählen, welche auf dem Gebiete genügend wissenschaftliche Kenntnisse und praktische Erfahrungen erworben haben".[402] Dieser Forderung widersprach insbesondere der preußische Medizinalbeamte Otto Rapmund (1845–1930)[403] ganz energisch, da er hierin vor allem eine finanzielle Benachteiligung seiner ebenfalls Unfallgutachten erstellenden beamteten Kollegen sah, „die ja danach streben, vollbesoldete Beamte ohne ärztliche Praxis zu werden" und somit aber aufgrund ihrer fehlenden praktischen Erfahrung „aus dieser Sachverständigenthätigkeit herausgedrängt werden" würden.[404] In diesem Zusammenhang darf allerdings nicht davon ausgegangen werden, dass sich Thiem mit dieser Forderung einer um die Unfallgutachtenhonorare konkurrierenden Ärztegruppe entledigen wollte. Für ihn stand die Erstellung eines aussagekräftigen Unfallgutachtens, das seiner Auffassung nach nur mit unfalltherapeutischen Kenntnissen möglich sei, klar im Vordergrund.

---

keine kritischen Anmerkungen zu berufsgenossenschaftlichen Vertrauensärzten finden.

402 Henius (1901), S. 778. Inhaltliche Wiedergabe von Thiems Vortrag in der „Berliner Klinischen Wochenschrift".

403 Rapmund, 1845 in Zörbig geboren, studierte in Halle und wurde dort 1868 promoviert. Ab 1874 war er als Kreiswundarzt in Luebbecke, und ab 1876 als Kreisphysikus in Nienburg tätig. Seit 1886 bekleidete er das Amt eines Regierungs- und Medizinialrats in Aurich und war in gleicher Eigenschaft seit 1890 tätig. Sein publizistisches Werk beinhaltete im Wesentlichen Abhandlungen zu medizin-juristischen sowie standespolitischen Thematiken. 1888 begründete er zusammen mit Mittenzweig und Sander die Zeitschrift für Medizinalbeamte. Bereits 1883 initiierte er den preußischen Medizinalbeamtenverein, dessen Schriftführer er bis 1893 war und seit dieser Zeit den Vorsitz übernahm (Pagel 1901, Sp. 1346–1347).

404 Rapmund (1901) auf der XVIII. Hauptversammlung des Preussischen Medizinalbeamtenvereins. Zitiert in der Münchener Medicinischen Wochenschrift, 48. Jg., 1901, S. 1588. Rapmund sah diesbezüglich in der fehlenden unfallheilkundlichen Praxis keinerlei Nachteil bei der Erstellung von Gutachten: „Bei der gutachterlichen Thätigkeit komme das ‚Krankenheilen' garnicht in Betracht, sondern in erster Linie die Feststellung der Art und Folgen der Verletzungen sowie ihres ursächlichen Zusammenhanges mit einem Unfall, eine diagnostische Thätigkeit, die sich von der gerichtsärztlichen garnicht unterscheide." (zitiert bei Ziemke 1901, S. 272). Ob die Kritik Rapmunds Thiems Einstellung hierzu änderte, kann nicht eindeutig nachvollzogen werden, da keine Stellungnahme Thiems zu dieser Thematik überliefert ist. Tatsächlich weisen seine hiernach noch mehrfach zum Thema der Gutachtertätigkeit veröffentlichten Aufsätze keine diesbezüglichen Forderungen mehr auf (Vgl. auch Thiem 1907b, S. 1097–1101, 1639–1641 und 1689–1691)

Um gesetzesbezogene Fehler bei der Erstellung eines medizinischen Unfallgutachtens zu vermeiden, sollten sich die Ärzte nach Auffassung Thiems auch inhaltlich mit der Unfallgesetzgebung auseinandersetzen. So beklagte er in seinem „Handbuch der Unfall-erkrankungen“ dass: „noch bei vielen Aerzten die zur Begutachtung nothwendige Kenntniss des Gesetzes fehlt und sich hierdurch Fehler in die Gutachten einschleichen, die entweder die Berufsgenossenschaften oder den Verletzten schädigen“.[405]

Daher empfahl er seinen Kollegen das Studium entsprechender Fachliteratur[406] bzw. informierte regelmäßig in Vorträgen und Buchbeiträgen über Neuerungen des Unfallgesetzes.[407]

Nicht zuletzt waren für Thiem neben den soeben herausgestellten technisch-formalen Ansprüchen an ein aussagekräftiges Gutachten auch die ethische Verantwortung, die der Arzt allen Parteien gegenüber hatte, von ausgesprochener Bedeutung. So erwartete er von seinen Kollegen, dass „bei der Abfassung und Ertheilung von Gutachten [...] sich der Arzt der grössten Gewissenhaftigkeit, Wahrheitsliebe und Unparteilichkeit befleissigen [soll]“. Weder durfte das Gutachten zum Vorteil der Berufsgenossenschaften ausfallen,[408] noch sollte Veranlassung dazu bestehen, dass das Gutachten ungerechterweise zugunsten des Verunfallten ausfiel.[409]

405 Thiem (1898), S. 3. Hier war für Thiem insbesondere die genaue Kenntnisse der Definition eines Unfalls bzw. Betriebsunfalls wichtig. So konnte bei fehlerhaften Beschreibungen der „zeitlich, örtlich und ursächlich im Zusammenhang stehenden Ereignisse“ (ebd. S. 4) „diese Gutachten bei ungenügender Gesetzeskenntnis das Gegenteil von dem [bewirken], was der Gutachter gemeint und bezweckt hat“ (Thiem 1907b, S. 1099). Auch die Kenntnis der Begrifflichkeiten „erwerbsfähig“ und „arbeitsfähig“ waren für Thiem hinsichtlich der sich aus ihrer Verwendung in einem Gutachten heraus ergebenen Konsequenzen von wesentlicher Bedeutung: „Ein Verletzter, der so weit von seiner Verletzung geheilt ist, daß er die Arbeit wieder aufnehmen könnte, daran aber gehindert ist, weil die Berufsgenossenschaft zur besseren Gebrauchsfähigkeit seines geschädigten Gliedes noch ein mediko-mechanisches Heilverfahren mit ihm anstellt, ist während desselben natürlich völlig erwerbsfähig im Sinne des Unfallgesetzes, aber nicht mehr arbeitsfähig im Sinne des Krankenversicherungsgesetzes“ (ebd.).

406 Ebd., S. 3. Thiem empfahl in diesem Zusammenhang das „in zweiter Auflage erschienene Handbuch der Unfallversicherung, Leipzig 1897, Breitkopf und Härtel“.

407 Als Beispiele zu nennen sind das 1903 veröffentlichte „Handbuch der Krankenversorgung und Krankenpflege“, in dem Thiem das Kapitel „Specielle Krankenversorgung für Arbeiter in Betriebsunfällen“ (S. 18–39) sowie den dazugehörigen Nachtrag (S. 1334–1341) mit Darstellung der seit 1884 eingetretenen Veränderungen der Unfallgesetzgebung bearbeitete. Ebenfalls zu erwähnen ist sein am 4.3.1913 im Auftrag des „Kgl. Preuss. Ministerium des Inneren“ vor Kreisärzten gehaltenen Vortrag über „Die durch die Reichsversicherungsordnung erweiterten Aufgaben der Unfallbegutachtung“ (veröffentlicht in der Monatsschrift für Unfallheilkunde 1913, S. 116–132).

408 Hierzu stellt Thiem fest: „[...] dass die Berufsgenossenschaften durchaus keine Parteilichkeit zu ihren Gunsten wünschen“, da die entstehenden Kosten durch „Umlagen bei den einzelnen Mitgliedern der Berufsgenossenschaften gedeckt [werden].“ (Thiem 1894, S. 35). Ein wesentliches Motiv für die Parteilichkeit zugunsten der Berufsgenossenschaften sieht Thiem in der Einstellung mancher Ärzte gegenüber vermeintlichen Simulanten (ebd. S. 36 f.). Hierzu formuliert er weiter, dass „[Ärzte] sündigen, [...] indem sie [...] nun alle Unfallverletzten als Betrüger ansehen, die in Gutachten möglichst scharf beurtheilt werden müssen“ (Thiem 1998, S. VIII im Vorwort).

409 Eine Parteinahme für den Patienten ergab sich nach Thiem vordergründig aus einer

Für Thiem ergab sich somit aus diesen Grundsätzen heraus der Leitsatz: „Die wahre Humanität ist auch Unfallverletzten gegenüber einzig und allein die Gerechtigkeit".[410]

Die für Thiem so bezeichnende, stete Forderung nach einer fachlich exakten wie auch gerechten Begutachtung Unfallverletzter, die im Wesentlichen auf seinen eigenen umfangreichen Erfahrungen, und insbesondere denen im Rahmen seiner Tätigkeit als Zweitgutachter beruhten,[411] setzte wesentliche Impulse zum Erreichen der geforderten Standards in der damaligen Unfallbegutachtung und kann mit den heutigen Anforderungen an eine fachlich korrekte unfallchirurgische Begutachtung[412] gleichgestellt werden.

5.3 Thiems Beitrag zu Gründung und Aufbau unfallmedizinischer Organe und Institutionen

5.3.1 Die Monatsschrift für Unfallheilkunde

Unfallmedizinische Fachbeiträge veröffentlichten Thiem[413] und seine Fachkollegen in verschiedenen wissenschaftlichen Zeitschriften, es fehlte ein eigenes Publikationsorgan für ihr Fach. Dieses Manko führte bei Thiem zu der Befürchtung, dass

besonderen, dem Zeitgeist heraus geschuldeten Humanität. Dies führte dazu, dass ärztliche Kollegen, die der Auffassung waren, dass „nicht alle unbemittelten Kranken und Elenden die Vortheile des Unfallgesetzes geniessen können", ein parteiisches Gutachten zugunsten der Versicherten verfassten. Er forderte daher von seinen Kollegen: „Der Arzt, welcher das Unfallgesetz für unzulänglich hält, mag in politischen oder socialen Versammlungen und Zeitschriften für Abänderung desselben eintreten. Unvermeidliche Härten aber durch Unwahrheiten bei der Gutachterthätigkeit ausgleichen zu wollen, ist ganz gewiss kein richtiger Weg" (Thiem 1898, S. VIII f. im Vorwort). Eine ausführliche Abhandlung zum Thema Objektivität im Gutachten verfasste er auch in der „Deutschen Medizinischen Wochenschrift" (Thiem, 1907b, S. 1097–1101).

410 Thiem (1998), S. VIII im Vorwort. Vgl. auch Thiem 1892, S. 20: „Von unserer Gewissenhaftigkeit, von unseren Kenntnissen und Erfahrungen, von unserem Scharfblick hängt das Wohl und Wehe einer grossen Zahl unglücklicher Menschen ab und wir müssen unser Urtheil objectiv Niemand zu Liebe und Niemand zu Leide [...] abgeben und, wenn wir jemals schwanken sollten, zu wessen Gunsten die Waagschale hernieder gehen soll, so kann es keinen Zweifel unterliegen, dass dies zu Gunsten der Verletzten geschehen muss"

411 1891 berichtete Thiem bereits davon, „über 2000 Gutachten anderer Aertze studirt zu haben" (Thiem 1892, S. 32). Vgl. hierzu auch Thiem (1914) mit der Darstellung der Behandlungsergebnisse von 1203 Unterarmfrakturen sowie 2443 Unterschenkelfrakturen. In: Festschrift zur Einweihung des Neuen städtischen Krankenhauses-Vereinigte städtischen und Thiem'sche Heilanstalten.

412 Vgl. hierzu auch Lehrbücher der gutachterlichen Tätigkeit. So zum Beispiel: Mehrtens, Ludolph und Mielke (2013), S. 152–231 sowie Grifka, Perlick, Köck und Anders (2011), S. 1038–1049.

413 Zu nennen sind: Deutsche Medizinal-Zeitung, Der Frauenarzt, Zentralblatt für Gynäkologie, Langenbecks Archiv für Chirurgie sowie Zentralblatt für Chirurgie (Geheimes Staatsarchiv Preußischer Kulturbesitz, I. HA Rep. 76 VIII A, Nr. 6047; Ministerium der geistlichen, Unterrichts- u. Medicinal-Angelegenheiten. Abtheilung für die Medicinal-Angelegenheiten, Personal- und Qualifications-Acten des Candidaten der Arzneiwis-

es infolgedessen zu einer „Zerstreuung“ wichtiger medizinischer Erkenntnisse kommen könnte. Seiner Auffassung nach bedurfte es einer „Sammelstelle für die eigenartigen[414] und theilweise neuen Erfahrungen [...], welche bei der Behandlung und Beurtheilung von Unfallverletzten und Invaliden [...] gewonnen worden sind und noch täglich gewonnen werden“.[415] Diese „Sammelstelle“ rief Thiem ins Leben und begründete gemeinsam mit dem Vertrauensarzt der vereinigten Berliner Schiedsgerichte E. Heinrich Blasius (1845–1906) und dem Direktor des Berliner medicomechanischen Institutes, Gustav Theodor Alexander Schütz (Lebensdaten unbekannt), mit Jahresbeginn 1894 die Monatsschrift für Unfallheilkunde mit besonderer Berücksichtigung der Mechanotherapie.[416] Um die Ziele, welche mit der Herausgabe ihrer Zeitschrift verbunden waren, klar hervorzuheben, stellten sie der Erstausgabe ein Vorwort mit der Überschrift „Was wir wollen!“ voran und erklärten, dass mit dieser Monatsschrift vorrangig das Wissen um die Behandlung, die physiotherapeutische Nachbehandlung und die Begutachtung Unfallverletzter mit Bezug auf die neu geschaffene Unfallgesetzgebung einem weiten Publikum offeriert werden solle.[417] Ihr

senschaft Dr. med. Carl Thiem, ohne Blattnummerierung).

414 In diesem Kontext steht „eigenartig“ für spezifisch.

415 Thiem (1904), ohne Seitennummerierung der Seite 1 vorplatziert: „Gerade weil die Unfallheilkunde keine besondere medicinische Disciplin ist, [...] sondern weil Verletzungsfolgen in allen medicinischen Disciplinen beobachtet werden und die Ergebnisse dieser Beobachtungen in fast allen Specialzeitschriften sich gelegentlich und zerstreut vorfinden, erschien und erscheint auch noch für die Zukunft eine solche Sammelstelle nothwendig für den practischen Arzt, dem unmöglich das Studium aller dieser Specialzeitschriften zugemuthet werden kann“.

416 In den meisten zeitgenössischen Quellen, auf die sich auch die Sekundärliteratur bezieht, wird Thiem als Alleininitiator der Zeitschrift genannt. Braatz hebt jedoch 1894 in seinem Schlusswort als Vorsitzender der abschließenden Sitzung der „Abtheilung für Unfallheilkunde“ Blasius als Initiator der Monatsschrift hervor (Verhandlungen der Gesellschaft Deutscher Naturforscher und Ärzte. 1894, S. 467).
Weitere, zum Teil um das Themenfeld der Unfallheilkunde, Mechanotherapie und Unfallbegutachtung konkurrierende Zeitschriften folgten unmittelbar auf die Monatsschrift für Unfallheilkunde. So etwa die Ärztliche Sachverständigen-Zeitung: Zeitschrift für die gesamte ärztliche Sachverständigentätigkeit sowie für Unfall-Heilkunde, Gewerbekrankheiten und Versicherungsmedizin, die ab 1895 erschien, wie auch das ab 1896 veröffentlichte Archiv für Unfallheilkunde, Gewerbehygiene und Gewerbekrankheiten. Etwas später, 1903, folgte die Ausgabe des Archivs für Orthopädie, Mechanotherapie und Unfallchirurgie (Zeitschriften-Datenbank www. zdb katalog.de/index.xhtml,).

417 Blasius, Schütz und Thiem (1894), ohne Seitennummerierung der Seite 1 vorplatziert: „[I]n erster Linie ist an der Ausführung des Unfallversicherungsgesetzes die ärztliche Welt betheiligt. Grosse, neue Ziele sind ihr gesteckt. Reiche, specialistische Kenntniss wird heute von uns verlangt, die früher der Allgemeinheit ferner lag. Jeder Arzt kommt heute, der eine mehr, der andere weniger in die Lage, an der Ausführung des Gesetzes mitzuarbeiten. Will er aber seiner Aufgabe genügen, will er an einem edlen Auf- und Ausbau des Gesetzes mitarbeiten, wie er es verpflichtet ist, so sind ihm gewisse Kenntnisse unentbehrlich, welche das Universitätsstudium uns Aelteren gar nicht geboten hat, den Jüngeren nicht in genügendem Maasse bieten kann. Die Behandlung, welche heute nicht allein eine Heilung, sondern die Wiederherstellung der möglichbesten Erwerbsfähigkeit von vornherein als erstes Ziel im Auge haben muss, namentlich aber die Nachbehandlung nach einer Verletzung, erfordert so eingehende Specialkenntnisse, dass

Leitartikel, der eindeutig die Stellung und Aufgaben der Unfallheilkunde dieser Zeit beleuchtete (Probst 1997, S. 18 f.), stellte bereits damals die Inhalte heraus, die auch heute noch von der Gesellschaft für Unfallchirurgie unverändert – und dies insbesondere im berufsgenossenschaftlichen Heilverfahren – zur Anwendung kommen (Josten 2012, S. 862).

Die Artikel der Monatsschrift, zu deren Anzahl Thiem in einem hohen Masse selbst beitrug, bezogen sich konsequenterweise auf fachmedizinische und gutachterliche, aber auch auf im Kontext zur Unfallheilkunde stehende sozialpolitische Themen. So nutzte Thiem wiederholt die Monatsschrift, deren alleiniger Herausgeber er auf Wunsch seiner beiden Mitbegründer ab Oktober 1896 wurde,[418] als Podium, seinen Forderungen nach einer Verbesserung der Sozialgesetzgebung Ausdruck zu verleihen.[419] Allerdings war Thiem strikt dagegen, standespolitische Themen wie etwa der Forderung nach einem höheren ärztlichen Einkommen weder in der Monatsschrift noch in der „Abtheilung für Unfallheilkunde" oder auf den „Internationalen Medizinischen Unfallkongressen" (siehe Kap. 5.3.2 und 5.3.3) Raum zu geben. Diese Themen wären seiner Auffassung nach besser in Vereinssitzungen aufgehoben gewesen.[420]

Im Verlauf seiner Herausgeberschaft änderte Thiem, offenbar mit der Absicht, die Zielsetzungen der Zeitschrift für den Leser deutlicher herauszustellen, mehrfach deren Titel. So erweiterte er 1896 die Überschrift der Monatsschrift um den Zusatz „mit besonderer Berücksichtigung der Mechanotherapie und der Begutachtung Unfallverletzter", was noch als Ausdruck der wissenschaftlichen Entwicklung in der Unfallheilkunde verstanden werden kann. Allerdings muss angenommen werden, dass die 1899 vorgenommene erneute Umgestaltung des Titels in „mit besonderer Berücksichtigung der Mechanotherapie und der Begutachtung Unfallverletzter

auch die Erfahrenen heute veranlasst sind, neue Studien zu pflegen und das Vorhandene immer weiter auszubauen und zu verfeinern. Zudem ist die Begutachtung der zurückgebliebenen Erwerbsbeschränkungen, des Einflusses namentlich der Verletzungen auf das sonstige Befinden des Betroffenen, ja auf sein Leben, eine überaus schwierige und bedarf noch in vieler Richtung eifrige Bearbeitung, um denjenigen Anspruch auf Zuverlässigkeit zu erringen, welcher von derselben füglich gefordert werden muss. Endlich ist eine genaue Kenntniss des Gesetzes und dessen Ausführung absolut nothwendig. Alle diese Ziele zu erstreben, das Erreichte in weite Kreise zu tragen, haben wir uns in unserer Monatsschrift vorgenommen und wir haben die grosse Freude, dass sich eine unerwartet grosse Anzahl von hervorragenden Männern der Wissenschaft bereit erklärt hat, ständig mit uns an der Erreichung unseres Zieles zu arbeiten."

418 Blasius wie auch Schütz überließen Thiem, „dem practischen Chirurgen unter ihnen", aufgrund der „besonderen Wichtigkeit der Verletzungs-Chirurgie für die Unfallheilkunde" die alleinige Herausgeberschaft (Thiem 1896a, S.289).

419 Hier ist in erster Linie seine wiederholte Forderung nach Abschaffung der 13-wöchigen Karenzzeit zu nennen. Vgl auch Welz (1997), S. 25.

420 Beispielhaft dient hierzu Thiems Forderung anlässlich standespolitischer Diskussionen auf der Versammlung Deutscher Naturforscher und Ärzte 1896: „Die Frage [...] gehöre gar nicht auf diese Versammlung, die eine wissenschaftliche sein und bleiben solle. Dies möge in Vereinen besprochen werden, welche Standesinteressen vertreten" (Thiem 1896b, Verhandlungen der Gesellschaft Deutscher Naturforscher und Ärzte 1896, S. 567).

und Invalider“ nun auf eine sich immer deutlicher abzeichnende Spannung zwischen den Unfallmedizinern um Thiem einerseits und den Vertretern des Fachs „Gerichtliche Medizin“ andererseits hindeutet.[421] Vermutlich erfolgte aus ähnlichen Motiven heraus 1900 wiederum eine Titeländerung. Diesmal erweiterte Thiem den Titel in „Monatsschrift für Unfallheilkunde und Invalidenwesen mit besonderer Berücksichtigung der Mechanotherapie und der Begutachtung Unfallverletzter, Invalider und Kranker“, womit er anscheinend noch klarer die Kompetenz der Unfallmediziner auf dem Gebiet der Unfallbegutachtung zur Geltung bringen wollte. Diese Benennung blieb bis nach Thiems Tod erhalten.[422] Mit Gründung der „Deutschen Gesellschaft für Unfallheilkunde, Versicherungs- und Versorgungsmedizin“ 1922 führte das Periodikum, nunmehr als Organs dieser Gesellschaft, die Bezeichnung „Monatsschrift für Unfallheilkunde und Versicherungsmedizin“.[423]

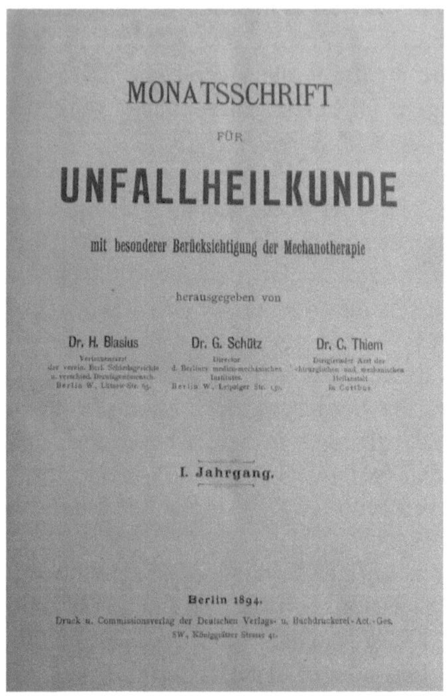
MONATSSCHRIFT

FÜR

UNFALLHEILKUNDE

mit besonderer Berücksichtigung der Mechanotherapie

herausgegeben von

Dr. H. Blasius | Dr. G. Schütz | Dr. C. Thiem

Director
d. Berliner medico-mechanischen Institutes.
Berlin W., Leipziger Str.

in Cottbus

I. Jahrgang.

Berlin 1894.

Druck u. Commissionsverlag der Deutschen Verlags- u. Buchdruckerei-Act.-Ges.
SW., Königgrätzer Strasse 41.

Abb. 12: Deckblatt der Erstausgabe der Monatsschrift für Unfallheilkunde

Aufgrund ihrer vielfältigen unfallmedizinischen Beiträge sowie der Möglichkeit, kritische Diskussionen führen zu können, wurde die Monatsschrift für Unfallheilkunde, zu deren Autorenschaft unter Thiems Redaktionsleitung bedeutende

421 Diese Spannungen beziehen sich auf die von jeweils beiden Fachrichtungen eingeforderten Zuständigkeiten in der Gutachtertätigkeit. Sie kamen insbesondere auf den Versammlungen der Gesellschaft Deutscher Naturforsche und Ärzte zum Tragen (siehe auch Kap. 5.3.2). Als Teil der staatlich kontrollierten öffentlichen Gesundheitspflege (vgl. auch Eckart 2005, S. 173) beanspruchte die „Gerichtliche Medizin“ aus Gründen der forensischen Relevanz, die ein Gutachten vor dem Unfallschiedsgericht hatte, die medizinische Gutachtenerstellung für sich.

422 Nach Thiems Tod 1917 übernahm dessen ärztlicher Mitarbeiter Walter Kühne in den „schwersten Jahren deutscher Publizistik“ die Redaktion der Monatsschrift (Nachruf auf Walther Kühne 1939. In: Monatsschrift für Unfallheilkunde, 46. Jg., S. 358). Nach dem Ersten Weltkrieg wurden deutsche und österreichische Wissenschaftler und mit ihnen die bis zu diesem Zeitpunkt in der Wissenschaft führende deutsche Sprache von internationalen wissenschaftlichen Vereinigungen, Kongressen und Publikationen ausgeschlossen. Begründet wurde dies mit der Leugnung der Kriegsschuld Deutschlands und der Kriegsverherrlichung durch deutsche Wissenschaftler (vgl. hierzu Reinbothe 2019).

423 Monatsschrift für Unfallheilkunde und Versicherungsmedizin (1922), S. 25–29.

Ärzte wie Paul Fürbringer (1849–1930)[424], Heinrich Helferich (1851–1945)[425], Georg Ledderhose (1855–1925)[426], Alfred Schanz (1868–1931)[427], Fritz de Quervain (1868–1940)[428], Heinrich Quinke (1842–1922)[429] und Gustav Zander zählten, von Thiems Zeitgenossen als die „führende unfallmedizinische Zeitung" wahrgenommen, die zusammen mit der im nachfolgenden Kapitel zu erörternden „Abtheilung für Unfallheilkunde" „die Unfallmedizin als neue Disziplin der praktischen Medizin eingeführt und die Grundlage zu ihrer kräftigen Entwicklung geschaffen" habe.[430]

Resümierend kann festgestellt werden, dass die Herausgabe der Monatsschrift für Unfallheilkunde, die bis heute unter dem Titel „Der Unfallchirurg" erscheint, aufgrund ihrer Bedeutung für den auf dem Gebiet der Unfallmedizin tätigen Arzt eine der herausragenden Leistungen Thiems darstellt.

424 Fürbringer studierte in Jena und Berlin Medizin. Von 1872 bis 1874 war er Assistent am Pathologischen Institut in Jena, anschließend bis 1877 Assistent an der Inneren Klinik in Heidelberg. 1876 habilitierte er sich für Arzneimittellehre und medizinische Chemie aufgrund einer Arbeit über Oxalsäureausscheidung im Harn. 1879 wurde er Extraordinarius und Leiter der Distriktspoliklinik in Jena. Er hielt Vorlesungen über Haut- und Kinderkrankheiten. Nachdem er 1880 das Amtsphysikat in Jena übernommen hatte, hielt er auch Vorlesungen über Hygiene und Gerichtsmedizin. 1886–1903 war Fürbringer Direktor des Städtischen Krankenhauses am Friedrichshain in Berlin und von 1890 bis 1921 als Mitglied des Medizinalkollegiums für Berlin und die Mark Brandenburg als Sachverständiger auf den Gebieten der Unfallheilkunde und der Gewerbekrankheiten tätig (Stürzbecher 1961, S. 690 f.).

425 Helferich studierte in München und Leipzig Medizin und wurde 1874 promoviert. Danach war er Assistent bei Thiersch in Leipzig und folgte 1879 einem Ruf nach München zur Leitung der „selbstständigen chirurgischen Universitätspoliklinik" und war zugleich Dozent am Operationskursus für Militärärzte. 1885 erhielt Helferich den Ruf als ordentlicher Professor und Direktor der Chirurgischen Klinik in Greifswald, wo er den Neubau der chirurgischen Klinik umsetzte. 1899 wurde er als ordentlicher Professor Nachfolger von Esmarch in Kiel (Pagel 1901, Sp. 710–711).

426 Ledderhose studierte Medizin in Straßburg, wo er 1880 promovierte wurde. Seit 1891 war er dort als außerordentlicher Professor tätig. Von 1892 bis 1899 war er Direktor des neu gegründeten „Rekonvalescentenhauses" für Unfallverletzte. Ledderhose beschrieb 1894 erstmals das später nach ihm benannte Syndrom, das auch als „Morbus Ledderhose" bezeichnet wird (Pagel 1901, Sp. 971–972)

427 Nachdem Schanz 1892 promoviert wurde, begann er in Berlin und Würzburg eine Ausbildung zum Orthopäden und ließ sich anschließend in Dresden nieder. Hauptsächlich beschäftigte sich Schanz mit der Diagnostik und Therapie der Skoliose (Vierhaus 2007, S. 761).

428 De Quervain wurde 1892 in Bern promoviert. 1902 habilitierte er sich und wurde 1907 Titularprofessor in Bern. 1910 wurde Quervain ordentlicher Professor für Chirurgie in Basel und 1918 ordentlicher Professor und Direktor der chirurgischen Klinik Bern. Nach Quervain sind mehrere Krankheitsbilder benannt (Steinke 2010).

429 Quinke studierte von 1858 bis 1864 Medizin in Berlin, Würzburg und Heidelberg. 1863 wurde er in Berlin promoviert. Studienreisen führten ihn anschließend nach Wien, Paris und London, bevor er 1866 seine ärztliche Tätigkeit am Krankenhaus Bethanien in Berlin aufnahm. Er habilitierte sich 1870 an der Charité und wurde 1873 Ordinarius an der Universität Bern. 1878 folgte er einem Ruf nach Kiel und wirkte dort 30 Jahre als Direktor der Medizinischen Klinik (Voswinckel 2003, S 48 f.).

430 Kaufmann (1919), S. 191.

5.3.2 Die Sektion „Abtheilung für Unfallheilkunde" der Gesellschaft Deutscher Naturforscher und Ärzte

So wie es das Bestreben Thiems bei Gründung der Monatsschrift für Unfallheilkunde war, einem intensiven fachlichen Diskurs zwischen „unfallheilkundlich" interessierten Ärzten eine Plattform zu bieten, stand auch hinter dem Aufbau einer eigenen, ausschließlich für Themen der Unfallheilkunde zuständigen Fachsektion auf den Versammlungen der Gesellschaft Deutscher Naturforscher und Ärzte (GDNÄ)[431] die Idee eines „gründlichen Meinungsaustausch[es] über strittige Punkte und unerledigte Fragen in der noch so neuen und doch überaus wichtigen Unfall-Gesetzes- und Heilkunde".[432]

Im August 1894 richteten daher die auf dem Gebiet der Unfallmedizin tätigen Ärzte Blasius, Constantin Kaufmann (1853–1935), Johann Polacsek (Lebensdaten unbekannt) und Thiem in der Monatsschrift für Unfallheilkunde „an alle Herren Specialkollegen" die Bitte, an einer sich auf der 66. Versammlung der GDNÄ in Wien desselben Jahres konstituierenden Sitzung der „Abtheilung für Unfallheilkunde" teilzunehmen.[433]

Der Wunsch nach Gründung einer eigenen, sich auf den Tagungen der GDNÄ von den Mutterdisziplinen Innere Medizin und Chirurgie abspaltenden Fachabteilung war gerade zum Ende des 19. Jahrhunderts als Zeichen der Entwicklung bzw. der Kenntniserweiterung in den Naturwissenschaften und der Medizin zu werten (Lampe 1975, S. 1 und 57). So schien es auch für Thiem folgerichtig, die Gründung einer sich von der Chirurgie separierenden und selbstständig arbeitenden „Abtheilung" anzustreben, da es „sich bei der Unfallheilkunde nicht allein um die Chirurgie, sondern um deren Verbindung mit der Mechanotherapie, der Nervenstörungen [handelt]" und „endlich [...] die Gesetzeskunde ein unentbehrlicher Factor in der Ausführung des Gesetzes seitens der betheiligten Aerzte [ist]".[434] Vom 24. bis 30.9.1894

431 Als älteste und größte interdisziplinäre Wissenschaftsvereinigung in Deutschland wurde die GDNÄ 1822 in Leipzig von dem Naturforscher und Naturphilosophen Lorenz Oken (1779–1851) sowie weiteren Naturforschern und Ärzte wie Carl Gustav Carus (1789–1869) mit dem Ziel gegründet, Forschungsergebnisse zwischen Wissenschaftlern unterschiedlicher Fachdisziplinen (z. B. Physik, Chemie, Biologie, Mathematik, Geologie, Medizin) auszutauschen sowie Kritik und Anregungen durch persönliche Kontakte zu erfahren (Engelhardt 2001). Vgl. auch Schanbacher (2016) S. 15–23.

432 Monatsschrift für Unfallheilkunde, 1894, S. 225.

433 Ebd.: „Auf unseren Vorschlag wird in der 1. Sitzung der XXXII. Section [...] der vom 24. bis 30. September 1894 in Wien tagenden Versammlung deutscher Naturforscher und Aerzte eine Theilung stattfinden und der abgespaltene Theil als Abtheilung für Unfallheilkunde besondere Sitzungen halten [...]. Da gerade in Wien das Zusammentreffen zahlreicher ärztlicher Vertreter [...] ausserordentlich erleichtert und demnach wahrscheinlich ist, bietet sich bei der diesjährigen Naturforscherversammlung, wie vielleicht so bald nicht wieder, eine günstige Gelegenheit zum gründlichen Meinungsaustausch." Als Unterzeichnende treten neben Thiem Blasius (Berlin), Kaufmann (Zürich) und Polacsek (Wien) auf.

434 Blasius, Thiem (1894), S. 289. Aus der gemeinsamen Berichterstattung mit Blasius über die erste Sitzung der Abteilung für Unfallheilkunde.

tagten daher auf der 66. Versammlung der GDNÄ erstmals Unfallärzte getrennt von der Chirurgie und gründeten die „Abtheilung für Unfallheilkunde“ (Probst 1997, S. 16).[435]

Thiem, der bereits ab 1886 im Mitglieder- und Teilnehmerverzeichnis der Versammlung der GDNÄ aufgeführt wurde und 1888 und 1889 Vorträge auf den gynäkologischen Sektionen der Versammlungen hielt,[436] sah dann auch die erste Zusammenkunft der „Abtheilung für Unfall-, Heil- und Gesetzes-Kunde der 66. Versammlung Deutscher Naturforscher und Aerzte zu Wien“ als „einen gelungenen Versuch [...] der Sache unserer Spezialwissenschaft Nutzen zu bringen“. Gleichzeitig glaubte Thiem aber auch zu erkennen, „dass wir Gegner unter den Herren Collegen haben, welche uns die Berechtigung, eine eigene Stellung in der medicinischen Wissenschaft zu beanspruchen, bestreiten [...]“. Dennoch war Thiem überzeugt, dass „unsere Spezialarbeit [...] sich immer mehr und mehr erweitern und festigen [wird], wie es auch andere Zweige des ausgedehnten Gebietes der Medizin mussten[,] um zu der Bedeutung zu gelangen, welche dieselben heute haben“[437]. In Würdigung des von Thiem geleisteten Beitrags zur Gründung der „Abtheilung für Unfallheilkunde“ forderte nach Abschluss der unfallärztlichen Versammlung der Vorsitzende der letzten Sitzung, Egbert Braatz (1849–1942), das Auditorium auf, „zum Zeichen der Anerkennung dieser Leistungen des Herrn Collegen Thiem sich von Ihren Sitzen zu erheben“.[438]

Ein Jahr nach Gründung der „Abtheilung“ begannen sich 1895 auf der GDNÄ-Versammlung erste Befindlichkeiten gegenüber der Fachsektion „Unfallheilkunde“ abzuzeichnen. Dieser wurde vorgeworfen, einen von Thiem maßgeblich ausgehenden Beschluss gefasst zu haben, was der „Abtheilung“ jedoch auf einer Tagung der GDNÄ nicht zustehen würde. Die Kritiker bezogen sich hierbei auf eine im vergan-

435 Thiem hielt im Rahmen dieser ersten Versammlung selbst vier Vorträge (Monatsschrift für Unfallheilkunde 1894, S. 336, 372 und 396 sowie Monatsschrift für Unfallheilkunde 1895, S. 106). Unter welchen Rahmenbedingungen sich die „Abtheilung für Unfallheilkunde“ auf der GDNÄ konstituiert hat (z. B. Beschlussfassung im wissenschaftlichen Vorstand der GDNÄ) ist nicht überliefert.

436 Verhandlungen der Gesellschaft Deutscher Naturforscher und Ärzte (1886), S. 294. Vgl. auch Geheimes Staatsarchiv Preußischer Kulturbesitz, I. HA Rep. 76 VIII A, Nr. 6047; Ministerium der geistlichen, Unterrichts- u. Medicinal-Angelegenheiten. Abtheilung für die Medicinal-Angelegenheiten, Personal- und Qualifications-Acten des Candidaten der Arzneiwissenschaft Dr. med. Carl Thiem, ohne Blattnummerierung. Die Themen der Vorträge Thiems lauteten: „Periurethrales Sarkom. Vortrag mit Demonstration“ und „Beiträge zur Indikationsstellung und zum Verlauf der vaginalen Totalexstirpation sowie Mitheilungen über das Verhalten der Körperschleimhaut beim Krebs der Scheidentheils“.

437 Blasius, Thiem (1894), S. 289. Dieses Resümee der ersten Sitzung zog Thiem zusammen mit Blasius.

438 Verhandlungen der Gesellschaft Deutscher Naturforscher und Ärzte (1894), S. 467. Braatz formuliert zur Begründung folgendes: „Das wir uns aber überhaupt als eigene Abtheilung versammelt haben, verdanken wir in erster Reihe Herrn Collegen Thiem. Von ihm ist die erste Anregung dazu ausgegangen, und er hat eine grosse Kraft und Energie an die Realisierung des Gedankens, die gar nicht ohne Hindernisse möglich war, gesetzt.“

genen Sitzungsjahr gemeinschaftlich von der „Abtheilung“ verabschiedete Resolution, die die Forderung zur Unterrichtung der Unfallheilkunde an Universitäten beinhaltete. Solche Erklärungen seien jedoch nicht mit dem wissenschaftlichen Charakter der GDNÄ in Einklang zu bringen und hätten daher auf den Zusammenkünften zu unterbleiben. Thiem sah sich daraufhin verpflichtet, den Beschluss dahingehend zu verteidigen, dass dies allein im Interesse der Patienten geschah, und kündigte gleichzeitig an, dass die „Abtheilung“ das Forum der GDNÄ auch in Zukunft für Forderungen dieser Art nutzen werde, da man „bei dem zunehmenden Ansehen unserer Versammlung annehmen kann, dass unsere Wünsche auch überall gehört werden“[439] – eine aus Sicht Thiems nachvollziehbare und keineswegs egoistische bzw. anmaßende Einstellung.

Auf der ein Jahr später abgehaltenen Jahresversammlung der GDNÄ wurde erstmals öffentlich der wissenschaftliche Nutzen einer eigenständig arbeitenden „Abtheilung für Unfallheilkunde“ infrage gestellt. Hier war es in erster Linie der Vertrauensarzt der Berufsgenossenschaften Johann Conrad Busch (1848–1898), der eine Eigenständigkeit der Sektion für unberechtigt hielt, da viele der Themen, die auf deren Sitzungen vorgetragen wurden, viel besser in bereits lange bestehende Sektionen wie der Chirurgie, Inneren Medizin, Neurologie sowie der Augen- und Ohrenheilkunde wahrgenommen würden. Er sprach daher einzelnen in der „Abtheilung“ gehaltenen Vorträgen sogar ihren Wert ab.[440] Thiem sah sich erneut gezwungen, die Arbeit seiner Sektion, die „jetzt zum dritten Male getagt und sich als durchaus lebensfähig und damit auch als existenzberechtigt erwiesen“ habe,[441] gegenüber den Kritikern zu verteidigen. Nachdem in den folgenden drei Jahren, in denen die Sitzungen der „Abtheilung für Unfallheilkunde“ gemeinsam mit denen der „Gerichtlichen Medizin“ abgehalten wurden[442] und die „Abtheilung“ ohne erkennbare Störun-

439 Verhandlungen der Gesellschaft Deutscher Naturforscher und Ärzte (1895), S. 322. Thiem wird hierfolgendermaßen zitiert: „Wenn die Berufsgenossenschaftstage, die doch nur einseitige Interessen vertreten, Mängel des Unfallgesetzes und seiner Handhabung rügen, so sind wir Ärzte [...], die wir auch die sachverständigsten, berufensten Vertreter der Verletzten selbst sind, nicht nur berechtigt, sondern auch verpflichtet, Wünsche in bezug auf Verbesserung des Unfallgesetzes und seiner Ausführung anzusprechen“. Thiem möchte daher „unserer Section das Recht gewahrt wissen, derartige Fragen zu besprechen“ und hofft „dass sich hierzu noch Gelegenheit auf der diesjährigen Versammlung finden wird“. So initiierte Thiem in der Hoffnung, eine breite Hörerschaft zu erreichen, auch auf dieser Versammlung eine Resolution zur Abschaffung der von ihm wiederholt kritisierten 13-wöchigen Karenzzeit (Verhandlungen der Gesellschaft Deutscher Naturforscher und Ärzte (1895), S. 327. Vgl. auch Monatsschrift für Unfallheilkunde (1895), S. 392

440 Verhandlungen der Gesellschaft Deutscher Naturforscher und Ärzte (1896), S. 565 ff. Nach Auffassung Buschs liege „für diese Abtheilung keine Notwendigkeit als besondere Abtheilung“ vor. Sie „sei sogar schädlich nicht nur für die Bestrebungen der Abtheilung, sondern auch für die Allgemeinheit.“

441 Ebd.

442 Vermutlich handelte es sich bei der Abhaltung der gemeinsamen Sitzungen um einen Kompromiss, den die Vertreter der „Abtheilung für Unfallheilkunde“ eingingen. Hierdurch umging man möglicherweise die Rückeingliederung in die Hauptabteilung Chirurgie und konnte sich so weiterhin eine gewisse Eigenständigkeit bewahren. Belege

gen arbeiten konnte,[443] wurde 1900 das Ende der Eigenständigkeit der „Abtheilung für Unfallheilkunde" im wissenschaftlichen Vorstand der GDNÄ beschlossen. In der Hoffnung, dies abwenden zu könne, regte Thiem eine Namensänderung der Sektion an. Sein Gedanke dahinter war, „dass der an sich unglückliche Name Unfallheilkunde doch nicht Alles ausdrückt, was wir [...] auf der Naturforscher-Versammlung in besonderen Abtheilungen verhandeln". Daher sei es „wünschenswerth, dass der nächsten Naturforscherversammlung ein Name für unsere Abtheilung vorgeschlagen werden könnte, welcher zu Ausdruck brächte, dass dieselbe neben der medizinischen Seite der Unfallversicherung auch die der Invalidenversicherung berücksichtigen wolle".[444]

Zu einer solchen Namenänderung sollte es jedoch nicht mehr kommen. In einem letzten Versuch, die Eigenständigkeit der „Abtheilung" zu erhalten, trat Thiem dem wissenschaftlichen Ausschuss der medizinischen Hauptgruppe der GDNÄ bei, um „mit einem gewissen Recht den Antrag auf Bildung der [...] Abtheilung stellen zu können". Jedoch musste er erleben, dass ihm dieser Antrag „zwar mit verbindlichen Worten, aber rundweg abgelehnt worden [war]". Ernüchternd kam er daher zu der Erkenntnis: „Man will uns also in Hamburg nicht oder will wenigsten dort keine Abtheilung!"[445] und gab daraufhin „den Kampf um eine besondere Abtheilung [...] auf der Naturforscher-Versammlung" auf.[446]

Der ebenfalls sehr aktiv in der „Abtheilung" mitwirkende Ferdinand Riedinger (1844–1918)[447] und Thiem glaubten im Wesentlichen drei Gründe feststellen zu können, die 1900 zur Auflösung der „Abtheilung für Unfallheilkunde" führten.[448] Zum ersten gab es seitens der GDNÄ stets die Bestrebung, durch Auflösung von

dafür lassen sich jedoch nicht finden.

443 In den Quellen (Verhandlungen der Gesellschaft Deutscher Naturforscher und Ärzte, Monatsschrift für Unfallheilkunde) werden für die Jahre 1897 bis 1899 keine Konfliktpunkte zur Daseinsberechtigung der „Abtheilung für Unfallheilkunde" vermerkt.

444 Monatsschrift für Unfallheilkunde (1900), S. 367 f.

445 Monatsschrift für Unfallheilkunde (1901), S. 128. Vgl. auch Verhandlungen der Gesellschaft Deutscher Naturforscher und Ärzte (1900), S. 17.

446 Monatsschrift für Unfallheilkunde (1901), S. 128 und 160. Thiem beschrieb die sieben Jahre der Existenz der Fachsektion als ein „beständiges Ankämpfen gegen den von Jahr zu Jahr stärker auftretenden Widerstand, [...] die Bildung einer selbstständigen Abtheilung durchzusetzen". In seinem 1922 gehaltenen einleitenden Vortrag zur Gründungsversammlung der „Gesellschaft für Unfallheilkunde, Versicherungs- und Versorgungsmedizin" beschrieb Kühne die Schließung der Abteilung als einen Schlag für Thiem, den dieser „eigentlich nie so recht überwunden" hatte (Kühne 1922, S. 253).

447 Riedinger studierte in München und Würzburg Medizin. Nachdem er sich 1874 in Würzburg habilitiert hatte, unternahm er eine längere Studienreise nach England und Frankreich. 1883 eröffnete er in Würzburg eine chirurgische Privatklinik. 1884 wurde er außerordentlicher Professor an der Universität Würzburg und Leiter der chirurgischen Poliklinik, 1917 ordentlicher Professor in Würzburg. Auf wissenschaftlichem Gebiet beschäftigte er sich mit der künstlichen Blutleere und Verletzungen des Thorax (Riedinger, Ferdinand, Indexeintrag: Deutsche Biographie, https://www.deutsche-biographie.de/pnd116535474.html [Online-Aufruf vom 31.3.2021]. Riedinger war wie Thiem im Vorstand der „Abtheilung für Unfallheilkunde".

448 Riediger (1901), S. 125–128.

„kleineren" Abteilungen eine Zersplitterung der Naturforscher-Versammlung in zu vielen Sektionen zu verhindern,[449] da dies dem Bestreben der GDNÄ nach universitärem Anspruch zuwiderlaufen würde.[450] Als zweiten Grund benannte Riedinger die „Rivalität" zwischen den praktisch orientierten „Unfallheilkundler[n]" und den Vertretern des Fachs der Gerichtlichen Medizin.[451] Letztere seien der Überzeugung, dass „die Sachverständigenthätigkeit [...] die Unfallheilkunde viel enger an die gerichtliche Medizin kettet als irgend ein anderes Fach"[452] und daher, so die Vermutung Thiems, die Auflösung der „Abtheilung für Unfallheilkunde" initiiert hätten.[453] Als dritten Grund führte Riedinger die Behauptung der Gegner auf, die Unfallheilkunde sei, da sie kein eigenes medizinisches Einteilungsprinzip wie andere Spezialfächer (z. B. HNO, Augenheilkunde, Dermatologie) besitze, als eigenständige Fachsektion der GDNÄ nicht existenzberechtigt.[454]

Welche Faktoren letztendlich für die Auflösung der „Abtheilung" ausschlaggebend waren, muss aufgrund hierzu fehlender Überlieferungen offenbleiben.[455]

Es ist durchaus anzunehmen, dass eine gewisse Verbitterung nach Auflösung der Abteilung unter den „unfallheilkundlich" interessierten Ärzten um Thiem bestand. Dass aber deswegen, wie von Kaufmann 1919 ausgeführt, „sich die Unfall-

---

449 Ebd., S. 125.

450 Lorenz Oken, der Begründer der GDNÄ, sprach sich schon 1828 gegen eine übermäßige Separierung der Versammlung in Abteilungen aus: „alles Meistern der Vorträge, alles Absondern in Sectionen führe zur Spaltung und Unzufriedenheit und mithin zur Zerstörung der Versammlung". Dagegen sahen bedeutende Wissenschaftler wie Alexander von Humboldt (1769–1859) und Rudolf Virchow (1821–1902) die Bildung differenziert arbeitender Abteilungen mit einem Fortschritt der Wissenschaft verbunden (Vgl. hierzu Lampe 1975).

451 Riediger (1901), S. 126.

452 Aerztliche Sachverständigen-Zeitung, ohne Autorenangabe, (1901), S. 195f.

453 Monatsschrift für Unfallheilkunde (1901), S. 160. Thiem äußert sich hierzu: „[D]ie Vertreter der gerichtlichen Medizin haben stets die Bildung einer eigenen Abtheilung für Unfallheilkunde auf das heftigste bekämpft mit der Begründung, die Unfallheilkunde sei ein untrennbarer Theil ihres Gebietes". In dem Vereinnahmungsbestreben der gerichtlichen Medizin sah Thiem vermutlich auch den Hauptgrund für den Niedergang der Sektion und schlussfolgerte daher: „Ich betrachte es also als das kleinere Unglück, dass die Abtheilung für Unfallheilkunde auf der Hamburger Naturforscherversammlung gestrichen ist, das grössere wäre es gewesen, wenn sie der Abtheilung für gerichtliche Medizin untergeordnet wäre". Ob diesbezüglich die Vertreter des Fachs „gerichtliche Medicin" eine Auflösung der „Abtheilung für Unfallheilkunde" in den Geschäftsausschüssen der GDNÄ bewirkten, ist, wenn auch vorstellbar, nicht überliefert.

454 Riedinger (1901), S. 127. Dagegen argumentierte Riedinger, dass „als praktisches Fach [...] der Unfallheilkunde keineswegs die Einheit der Materie [fehlt]", denn diese liege „auf dem Gebiet der sozialen Gesetzgebung". Hier bezieht sich Riedinger auf die Unfallgesetzgebung, die bei der Erstellung von Gutachten (z. B. bei der Taxierung der Erwerbsminderungsrente) maßgebend war. Riedingers wie auch Thiems Auffassung nach beruhe dieses sehr wohl auf einem wissenschaftlich-medizinischen Einteilungsprinzip und mache daher die Unfallheilkunde zu einem „Spezialfach".

455 In den Verhandlungen der Gesellschaft Deutscher Naturforscher und Ärzte lassen sich in den zu dieser Thematik infrage kommenden Jahrgängen 1900, 1901 und 1902 keine Ausführungen finden.

ärzte fortan von den Naturforscherversammlungen" fernhielten,[456] kann anhand der Quellenlage widerlegt werden. So nahm beispielsweise auf der Jahrestagung der GDNÄ 1902 der Bonner Unfallmediziner Hans Liniger (1863–1933) als Vortragender an den Sitzungen der „Abtheilung für gerichtliche Medicin" teil,[457] vier Jahre später war Thiem Referent auf den Besprechungen der „Abteilung für Neurologie und Psychiatrie".[458] Zutreffend hingegen ist die Feststellung Kaufmanns, dass „aus dem Wegfall der jährlichen Zusammenkünfte [...] keine erheblichen Nachteile [erwuchsen]", da „die wissenschaftlichen Arbeiten an anderer Stelle [diskutiert] wurden". Er verweist auf die wissenschaftlichen Beiträge in Fachzeitschriften wie auch auf die Internationalen Medizinischen Unfallkongresse (siehe auch Kap. 5.3.3).[459]

Der Wunsch Thiems, eine eigenständige „unfallheilkundliche" Fachgesellschaft zu gründen, erfüllte sich zu seinen Lebzeiten nicht. Erst fünf Jahre nach seinem Tod wurde die „Deutschen Gesellschaft für Unfallheilkunde, Versicherungs- und Versorgungsmedizin" gebildet. Wie schon bei der Weiterführung der Monatsschrift für Unfallheilkunde und Invalidenwesen war es auch hier wiederum Thiems langjähriger Mitarbeiter Walter Kühne, der die wissensvereinigende Arbeit seines Lehrers fortsetzte, indem er 1922 in der Monatsschrift für Unfallheilkunde zur Bildung einer eigenständigen Gesellschaft aufrief,[460] die am 23.9.1922 in Leipzig gegründet wurde.[461]

Mit der Begründung der „Abtheilung für Unfallheilkunde" in der Gesellschaft Deutscher Naturforscher und Ärzte gelang es Thiem, wenn auch nur über einen begrenzten Zeitraum und zum Teil gegen erheblichen Wiederstand, den an der Unfallmedizin interessierten Ärzten eine Plattform für einen persönlichen Wissens- und Erfahrungsaustausch zu schaffen und damit letztendlich auch den Grundstein für eine seit 1922 eigenständige und bis heute existierende Deutsche Gesellschaft für Unfallchirurgie zu legen.

5.3.3 Die Internationalen Medizinischen Unfallkongresse

Vom 29.5.1905 bis 4.6.1905 wurde erstmals der „Internationale Medizinische Unfallkongress" in Lüttich (Belgien) ausgetragen.[462] Diesem folgten die Kongresse in Rom (1909) und in Düsseldorf (1912). Insbesondere die deutschen Ärzte begrüßten

456 Kaufmann (1919), S. 193.
457 Verhandlungen der Gesellschaft Deutscher Naturforscher und Ärzte (1902), S. 603.
458 Verhandlungen der Gesellschaft Deutscher Naturforscher und Ärzte (1906), S. 192.
459 Kaufmann (1919), S. 193 ff.
460 Monatsschrift für Unfallheilkunde (1922), S. 25–29 u. S. 145 f.
461 Probst (1997), S. 25. Die Gründungsfeier erfolgte im Rahmen der Versammlung der GDNÄ im Auditorium Maximum der Universität Leipzig.
462 Über die Initiierung bzw. Organisation dieses Kongresses ist wenig bekannt. Kaufmann berichtete nur knapp mit Verweis auf die aufgelöste „Abtheilung für Unfallheilkunde", wie gelegen es kam, „daß die belgischen Ärzte 1905 einen internationalen medizinischen Unfallkongreß vorbereiteten" (Kaufmann, 1919, S. 193). Eine Beteiligung Thiems an der Initiierung bzw. Planung dieses ersten Kongresses erscheint eher unwahrscheinlich, da sie sicherlich von Kaufmann erwähnt worden wäre. Teilnehmer dieses Kongresses waren neben der überwiegenden Anzahl von Ärzten auch Verwal-

diesen Kongress, da „es bei der anderweitigen Sektionseinteilung der Versammlung deutscher Naturforscher und Ärzte leider nicht möglich gewesen ist, die bereits mit Erfolg dort eingerichtete Abteilung für Unfallheilkunde beizubehalten“.[463] Aber auch die Teilnehmer anderer Staaten[464] zeigten ein großes Interesse an dieser Veranstaltung, da es ihnen möglich wurde, Wissenswertes über die langjährige Erfahrung der deutschen Ärzte mit dem Unfallversicherungsgesetz in Erfahrung zu bringen.[465]

Als Vorgänger dieser Veranstaltungsreihe können die „Internationalen Congresse für Arbeitsunfälle und sociale Versicherungen“ betrachtet werden.[466] „Während auf [diesen] früheren internationalen Unfallkongressen mehr rechtliche und Verwaltungsfragen zur Erörterung kamen“, war es den belgischen Veranstaltern wichtig, „vorwiegend ärztliche Vorträge“ halten zu lassen;[467] eine Einstellung, die insbesondere auch Thiem vertrat. Bereits zu Kongressbeginn wurde Thiem, wohl aufgrund seines Engagements und seiner Verdienste um die Unfallheilkunde, vom Veranstaltungskomitee zum Vizepräsidenten ernannt.[468] Dieser eher symbolischen Funktion folgte am Ende der Versammlung die Wahl Thiems zum Präsidenten des „Permanenten Komitees für Internationale Unfallkongresse“.[469] Unter seiner Leitung war es Aufgabe dieses Ausschusses, die für die kommenden Jahre geplanten Unfallkongresse hinsichtlich der Austragungsorte und der Kongressthemen zu organisieren.[470]

Themenschwerpunkte der Veranstaltung in Lüttich waren neben Eingeweidebrüche als Folge von Betriebsunfällen und der Organisation der Ersten Hilfe nach Arbeitsunfällen auch die Definition des Begriffs Betriebs- bzw. Arbeitsunfall.[471] Ge-

tungsbeamte und Vertreter der Berufsgenossenschaften sowie Arbeiter.

463 Aerztliche Sachverständigen-Zeitung (1905), Nr. 9, S. 188. Diese Aussage bezieht sich auf die Auflösung der „Abtheilung für Unfallheilkunde“ auf der GDNÄ. Vgl. auch Kap. 5.3.2.

464 Folgende Nationen waren neben Belgien und Deutschland vertreten: Dänemark, England, Frankreich, Holland, Italien, Luxemburg, Schweden, Österreich, Rumänien und Russland (Monatsschrift für Unfallheilkunde 1905, S. 166).

465 Monatsschrift für Unfallheilkunde (1905), S. 166: „In der Tat machte sich die grössere Erfahrung der deutschen Ärzte, die nun schon 20 Jahre in der Unfallheilkunde tätig sind [...] zweifellos auf dem Kongress geltend“.

466 Auf diesen Tagungen wurden vorrangig juristische Fragestellungen zum Thema Arbeitsunfall erörtert. In einem Bericht über den „dritten internationalen Congress für Arbeitsunfälle und sociale Versicherungen“ der vom 1.10. bis 6.10.1894 in Mailand stattfand, erwähnt Kaufmann, dass diese Versammlung im Gegensatz zu ihren beiden Vorgängerinnen, die „keinerlei medicinisch wichtige Gegenstände behandelt hatten“, nun immerhin vier Vorträge mit medizinischem Inhalt aufwies (Kaufmann 1894, S. 394–396). Zwischen 1894 und 1905 werden zumindest in der Monatsschrift für Unfallheilkunde keine weiteren „internationalen Congresse für Arbeitsunfälle und sociale Versicherungen“ erwähnt, was ein Stattfinden dieser Tagungen in diesem Zeitraum unwahrscheinlich macht und nahelegt, dass die Thematik „Arbeitsunfall“ in einem internationalen Rahmen erst wieder 1905 in Lüttich aufgenommen wurde.

467 Monatsschrift für Unfallheilkunde (1905), S. 97.

468 Ebd., S.165.

469 Kühne (1917), S. 194.

470 Aerztliche Sachverständigen-Zeitung (1905), S. 285. Vgl. auch Kaufmann (1919), S. 193.

471 Monatsschrift für Unfallheilkunde (1905), S. 165. Vgl. auch Archiv für Orthopädie, Mechanotherapie und Unfallchirurgie (1905), S. 140, und Aerztliche Sachverständigen-

rade um letzteres Thema entwickelte sich auf dem Kongress eine intensiv geführte Diskussion, an der vor allem Thiem sehr präsent teilnahm. Ziel dieser Sitzung war es, sich auf eine eindeutige Definition zu einigen und somit auf die Gesetzgebung der Länder Einfluss zu nehmen. Für Thiem war dies jedoch in allererster Linie Aufgabe des Staates und nicht der Ärzte. So warnte er dann auch eindringlich vor einer Politisierung der Veranstaltung, sollte versucht werden, „verschiedene legislatorische Fragen, darunter [...] die gesetzliche Definition des Unfalls" auf dem Kongress klären zu wollen. Der Kongress habe einzig und allein, so Thiem, der Erörterung medizinischer Sachverhalte, z. B. der Kausalitätsklärung zwischen Unfallereignis und Erkrankung bzw. Verletzung, zu dienen. Daher lehnte er jede politische Stellungnahme oder gar politische Forderungen vonseiten der Ärzte entschieden ab.[472] In Anbetracht der Tatsache, dass Thiem sich wiederholt für die Abschaffung der Karenzzeit, ein geradezu sozialpolitisches Thema, auch auf medizinischen Veranstaltungen (GDNÄ) einsetzte, erscheint seine Position zur Klärung der Betriebsunfall-Definition durchaus fragwürdig. Allerdings ist nicht davon auszugehen, dass er sich mit dieser Haltung z. B. gegen eine Verbesserung der finanziellen Versorgungssituation Verunglückter stellte, die eine eindeutige Begriffsbestimmung des Unfallereignisses durchaus mit sich bringen würde, da er sich im Zweifelsfall – z. B. bei Gutachten – regelmäßig aufseiten der Patienten begab. Jedoch vertrat er den unverrückbaren Standpunkt, dass hinsichtlich solcher die Gesetze beeinflussender Begriffsfestlegungen „wir Ärzte [...] weder berufen, noch gewillt [seien], uns die Köpfe der Gesetzgeber und Juristen zu zerbrechen".[473] Auf Grundlage seiner Ausführungen verzichtete man dann auch auf eine Definition des Arbeitsunfalls. Zudem lehnten im Zusammenhang mit der Diskussion um eine drohende „Politisierung" die Kongressteilnehmer, insbesondere die deutschen Ärzte um Thiem, den arbeitspolitisch motivierten Antrag eines Gewerkschaftsvertreters, der vom Kongress eine Beschlussfassung zur Herabsetzung der Arbeitszeit forderte, als unzulässig ab.[474]

Zeitung (1905), S. 284. Thiem nahm selbst mit einem Vortrag am Kongressgeschehen teil („Die Überanstrengung als Ursache von Unfällen", Monatsschrift für Unfallheilkunde 1905, S. 180) und bezog zu weiteren medizinischen Themen ausführlich Stellung („Die traumatische Entstehung von Eingeweidebrüchen", ebd., S. 175 ff., sowie „400 Fälle von Kniescheibenbrüchen", Aerztliche Sachverständigen-Zeitung 1905, S. 285).

472 Archiv für Orthopädie, Mechanotherapie und Unfallchirurgie (1905), S. 142. „Sichtlichen Eindruck machten die Ausführungen von Thiem (Cottbus) (dem als ‚Veteran der Unfallheilkunde' von den Kongressteilnehmern überall grosse Sympathien entgegengebracht wurde), indem er davor warnte, über die rein medizinische Aufgabe des Kongresses hinauszugehen und sich in [arbeits]politische Diskussionen zu verlieren". Vgl. hierzu auch Monatsschrift für Unfallheilkunde (1905), S. 165: „Ein Ärztekongress [sei] nicht berufen, über sozialpolitische und gesetzgeberische Fragen abzustimmen".

473 Monatsschrift für Unfallheilkunde (1905), S. 178.

474 Archiv für Orthopädie, Mechanotherapie und Unfallchirurgie (1905), S. 147. Vorausgegangen war diesem Antrag ein Referat von Imbert (Montpellier) über den „Einfluss der Ermüdung auf das Zustandekommen der Unfälle".

Auch auf dem zweiten Internationalen Medizinischen Unfallkongress, der 1909 in Rom stattfand,[475] verwies Thiem überaus eindrücklich[476] auf den rein wissenschaftlich-medizinischen Charakter der jetzigen und auch zukünftigen Veranstaltungen. Auf seine Initiative hin wurde am Ende der Tagung unter seiner Leitung im „Permanenten Komitee für Internationale Unfallkongresse" folgender Beschluss gefasst: „Der Kongress ist eine rein ärztliche, wissenschaftliche Versammlung [...]. Soziale und politische Erörterungen und ärztliche Standesfragen [...] sind vom Kongress ausgeschlossen".[477]

Unter dieser Vorbedingung wurde dann auch der dritte Unfallkongress 1912 in Düsseldorf mit Thiem als Kongresspräsidenten[478] abgehalten.[479] Wohl aufgrund seiner Verdienste um die Unfallheilkunde bekam Thiem im Rahmen der Eröffnungsveranstaltung von den Kongressteilnehmern den symbolischen Titel „Vater der Unfallchirurgie" verliehen.[480]

Im Gegensatz zu den vergangenen beiden Kongressen schien sich Thiem, der selbst keine Vorträge hielt, jedoch wie gewohnt intensiv an Diskussionen teilnahm,[481] eher seiner Funktion als Kongresspräsident zu widmen, worauf seine ausführliche Eröffnungsrede sowie seine Abschlussworte hindeuten.[482]

Eine ebenfalls lenkende Funktion bekleidete Thiem auch weiterhin als Präsident des „Permanenten Komitees für Internationale Unfallkongresse", in dem am Schlusstag der Düsseldorfer Tagung „als Ort des nächsten internationalen Kongresses im Jahre 1914 Paris gewählt" wurde.[483] Hier wurde Thiem ein letztes Mal intensiv in die Organisation der Fachtagung eingebunden. Da es zu befürchten sei, dass der Kongress in Paris von französischen Ärzten als Bühne für standespolitische

475 Leitthema dieses Kongresses war die „Organisation des ärztlichen und chirurgischen Dienstes zur Pflege und Überwachung der Folgen der Arbeitsunfälle". Thiem hielt auf diesem Kongress einen Vortrag über „Frauenleiden als Unfallfolgen" (Monatsschrift für Unfallheilkunde 1909, S. 195 f.).

476 „Und welche Begeisterung sein Auftreten und seine Redeweise erweckte, wissen alle diejenigen, welche dem [...] internationalen Unfallkongress in Rom beiwohnten, als [...] die Italiener, ihm, dem kraftvollen Germanen, zujubelten:‚Il titano Thiem' [...]" (Kühne 1917, S. 194). Hinzu kam, dass Thiem Teile seiner Eröffnungsrede in italienischer und französischer Sprache hielt (Monatsschrift für Unfallheilkunde 1909, S. 170).

477 Monatsschrift für Unfallheilkunde (1909), S. 210. Auch der amtierende Kongresspräsident Salvatore Ottolenghi (1861–1934) wies in seiner Sitzungseröffnung am ersten Kongresstag „auf den ausschliesslich medizinischen Charakter des Kongresses hin" (Monatsschrift für Unfallheilkunde 1909, S. 171).

478 Kaufmann (1919), S. 194.

479 Eines der Hauptthemen des Kongresses war die „Sammelforschung betreffend Ursache und Folgen von Katastrophen" (Monatsschrift für Unfallheilkunde, 1912, S. 271 f.). Erwähnenswert sind ebenfalls die ausführlichen Berichterstattungen im Düsseldorfer Generalanzeiger sowie im Düsseldorfer Tageblatt, jeweils täglich vom 6.8.1912 bis 10. 8.1912.

480 Monatsschrift für Unfallheilkunde (1912), S. 267.

481 Hervorzuheben ist sein Diskussionsbeitrag zum Thema „Einfluss von Unfällen auf Entstehung und Verschlimmerung von Geschwülsten vom Standpunkt des Pathologen und Unfallarztes". Hier warnte Thiem insbesondere vor der bedenklich zunehmenden Neigung der Ärzte, „einen Zusammenhang zwischen Unfall und Geschwulst anzunehmen" (Monatsschrift für Unfallheilkunde 1912, S. 299).

482 Ebda., S. 267 und S. 310.

483 Ebda., S. 310.

Diskussionen missbraucht werden könnte,[484] äußerten die Veranstalter Thiem gegenüber große Bedenken bezüglich des Austragungslandes. Daraufhin wurde Paris als Veranstaltungsort wieder aufgegeben. Thiem oblag nun die Aufgabe, einen neuen, für alle Teilnehmer zufriedenstellenden Tagungsort zu finden. Daher regte er nach Korrespondenz mit seinem Amsterdamer Kollegen Kooperberg (Lebensdaten unbekannt) die Austragung des Kongresses 1915 entweder in Budapest, Wien, Zürich oder Amsterdam an und bat „die Herren Mitglieder des Internationalen Komitees" um Mitteilung ihrer Empfehlungen.[485]

Zu einer diesbezüglichen Einigung sollte es jedoch nicht mehr kommen. Zwei Monate nach Thiems Aufruf brach im Juni 1914 der Erste Weltkrieg aus und verhinderte für die kommenden Jahre die Tagung des vierten Internationalen Medizinischen Unfallkongresses. Dieser fand erst 1925, acht Jahre nach Thiems Tod, in Amsterdam statt (Probst 1997, S. 20).

Festzustellen bleibt, dass Thiem auf den Tagungen der Internationalen Medizinischen Unfallkongresse weniger mit medizinischen als vielmehr mit regulativen Diskussionsbeiträgen und Forderungen wahrgenommen wurde. Sicherlich eine Funktion, die man von ihm, dem „Vater der Unfallheilkunde" erwartet haben dürfte.

5.4 Thiems Veröffentlichungstätigkeit

5.4.1 „Handbuch der Unfallerkrankungen"

5.4.1.1 Thiems Beweggründe für die Herausgabe des Lehrbuchs und dessen inhaltlicher Aufbau

Seit Bestehen des 1884 in Deutschland verabschiedeten Unfallversicherungsgesetzes war es ein herausragendes Anliegen Thiems gewesen, ärztliche Kollegen von der Bedeutung einer gewissenhaften und gerechten Umsetzung der in diesem Gesetz festgelegten Regulative zu überzeugen und ihnen mit seinen Erfahrungen bei der Anfertigung von Unfallgutachten helfend zur Seite zu stehen. So kam es ihm bei seinem Bestreben um eine objektive und fachlich korrekte unfallmedizinische Begutachtung gelegen, als die Herausgeber der Deutschen Zeitschrift für Chirurgie Ende der 1890er-Jahre die Bitte um „[Bearbeitung der] Verletzungsfolgen im Sinne der Unfallgesetzgebung" an ihn richteten.[486]

---

484 Besonders in Frankreich bestand „ein scharfer Gegensatz zwischen den der freien Arztwahl geneigten Ärzten und den Vertrauensärzten der Versicherungsgesellschaften". Daher war zu befürchten „dass der Kongress dazu benutzt werden würde, diesen Streit öffentlich auszufechten, was für die auswärtigen Teilnehmer natürlich unerquicklich sein würde" (Monatsschrift für Unfallheilkunde 1914, S. 102).

485 Monatsschrift für Unfallheilkunde (1914), S. 102.

486 Thiem (1898), S. VII im Vorwort.

Thiem veröffentlichte daraufhin 1898 die Erstauflage[487] seines „Handbuchs der Unfallerkrankungen", das von ihm selbst als „ärztlicher Rathgeber" für praktische Ärzte, „diesen die Unfallgesetzgebung [...] zu chirurgisch-diagnostischen Thätigkeiten in höherem Masse herangezogen hat, als dies früher [...] geschah",[488] bezeichnet wurde. Bereits vor Herausgabe dieses „richtungsweisenden"[489] Handbuchs, welches „das Studium von Lehrbüchern der Chirurgie und anderen medizinischen Spezialfächern keineswegs überflüssig machen [soll und kann]",[490] hob Thiem wiederholt die speziellen Anforderungen, die an eine ärztliche Begutachtung im Sinne der Unfallgesetzgebung gestellt wurden, in verschiedenen Fachzeitschriften hervor.[491]

Von großer Wichtigkeit schien es für Thiem zu sein, sich bei der Bearbeitung dieses Buchs hauptsächlich auf die ärztlichen Erfahrungen bei der Behandlung von Arbeitsunfällen zu stützen und nicht – wie nach seiner Auffassung bei Autoren gleichartig intendierter Werke geschehen – auf Entscheidungen der Unfallgerichte. Denn hier, so Thiem, seien bei der Begutachtung von Unfallfolgen „technische Sachverständige oft mehr am Platze [...] als ärztliche", sodass „[medizinisch] wissenschaftliche Beweise [...] für den Zusammenhang eines Unfalles mit Tod oder Erkrankung, oder die Art der Beeinflussung einer bereits vorhandenen Krankheit durch Unfälle" zur Urteilsfindung nicht herangezogen worden seien.[492]

Das „Handbuch der Unfallerkrankungen" enthält in der ersten Auflage 24 und in der zweiten, mehrbändigen Auflage insgesamt 30 Kapitel. Um nicht als klassisches Lehrbuch der „specielle[n] Chirurgie der Verletzungen" wahrgenommen zu werden, verzichtete Thiem auf eine topografisch-anatomische Gliederung der Kapitel und orientierte sich an Lehrbüchern der allgemeinen Chirurgie, die ihre Kapitelgliederung nach Erkrankungen der Gewebe und Organe vornahmen. Dies erlaubte ihm

487 Die zweite, deutlich umfangreichere Neuauflage erschien 1910 in zwei Bänden und wurde zudem in die russische Sprache übersetzt. Vgl. Christ und Christ (1979), S. 107. Diese Auflage erhielt eine Erweiterung des Titels zu: „Handbuch der Unfallerkrankungen einschließlich der Invalidenbegutachtung". Bereits der Titel der ersten Auflage bekam, wohl aufgrund der Abgrenzung zu ähnlich klingenden Werken, folgende Ergänzung: „aufgrund ärztlicher Erfahrungen: nebst einer Abhandlung über die Unfallerkrankungen auf dem Gebiet der Augenheilkunde".

488 Thiem (1898), S. X im Vorwort.

489 Josten (2012), S. 862.

490 Thiem (1898), S. X im Vorwort.

491 Neben der von Thiem herausgegebenen Monatsschrift für Unfallheilkunde sind als weitere Zeitschriften u. a. zu nennen: Zeitschrift für orthopädische Chirurgie einschließlich der Heilgymnastik und Massage, Archiv für Unfallheilkunde, Gewerbehygiene und Gewerbekrankheiten und die Deutsche Zeitschrift für Chirurgie.

492 Thiem (1898), S. VII im Vorwort. Thiem erwähnt hierbei jedoch weder namentlich die angesprochene Literatur noch die berufliche (medizinische, nichtmedizinische) Herkunft der Autoren. Es ist jedoch davon auszugehen, dass er folgende Bücher ärztlicher Kollegen meint: Becker, L. (1895): Lehrbuch der ärztlichen Sachverständigen-Tätigkeit für die Unfall- und Invaliditäts-Versicherungsgesetzgebung, Verlag von Richard Schoetz, Berlin; Kaufmann, C. (1897): Handbuch der Unfallverletzungen mit Berücksichtigung der deutschen, österreichischen und schweizerischen Rechtsprechung in Unfallversicherungs- und Haftpflichtsachen für Ärzte, Versicherungsbeamte und Juristen, Verlag von Ferdinand Enke, Stuttgart.

eine „zusammenhängende Erörterung der Möglichkeiten des traumatischen Ursprungs der Erkrankungen der einzelnen Organe“ und gestattete es, „den besonderen Verhältnisse[n] Rechnung [zu] tragen, die die Verletzungsfolgen bei der Aussicht auf Entschädigungen derselben mit sich bringen“.[493]

Um dem Leser zunächst in das Gebiet der Unfallbegutachtung einzuführen, stellte Thiem im ersten Kapitel – allerdings nur in der ersten Auflage – „die für den Arzt wissenswerthen Bestimmungen und Handhabungen des deutschen Unfallgesetzes“ vor.[494] Neben der Definition des Unfalls im Allgemeinen sowie des Betriebsunfalls im Speziellen[495] erläuterte er insbesondere die formale Erstellung eines Gutachtens,[496] wie sie grundsätzlich der heutigen weiterhin gleicht. Es folgen anschließend die einzelnen auf die Organsysteme bezogenen Kapitel. Innerhalb derer beschreibt Thiem zunächst anatomische und physiologische Zusammenhänge, illustriert anschließend detailliert Unfallabläufe und gibt in Abhängigkeit der Funktionseinschränkung und verknüpft mit ausführlichen Verweisen auf bereits erfolgte Gutachten Empfehlungen zur Festlegung des Grades der Erwerbsminderung.[497] Er verzichtet jedoch zugunsten seines Hauptthemas „Unfallbegutachtung“ auf eine eingehende Darstellung therapeutischer Maßnahmen.

Den in den elf Jahren zwischen Erstveröffentlichung 1998 und Neuauflage 1910 hinzugekommenen gutachterlichen Erfahrungsgewinn verarbeiteten Thiem und seine Mitautoren[498] umfassend in der Zweitauflage, was sich in einer Erweiterung und

493 Ebd., S. IX und X im Vorwort.

494 Ebd., S. 1.

495 Thiem orientierte sich bei der Begriffsbestimmung des Unfalls maßgeblich an der Festlegung durch das Reichsversicherungsamt. Hierzu heißt es: „Voraussetzung eines stattgehabten Unfalles ist einmal, dass der Betroffene, sei es durch äussere Verletzung, sei es durch organische Erkrankungen eine Schädigung seiner körperlichen oder geistigen Gesundheit – Körperverletzung oder Tod – erleidet und sodann, dass diese Schädigung auf ein plötzliches, d. h. zeitlich bestimmbares, in einen verhältnissmässig kurzen Zeitraum eingeschlossenes Ereignis zurückzuführen ist, welches in seinen –möglicher Weise erst allmählig hervortretenden – Folgen den Tod oder die Körperverletzung verursacht“. Thiem fügte dieser Definition noch ergänzend an, dass die aufgetretenen Schädigungen nicht nur ausschließlich durch das Unfallereignis verursacht werden, sondern der Unfall das „ursächliche Moment“ gewesen sei (Thiem 1898, S. 3). Die Besonderheit des Betriebsunfalls bedingte zudem die Forderung, „dass der Unfall sich beim Betriebe oder im Banne des Betriebes ereignete“ und somit ein ursächlicher Zusammenhang mit dem Arbeitsablauf hergestellt werden konnte (ebd., S. 4).

496 Siehe hierzu auch Kap. 5.2.

497 Thiem orientierte sich an der „Gebrauchsfähigkeit des betreffenden Gliedes“ im Vergleich zur Gegenseite und drückte dies in einem Zahlenverhältnis z. B. ⅖ oder ⅓ aus. Anhand von feststehenden Tabellen wurde dann die Erwerbsminderung in Prozenten angegeben (Thiem 1898, S. 15).

498 In der neueren Literatur (Christ, 1975; Probst, 1997; Schmoger, 2009) bleiben die Mitautoren des Thiemschen Lehrbuchs unerwähnt. Sie wurden allerdings, wenn auch nicht vollumfänglich, in den zeitgenössischen Rezensionen genannt. So bearbeitete das Kapitel der Unfallerkrankungen des Auges in der ersten und zweiten Auflage der Cottbuser Augenarzt Ehrenfried Cramer (1859–1929). Zusätzlich zu Cramer wirkten in der zweiten Auflage die beiden Mitarbeiter von Thiems Privatklinik Walter Kühne (Neurologie) und Carl-Friedrich Schmidt (Chirurgie der Wirbelsäule) sowie der HNO-Arzt Carl

detaillierteren Gliederung der einzelnen Kapitel niederschlug. Hierbei stand jedoch weniger die Vermittlung neuester medizinischer Erkenntnisse[499] als vielmehr die Veranschaulichung unfallbedingter Krankheitsbilder und deren Begutachtung mithilfe detaillierter Fallbeschreibungen im Vordergrund.[500]

Thiems „Handbuch der Unfallerkrankungen" kann als eine konsequente Zusammenfassung des aus seiner Sicht notwendigen Wissens zur Erstellung eines fachlich aussagekräftigen „Gutachtens in Unfallangelegenheiten", aufgefasst werden. Mit seiner umfassenden Darstellung des damaligen Wissenstands von äußeren Einwirkungen auf den menschlichen Organismus, verbunden mit umfangreichen Ausführungen zur Klärung des Unfallzusammenhangs (Probst 1997, S. 21), legte er Maßstäbe für die unfallmedizinische Begutachtung fest, die in ihrer Deutlichkeit und Sachdarstellung teilweise bis heute Gültigkeit besitzen (Hierholzer und Scheele 1997, S. 201).

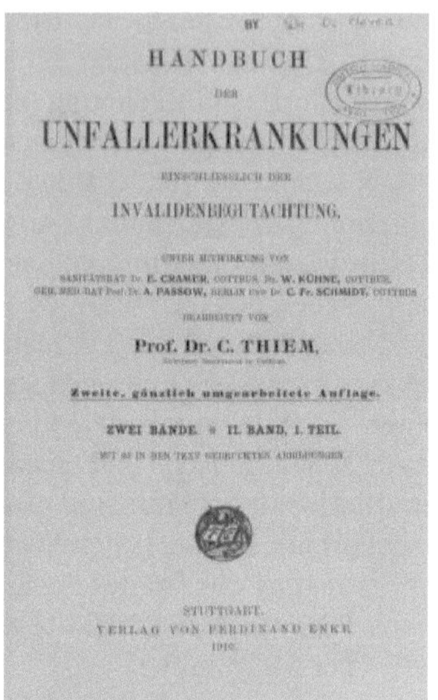
HANDBUCH
UNFALLERKRANKUNGEN
INVALIDENBEGUTACHTUNG.
Prof. Dr. C. THIEM.
Zweite, gänzlich umgearbeitete Auflage.
ZWEI BÄNDE • II. BAND, 1. TEIL.

Abb. 13: Titelseite des Handbuchs der Unfallerkrankungen, 2. Auflage, 1910

5.4.1.2 Rezensionen und Würdigungen

In den zeitgenössischen Rezensionen fanden die Erst- wie auch die Zweitauflage des „Handbuchs der Unfallerkrankungen",[501] die sich gemäß seinem langjährigen Mitarbeiter und wohl engstem ärztlichen Vertrauten Walter Kühne neben ihrer „ausserordentlich klare[n] Sprache" auch durch erstmalige Beschreibung „bisher unbekannter Zustände" auszeichneten,[502] eine durchgängig positive Resonanz.

Adolf Passow (1859–1926) mit. Letzterer hatte bereits das Kapitel „Gehörerkrankungen nach Unfall" in der ersten Auflage verfasst (siehe auch Kap. 5.4.1.2).

499 Hier kann die Verwendung von Röntgenaufnahmen zur Veranschaulichung skelettaler Traumafolgen angeführt werden, so im Kapitel 1 die „Verletzungen und Erkrankungen der Knochen und Gelenke" (S. 1–33) bzw. Kapitel 2 „Störungen in der Gebrauchsfähigkeit der Gliedmaßen nach Verletzungen der einzelnen Knochen und Gelenke" (S. 34–115) der zweiten Auflage.

500 Die Fallbeschreibungen entstammen dabei zum wesentlichen Teil der nach 1898 veröffentlichten Literatur.

501 In den Rezensionen, aber auch in der neueren Literatur wurde der Buchtitel teilweise falsch wiedergegeben als „Handbuch der Unfallkrankheiten" oder „Handbuch der Unfallheilkunde".

502 Kühne (1917), S. 194. Diese Buchwürdigung erwähnte Kühne in seinem Nekrolog auf Thiem, erschienen in der Monatsschrift für Unfallheilkunde.

So wurde von der überwiegenden Mehrheit der Rezensenten insbesondere die aus medizinischer Sicht und im Vergleich zu anderen, ähnlich intendierten Werken gelungenere Darstellung der Kausalität von Unfallereignis und Unfallfolgen lobend hervorgehoben,[503] wenngleich auch vereinzelt gerade dieser Punkt in Zweifel gezogen wurde.[504]

Ebenso erfuhr Thiems[505] fachliche Ausnahmestellung wie auch der inhaltliche Aufbau und Umfang[506] des Lehrbuchs kollegiale Anerkennung seitens der Rezensenten; zuweilen schweiften sie in patriotische Überzeugungen ab.[507]

Jedoch blieben auch fachliche Kritikpunkte, wenn auch nur im geringen Maße, nicht aus. So regte Frankl-Hochwart „für eine zweite Auflage [...] in dem Capitel über Nervenkrankheiten stellenweise mehr Eingehen in das Detail“ an.[508]

Dass Thiem sich dieser Empfehlung annahm, verdeutlichen die Rezensionen zur Neuauflage.[509] Aber nicht nur die Umfangserweiterung des Kapitels der neurologischen Erkrankungen wurde positiv besprochen. Vielmehr erfuhr die gesamte Neu-

503 Kramer (1898), S. 189: „Indem es also das Ziel verfolgt, lediglich vom ärztlichen Standpunkte aus dem Zusammenhang eines Unfalls mit einer Erkrankung oder einem tödtlichen Ausgang, bezw., die Art der Beeinflussung einer bereits vorhandenen Krankheit durch einen Unfall zu beurtheilen, entspricht [Thiems Buch] dem Bedürfnisse des ärztlichen Publikums in weit höherem Grade, als das sonst gewiss vortreffliche [...] Buch Kaufmann's, in welchem [...] die ärztliche Erfahrung und wissenschaftlich-medicinische Kritik nicht in dem Maasse im Vordergrund stehen, wie es erfreulicherweise in Th's Werk der Fall ist“. Vgl. auch Düms (1898), S. 1774: „Der gesamte Stoff ist vom Standpunkte des ärztlichen Sachverständigen [...] aus behandelt.[...] Hierdurch hat das Buch ein ausgesprochen fachwissenschaftliches Gepräge erhalten.“

504 Golebiewski (1901), S. 84: „Während die bisher erschienenen [...] Lehrbücher [...] nicht nur für Mediziner, sondern auch für Juristen, Berufsgenossenschaften und Verwaltungsbeamte bestimmt sind, soll das Thiem'sche Handbuch nur für Ärzte geschrieben sein“. „Da die Entscheidungen der Schiedsgerichte [...] wohl praktische Beispiele für die endgültige Erledigung des Streitverfahrens, aber keine medicinisch wissenschaftliche Beweise sind, hat der Verfasser es sich zur Aufgabe gemacht, [...] vorwiegend ärztliche Erfahrungen zu verwerthen“.

505 Helferich (1898), S. 433: „Schon der Name des Verfassers bürgt für eine sorgfältige und sachgemässe Bearbeitung“. Vgl. auch Frankl-Hochwart (1898), S. 665: „Thiem, ein ausgezeichneter Kenner des Gebietes“ und Hoffa (1899), S. 217: „Auf jeder Seite merkt man nicht nur die gründlichen Literaturkenntnisse, sondern auch die reiche eigenen Erfahrung des Verfassers“.

506 Düms (1898), S. 1774: „in einer meisterhaften Darstellung und Anordnung“. Vgl. auch Helferich (1898), S. 434: „Die Darstellung ist vortrefflich. Neben grosser Uebersichtlichkeit [...] erfreuen die einzelnen Ausführungen durch kurze und präg-nante Ausdrucksweise“. „Der Inhalt des Werkes bietet eine ausserordentlich grosse Menge von wichtigen Thatsachen und Einzelbeobachtungen“. Und Frankl-Hochwart (1898), S. 665: „Die Darstellung ist überall klar und leicht verständlich, eine Reihe von guten Illustrationen bildet eine werthvolle Bereicherung“.

507 Hoffa (1899), S. 217: „Das vorliegende Buch ist ein neuer Beweis deutschen Fleisses und deutscher Gründlichkeit“.

508 Frankl-Hochwart (1898), S. 665.

509 Ellmann (1910), S. 2450: Hierin wird neben erweiterten Umfang des von Kühne verfassten Kapitels „Traumatische Nervenerkrankungen“ auch Thiems Leistung als Mentor hervorgehoben: „Wenn auch [Walter] Kühne sich an die Erörterungen [...] [der] 1. Auflage anlehnt, so kann man ruhig behaupten, daß er ein ganz neues und vorzüg-

auflage eine zustimmende Bewertung[510] mit wiederholten Verweisen auf ein völlig neues inhaltliches Erscheinungsbild, in dem die hinzugekommenen wissenschaftlichen Erkenntnisse der letzten zehn Jahre eingehend berücksichtigt worden seien.[511]

Habe einer Rezension von 1898 zufolge „mit dem vorliegenden Buche [...] die junge Wissenschaft der Unfallheilkunde einen wichtigen literarischen Unterbau erhalten",[512] so hätte laut einer Buchbesprechung von 1909 „das grosse Werk der deutschen sozialen Gesetzgebung [...] mit dem vorliegenden Handbuche von ärztlicher Seite ein würdiges literarisches Denkmal [...]" erlangt[513] – so lauteten u. a. die Beurteilungen, die nicht als Übertreibung, sondern als echter Ausdruck hoher Wertschätzung für Thiems Werk zu verstehen sind.

Die Herausgabe des 1898 erschienenen „Handbuchs der Unfallerkrankungen" stellte einen vorläufigen Höhepunkt von Thiems wissenschaftlicher Arbeit dar. In Würdigung seiner Leistungen wurde daher „von beachtenswerther Seite[514] [...] die Verleihung des Prädikats ‚Professor' an den Dr. med. C. Thiem in Cottbus in Anregung gebracht".[515] Da allerdings die „Anregung" für eine Vergabe des Professorentitels allein nicht ausreichend war, bat das zuständige preußische Kultusministerium

liches Werk geschaffen hat". „Es ist wohl kein geringes Lob für den Lehrer, wenn man behaupten kann, daß man ihn bei diesen Arbeiten seiner Schüler nicht vermißt. Das Buch ist wie aus einem Gusse, es ist das Werk einer Schule, der Schule Thiems".

510 Richter (1909), S. 844: „War schon die erste Auflage das reichhaltigste und verläßlichste Werk in der Unfallliteratur, so verspricht die zweite, fast auf das doppelte vermehrte, ein standard-work nicht bloß für die deutsche medizinische Literatur zu werden." Vgl. auch Ellmann (1910), S. 772: „Das Buch Thiems ist in der neuen Auflage das reichhaltigste und beste Werk, das wir über die Unfallerkrankungen besitzen".

511 Ellmann (1910), S. 772: „Es ist eigentlich unrichtig, von einer zweiten Auflage des bekannten Werkes von Thiem zu sprechen, da diese Auflage Aussehen und Inhalt fast völlig verändert hat. [...] Thiem hat nicht nur ganz neue Abschnitte aufgenommen, [...] sondern auch den alten Stoff ungemein erweitert und bereichert, das ganze Material neu angeordnet und übersichtlicher gestaltet. [...] Die ganze ungeheure Literatur der letzten zehn Jahre ist, wie nicht anders zu erwarten, benützt".

512 Düms (1898), S. 1774.

513 Richter (1911), S. 156.

514 Es kann angenommen werden, dass es sich hierbei um Ernst von Bergmann (1836–1907) handelt, der sich bereits 1896 für die Verleihung des Titels „Sanitätsrath" an Thiem aussprach. Eine schriftliche Mitteilung vom 11.7.1899 des „Ministeriums der geistliche, Unterrichts- und Medicinal-Angelegenheiten" an Bergmann deutet daraufhin. In dieser wird Bergmann mit Verweis „auf die Eingabe vom 24. Februar [des Jahres]" von der Verleihung des Professorentitels an Thiem in Kenntnis gesetzt (Geheimes Staatsarchiv Preußischer Kulturbesitz, I. HA Rep. 76, Kultusministerium, Vc, Sekt.1; Tit. II, Nr.3. Bd. 12, Ministerium der geistlichen, Unterrichts- und Medicinal-Angelegenheiten. I. Unterrichts-Abtheilung. Acta betreffend: die Verleihung von Professor-Prädikate an Gelehrte. Bl. 90).

515 Dieser vermutlich vom preußischen Kultusminister Julius Robert Bosse (1832–1901) (Unterschrift schwer lesbar), am 7.4.1899 an den Regierungspräsidenten von Frankfurt/Oder gerichteten Information folgte im selben Schriftstück die Bitte „um eine baldige Äußerung über diesen Antrag, sowie über die persönlichen Verhältnisse des Genannten" (Geheimes Staatsarchiv Preußischer Kulturbesitz, I. HA Rep. 76, Kultusministerium, Vc, Sekt.1; Tit. II, Nr. 3. Bd. 12, Ministerium der geistlichen, Unterrichts- und Medicinal-Angelegenheiten. I. Unterrichts-Abtheilung. Acta betreffend: die Verleihung von Professor-Prädikate an Gelehrte. Bl. 40).

das Regierungspräsidium in Frankfurt/Oder um die Übermittlung der wissenschaftlichen Leistungen Thiems, die eine derartige Ehrung rechtfertigten. Nachdem das Regierungspräsidium Frankfurt/Oder dieser Bitte nachkam und Ausführungen zu Thiems wissenschaftlichen Arbeiten und dessen Engagement im Rahmen der ärztlichen Ausbildung[516] an das preußische Kultusministerium übersandte und der Vorschlag zur Verleihung des Professorentitels zudem mit Oskar Witzel (1856–1925), Maximilian Oberst (1849–1925) sowie Johann von Mikulicz (1850–1905) weitere prominente Unterstützer fand[517], wurde Thiem „mit Rücksicht auf [dessen] anerkanntenswerthen wissenschaftlichen Leistungen" am 22.6.1899 schließlich die Titularprofessur verliehen.[518]

5.4.2 Weitere Veröffentlichungen und Mitautorenschaften

Thiems Veröffentlichungstätigkeit beschränkte sich erwartungsgemäß nicht nur auf die Herausgabe seines Lehrbuchs. Seine ersten Veröffentlichungen 1886 beinhalten operative Fallberichte aus dem allgemeinchirurgischen wie auch dem gynäkologischen Fachgebiet und wurden als „Chirurgisch-gynäkologische Mitheilungen aus meiner Privatklinik" in der Deutschen Medizinal-Zeitung publiziert.[519]

---

516 Zunächst waren dem preußischen Kultusministerium die ihm am 15.4.1899 übermittelten publizistischen Leistungen Thiems (u. a. Handbuch der Unfallerkrankungen mit Aufzählung mehrerer lobender Beurteilungen z. B. von Heinrich Helferich (1851–1945) bzw. die Herausstellung eines von Thiem angefertigten Mustergutachten mit anschließender Veröffentlichung in den Nachrichten des preußischen Versicherungsamtes) nicht ausreichend für die Verleihung des Professorentitels. Es wurde diesbezüglich vonseiten des Kultusministeriums am 20.5.1899 darauf hingewiesen, „dass die Betroffenen [...] eine umfassende wissenschaftliche Lehrthätigkeit während längerer Zeit ausgeübt haben und zugleich durch anerkennenswerthe wissenschaftliche [hier endet die Quelle]" – vermutlich ist hier „wissenschaftliche Leistung" gemeint. Hieraufhin antwortete das Regierungspräsidium Frankfurt/Oder am 6.6.1899, dass Thiem „eine umfassende wissenschaftliche Lehrthätigkeit [...] im eigentlichen Sinne nicht ausgeübt [hat]", jedoch „seit Jahren in seiner Klinik einen Assistenzarzt und einen Volontärarzt beschäftigt, welchen gegenüber er eine umfassende Lehrthätigkeit entfaltete" (ebd. Bl. 86 und 86 R).

517 Ebd., Bl. 86a, 87 ff. Die drei Genannten hoben jeweils die wissenschaftliche Arbeit Thiems sowie dessen führende Rolle in der Unfallheilkunde jeweils in einem persönlich verfassten Schreiben an das preußische Kultusministerium hervor und befürwortenden darin die Verleihung des Professorentitels an Thiem.

518 Ebd., Bl. 88 R. In der neueren Literatur (Christ 1975, S. 18 sowie Probst 1997, S. 18) wird die Verleihung der Titularprofessur an Thiem weniger mit dessen wissenschaftlicher Gesamtleistung in Verbindung gebracht, sondern vordergründig mit dem Erscheinen seines Lehrbuchs.

519 Diese Fallberichte enthalten u. a. „Ein Fall von Gastrostomie". Hierzu bemerkt Thiem: „Der [...] empfohlene Verschluß der Magenfistel ist von Prof. von Esmarch acceptiert und unter Zitatierung nebensteh. Arbeit auch für die Colostomie empfohlen" (1886 in der „Deutschen Medizinial-Zeitung" veröffentlicht). In einer weiteren Veröffentlichung beschreibt Thiem „Zwei Fälle von Colpo-Hysterotomie bei erheblich vergrößertem Uterus" wobei „in einem Falle [...] es sich um die Entfernung einer 10 Wochen schwangeren Gebärmutter [handelte], die erste derartig vollführte Operation" (1886 in „Der Frauenarzt" veröffentlicht), (Geheimes Staatsarchiv Preußischer Kulturbesitz, I. HA Rep. 76 VIII A, Nr. 6047; Ministerium der geistlichen, Unterrichts- u. Medicinal-Angelegenheiten. Abtheilung für die Medicinal-Angelegenheiten, Personal- und Qualifica-

In den folgenden Jahren erschienen in diversen medizinischen Fachzeitschriften[520] regelmäßig Beiträge von ihm, die ausschließlich Falldarstellungen aus seiner Klinik beinhalteten. Anhand der Veröffentlichungen, die bis 1894 erschienen und das vollständige Spektrum der bauchchirurgischen, gynäkologischen, traumatologischen und orthopädischen Operationsverfahren aufweisen,[521] lässt sich nicht nur Thiems chirurgische Tätigkeit nachvollziehen, sondern in erster Linie seine gesamtchirurgische Kompetenz erkennen.

Ab 1894 ist jedoch deutlich eine Fokussierung auf unfallchirurgische Themengebiete zu verzeichnen, was erkennbar mit der von ihm mitherausgegebenen Monatsschrift für Unfallheilkunde[522] zusammenfällt. Diese Publikationen beinhalteten neben der Erläuterung skelettaler Verletzungen auch Beschreibungen allgemeinchirurgischer wie auch gynäkologischer Unfallereignisse. Deutlich wird nun allerdings eine Zunahme der unfallchirurgischen Erläuterungen aus gutachterlicher Sicht,[523] die Thiem, wie bereits dargestellt, in den folgenden Jahren als sein Spezialgebiet ausbaute.

Weitere fachliterarische Arbeiten Thiems finden sich im Rahmen von Mitautorenschaften[524] wie beim „Leitfaden für die ärztliche Untersuchung“ des Militärarztes Reinhold Leu (1853–1935). Thiem war für das Kapitel „D. Militärärztlicher Teil“[525] zuständig, konnte es aber vor seinem Tod nicht mehr fertigstellen. Obwohl sein Beitrag nur einen im Vergleich zum Gesamtumfang geringen Anteil aufweist, wird Thiem auf dem Bucheinband, sicher in Würdigung seines Gesamtlebenswerkes, explizit hervorgehoben.[526]

tions-Acten des Candidaten der Arzneiwissenschaft Dr. med. Carl Thiem, ohne Blattnummerierung).

520 Der Frauenarzt, Zentralblatt für Gynäkologie, Zentralblatt für Chirurgie, Langenbecks Archiv, Archiv für klinische Chirurgie (ebd.).

521 Thiem berichtet u. a. über operative Behandlungsverfahren bei männlicher Harnröhrenfistel, Blasen- Scheidenfistel, Wanderniere, Eileiterschwangerschaft, Brustkrebs, Bauchfellentzündung, Oberkieferkrebs, syphilitische Mastdarmverengung, Unterkieferverrenkung, tuberöse Gelenksentzündung und Resektion des Ellenbogengelenks (ebd.).

522 Vgl. auch Kap. 5.3.1.

523 Als Beispiele können genannt werden: „Unter welchen Voraussetzungen dürfen Knochenhaut- und Knochenmarksentzündungen als Folge eines Unfalls gelten“, „Zwei gynäkologische Erkrankungsfälle, der eine mit Recht, der andere zu Unrecht einem Unfall zur Last gelegt“, „Gerichtlich bestrafte Vortäuschung späterer epileptischer Krämpfe nach einem Beinbruch, der zunächst wirklich solche zur Folge gehabt hatte“ (Geheimes Staatsarchiv Preußischer Kulturbesitz, I. HA Rep. 76 VIII A, Nr. 6047; Ministerium der geistlichen, Unterrichts- u. Medicinal-Angelegenheiten. Abtheilung für die Medicinal-Angelegenheiten, Personal- und Qualifications-Acten des Candidaten der Arzneiwissenschaft Dr. med. Carl Thiem, ohne Blattnummerierung).

524 Zu nennen ist auch die „Encyclopaedie der Geburtshülfe und Gynaecologie“ von Saenger und Herff mit der Bearbeitung des Kapitels „Abort“, 1900. Verlag F. C. Vogel, Leipzig. Ebenfalls zu nennen ist die Bearbeitung des Abschnitts „Unfall- und Sachverständigenwesen“ 1911. In: „Jahreskurse für ärztliche Fortbildung“. J. F. Lehmanns Verlag, München.

525 Leu (1918), S. 424–498.

526 Ebd., Bucheinband. Eine weitere Würdigung erfährt Thiem im Vorwort, in dem er als

Insgesamt kann festgestellt werden, dass Thiem mit seiner regen, lang andauernden Veröffentlichungstätigkeit jede geeignete Möglichkeit wahrnahm, sein umfangreiches medizinisches wie auch gutachterliches Wissen uneingeschränkt weiterzugeben.

---

einziger von 31 Mitautoren namentlich vom Herausgeber erwähnt wird: „Um der mir gestellten Aufgabe [...] gerecht zu werden, sicherte ich mir [...] eine Reihe [...] namhafter und [...] bewährter Mitarbeiter. Die erste Überarbeitung hatte unser alter, unermüdlicher, treuer Kamerad, Kollege und Freund Oberstabsarzt Prof. Dr. Thiem, Reservelazarettdirektor in Kottbus [...] übernommen. Mit größter Hingebung hat er sich dieser Aufgabe gewidmet, bis der Tod ihn plötzlich mitten aus seiner Arbeit herausriß. Alle, die wir ihm näher treten durften, werden ihm auch über das Grab hinaus Treue halten" (ebd. S. IX f. im Vorwort).

6. Zusammenfassung

Gegenstand der vorliegenden medizinhistorischen Abhandlung ist das Leben und Werk des Cottbuser Arztes Carl Thiem (1850–1917) mit besonderer Herausstellung seines Beitrags zur Unfallmedizin in Deutschland.

Nach erstem schulischen Unterricht in seinem Geburtsort Nicolsschmiede begann Thiem seine gymnasiale Ausbildung in Lissa (Schlesien), die er im März 1872 beendete. Seine Schulzeit unterbrach der in seiner Adoleszenz stark vom nationalpatriotischen Zeitgeist beeinflusste Thiem von Juli 1870 bis März 1871, um am Deutsch-Französischen Krieg teilzunehmen. Jedoch hegte Thiem in seinem weiteren Leben und Wirken keine Ressentiments gegenüber nichtdeutschen Nationalitäten, wenngleich er aus seiner kaisertreuen Haltung nie einen Hehl machte.

Im April 1872 begann Thiem sein naturwissenschaftlich fundiertes Medizinstudium in Greifswald, in dem bereits sein lebenslanger Wissens- und Arbeitsdrang – als Beispiel seien studentischen Tätigkeiten bei zwei seiner Lehrer genannt – erkennbar wird. Das Studium der Medizin schloss er im Oktober 1876 ab, nachdem er zuvor mit seiner Dissertation über die Löslichkeit von Bindegewebe in Abhängigkeit unterschiedlicher Chemikalien promoviert wurde.

Nach der ärztlichen Staatsprüfung und Studienaufenthalten in mehreren klinischen Einrichtungen wie etwa dem Prager Geburtshaus ließ sich Thiem im September 1877 in Cottbus als Arzt, Wundarzt und Geburtshelfer nieder und entwickelte sich hier rasch zu einem erfolgreichen und angesehenen Mediziner. Zusammen mit einem Kollegen eröffnete der chirurgisch hochbegabte Thiem im Mai 1885 in Cottbus eine Privatklink für Chirurgie und Gynäkologie. In dieser Zeit begann auch seine Veröffentlichungstätigkeit, zunächst auf dem gynäkologischen und dem allgemeinchirurgischen Gebiet, was seine damaligen medizinischen Schwerpunkte widerspiegelte. Konfrontiert mit einer Häufung unfallchirurgischer Krankheitsbilder infolge der Industrialisierung im Lausitzer Raum vertiefte Thiem seinen Arbeitsschwerpunkt in der konservativen, operativen und rehabilitativen Versorgung Unfallverletzter. Im Zuge dessen folgte eine intensive und kritisch geführte Auseinandersetzung mit der 1884 neu entstandenen Unfallversicherungsgesetzgebung, die Thiem trotz aller Mängel ein Leben lang als Errungenschaft für die Patienten und Ärzte ansah.

Thiems Ansprüche an eine physiotherapeutische Anschlussbehandlung, die für ihn keineswegs nur aus medicomechanischen Geräteübungen, sondern auch aus physikalischen Heilverfahren wie der Hydrotherapie bestanden, waren außerordentlich hoch. Um diesen gerecht zu werden und gleichfalls die an Bedeutung zunehmenden medizinischen Unfallgutachten unter stationären Bedingungen erstellen zu können, eröffnete Thiem im November 1890 mit Unterstützung der Berufsgenossenschaft Halle/S. ein medicomechanisches Institut, eine von insgesamt dreien zu dieser Zeit in Deutschland existierenden Einrichtungen. Infolge seiner hierbei gewonnenen medizinischen wie auch gutachterlichen Erfahrungen erkannte Thiem vor allem in der 13-wöchigen Karenzzeit und der dadurch bedingten verspäteten Einleitung der rehabilitativen Maßnahmen, die wesentlichste Ursache für die häufig schlechten funktionellen Heilergebnisse, die nicht selten zu einer Invalidität der Verunfallten führten. Aufgrund dieser Erkenntnis forderte er sein Leben lang, allerdings erfolglos, die Abschaffung dieser Karenzzeit. Aber auch die medizinischen Unfallgutachten selbst, die eine wesentliche Voraussetzung für die finanzielle Entschädigung der Verunglückten darstellten, waren nach Thiems Erfahrungen als Zweitgutachter nicht selten fehlerbehaftet. Aus dieser Erkenntnis heraus erschien es Thiem notwendig, Institutionen ins Leben zu rufen, die einen unfallmedizinischen bzw. gutachterlichen Erfahrungsaustauch ermöglichten. Daher begründete er zusammen mit ärztlichen Kollegen 1894 zunächst die Monatsschrift für Unfallheilkunde und anschließend im selben Jahr die „Abtheilung für Unfallheilkunde" der Gesellschaft Deutscher Naturforscher und Ärzte. Mit diesen beiden Einrichtungen, in denen er eine führende Position einnahm, gelang es ihm, die noch junge Disziplin Unfallheilkunde und ihre Neuerungen einem breiten interessierten Publikum näher zu bringen und somit einen intensiven unfallmedizinischen Wissensaustausch zu ermöglichen.

Nach der Auflösung der „Abtheilung für Unfallheilkunde" im Jahr 1900, die Thiem unter großem persönlichen Einsatz zu verhindern versuchte, setzten die deutschen Unfallmediziner unter seiner maßgeblichen Führung ab 1905 ihre wissenschaftliche Arbeit in den „Internationalen Medizinischen Unfallkongressen" fort. Thiem, der innerhalb dieser Kongressreihe dem „Permanenten Komitee für Internationale Unfallkongresse" vorstand und somit für die Auswahl der zukünftigen Austragungsorte und Themeninhalte verantwortlich war, bekleidete auf dem 1912 stattfindenden dritten Unfallkongress in Düsseldorf die Position des Kongresspräsidenten, was als einer der Höhepunkte seiner wissenschaftlichen Arbeit angesehen werden muss.

In seiner umfangreichen und fachlich hochgeschätzten Veröffentlichungstätigkeit widmete sich Thiem wie erwähnt ab 1894 fast ausschließlich der unfallmedizinischen sowie gutachterlichen Thematik. Einen Höhepunkt seiner Veröffentlichungstätigkeit stellt zweifelsfrei das von ihm 1898 herausgegebene und Maßstäbe setzende „Handbuch der Unfallerkrankungen" dar. Als Erster arbeitete Thiem die für die Erstellung eines medizinischen Unfallgutachtens wichtigen Zusammenhänge zwischen Unfallereignis und körperlichen Einschränkungen bzw. Invalidität umfangreich und detailliert auf. Nach Veröffentlichung dieses Standardwerks wurde Thiem in Würdigung seines wissenschaftlichen Gesamtwerkes 1899 die Titularprofessur verliehen.

Neben dem Bestreben, sein umfangreiches unfallmedizinisches Fachwissen über Publikationen wie auch Tagungen einem breiten Fachpublikum zukommen zulassen, galt Thiems vorrangiges Interesse der unmittelbaren Krankenversorgung. So führte er seine beiden klinischen Einrichtungen sowohl infrastrukturell, apparativ und personell auf einem sehr hohen Niveau und realisierte somit eine medizinische Behandlung nach dem modernsten naturwissenschaftlichen Kenntnisstand. Um dieses hohe medizinische Niveau zu halten, ermöglichte er seinen Klinikärzten regelmäßige Fortbildungen. Stark interessiert an der Weitergabe fundierten unfallmedizinischen Wissens, bot er Ärzten wie auch Medizinalpraktikanten eine Hospitation bzw. eine Ausbildung in seiner Klinik an und trug hiermit wesentlich zur praktischen Wissensvermittlung bei.

Besondere Verdienste erwarb sich Thiem durch sein Mitwirken am Neubau des Cottbuser Krankenhauses. Hier hatte er vor allem wesentlichen Anteil an der Planung der medizinischen Infrastruktur sowie der diagnostischen und therapeutischen Einrichtungen und stand dem neuen Krankenhaus nach der Eröffnung 1914 als ärztlicher Leiter – wenn auch in seinen letzten Lebensjahren zunehmend gesundheitlich eingeschränkt – bis zu seinem Tod vor.

Thiems gesellschaftspolitisches Engagement erstreckte sich vor allem auf zwei sehr umfangreiche Aufgaben. Dazu zählt zum einen seine Funktion als Stadtverordneter, die er von 1896 bis 1914 innehatte und in dessen Rahmen er in mehreren Ausschüssen, u. a. der „Krankenhausdeputation“ und dem städtischen Gesundheitsamt, vertreten war. Zum anderen war es die von 1881 bis zu seinem Tod bestehende Mitgliedschaft in der Cottbuser Freimaurerloge, in der er führende Positionen bis hin zum hammerführenden Logenmeister bekleidete. Mit beiden Ämtern erwarb sich Thiem neben seinem überregionalen ärztlichen Ansehen eine ausgesprochen hohe gesellschaftliche Reputation.

Summary

The theme of this graduation thesis is the life and work of Carl Thiem with the focus on his work for "Unfallmedizin" in Germany.

After attending his first school years in his hometown Nicolsschmiede, Thiem started his high school education in Lissa until 1872. However, during 1870 and 1871, Thiem had to interrupt his education in order to participate in the German French War. However, despite Thiem being very patriotic, he never had any hate towards other countries.

In April 1872, Thiem started his Natural Science Medicine Studies at the University in Greifswald where his work ethic and dedication towards Medicine was prevalent. He finished his college degree in October 1876 after he turned in his senior thesis with the topic: The solubility of the connection tissue in the dependency of different chemicals.

After numerous internships in different clinics, Thiem opened his own clinic as a doctor, surgeon, and obstetrician in Cottbus in September 1877. In May 1885, Thiem opened a private clinic with a colleague in Cottbus with a focus on surgery and gynecology. During this time, Thiem began his journalistic works in the gynecology and general surgery fields which were his main medical interests during that time.

During the rapid growth of the industrial work around the Cottbus area, continuing accidents emerged with especially Trauma injuries. This resulted in Thiem having to focus more on the new accident insurance rules which came out in 1884. In order to maintain a safe and reliable treatment and being able to perform a well diagnosis, Thiem opened a medical-mechanical institute in November 1890. This institute was sponsored by the "Berufsgenossenschaft Halle/S."

The main reason behind the worsening of the patient injuries was that the patient had to do a "Karenzzeit" of 13 weeks. Thiem fought his whole life to get rid of the "Karenzzeit" in order to give patients immediate treatment. Also, the patient assessment was paired with mistakes resulting in the patient not receiving their proper financial compensation. Therefore, given the unfair treatments toward the patients, Thiem created institutions that gave patients an objective and fair assessment of their injuries. This led to patients receiving fair compensation.

In 1894, Thiem, alongside a couple of his colleagues, published a monthly newspaper called the "Monatsschrift für Unfallheilkunde." Within the same year, Thiem opened the "Abtheilung für Unfallheilkunde" with the society of German doctors and naturalists. With both of these institutions, it was possible to educate the citizens on the relatively new topic of the "Unfallheilkunde." In 1900, the "Abtheilung für Unfallheilkunde" was cut even though Thiem tried to prevent this action from happening. Although it wasn´t possible for Thiem to prevent it, Thiem and other German surgeons continued their studies from 1905 calling it the "International medical accident congress." At the third "Unfallkongress" in Düsseldorf in in 1912, he became president of the congress which is one of the scientific highlights in his life.

In Thiem's journalistic publishes, he focused on the medical accident assessment. He mainly published in his newspaper, the Monatsschrift für Unfallheilkunde. A summary of his collected assessment knowledge got published as a book: "Handbuch der Unfallerkrankungen" which resulted in Thiem being awarded with the "Titularprofessur" in 1899 as an honor to his collection of his knowledge.

Although Thiem mostly focused on publishes of medical knowledge, he also had the immediate treatment of the patients within his interest. This had him make sure that both of his institutions always were on a high medical and infrastructural standard. He also made sure to have the most up to date medical treatments in his institutions, which also included providing regular training for his doctors and staff.

Thiem was involved in the construction of the new city hospital in Cottbus in 1912. The constructions finished in 1914 and Thiem officiated as the medical CEO until his death. His society political engagement focused on two main tasks. On the one hand his function as city councilor, which he held from 1896 to 1914, and was represented in several committees such as the „hospital deputation" and the city health department. On the other hand, it was the membership in the Cottbuser "Freimaurerloge", which existed from 1881 until his death, in which he held leading positions up to the "hammerführenden Logenmeister".

7. Quellen- und Literaturverzeichnis

7.1 Quellenverzeichnis

Ungedruckte Quellen

Brandenburgisches Landeshauptarchiv, Rep. 3 B I Med, Nr. 191. Acta betreffend die Aerzte im Cottbuser Kreise. Stadtkreis.

Brandenburgisches Landeshauptarchiv, Rep. 45 D Cottbus Nr. 29. Acta Kreisarztbezirk Cottbus betreffend Krankenhäuser.

Brandenburgisches Landeshauptarchiv. Rep. 45 D Nr. 8. Acta Kreisarztbezirk Cottbus betreffend: Aerzte.

Geheimes Staatsarchiv Preußischer Kulturbesitz, I. HA Rep. 76, Kultusministerium, VIII A Nr. 3542. Ministerium der geistlichen, Unterrichts- u. Medicinal-Angelegenheiten. Abtheilung für die Medicinal-Angelegenheiten Acta betreffend: die Private Kranken Anstalten.

Geheimes Staatsarchiv Preußischer Kulturbesitz. I. HA Rep. 76, Kultusministerium VIII A Nr. 3695. Ministerium der geistlichen, Unterrichts- u. Medicinal-Angelegenheiten. Abtheilung für die Medicinal-Angelegenheiten Acta betreffend: die Provinzial- und Kommunalkrankenanstalten im Regierungsbezirk Frankfurt.

Geheimes Staatsarchiv Preußischer Kulturbesitz, I. HA Rep. 76, Kultusministerium, VIII A, Nr. 6047. Ministerium der geistlichen, Unterrichts- u. Medicinal-Angelegenheiten. Abtheilung für die Medicinal-Angelegenheiten, Personal- und Qualifications-Acten des Candidaten der Arzneiwissenschaft Dr. med. Carl Thiem.

Geheimes Staatsarchiv Preußischer Kulturbesitz, I. HA Rep. 76, Kultusministerium, Vc, Sekt.1; Tit. II, Nr. 3. Bd. 12. Ministerium der geistlichen, Unterrichts- und Medicinal-Angelegenheiten. I. Unterrichts-Abtheilung. Acta betreffend: die Verleihung von Professor-Prädikate an Gelehrte.

Geheimes Staatsarchiv Preußischer Kulturbesitz, FM, 5.1.3., Nr. 4722, Bl.82 R-83.

Geheimes Staatsarchiv Preußischer Kulturbesitz, FM, 5.1.3., Nr. 4724. Bl. 73.

Geheimes Staatsarchiv Preußischer Kulturbesitz, FM, 5.1.3., Nr. 4724, Bl. 87 R-88.

Geheimes Staatsarchiv Preußischer Kulturbesitz, FM, 5.1.3., Nr. 5882, Bl. 339.

Geheimes Staatsarchiv Preußischer Kulturbesitz, FM, 5.1.3., Nr. 5886, Bl. 44 R-45.

Geheimes Staatsarchiv Preußischer Kulturbesitz, FM, 5.2. C 16, Nr. 20.

Geheimes Staatsarchiv Preußischer Kulturbesitz, FM, 5.2. C 16, Nr. 35.

Kirchbucharchiv der evangelischen Kirche Altdöbern, Geburten- und Taufregister (1834–1875), Jahreseintrag 1862, Nr. 6.

Kirchbucharchiv der evangelischen Oberkirche St. Nikolai zu Cottbus, Register der Aufgebote und Getrauten (1866–1893), Jahreseintrag 1880, S.168. Nr. 27.

Kirchbucharchiv der evangelischen Oberkirche St. Nikolai zu Cottbus, Taufregister (1876–1884), Jahreseintrag 1881, S. 283, Nr. 226.

Kirchbucharchiv der evangelischen Oberkirche St. Nikolai zu Cottbus, Sterberegister (1876–1906), Jahreseintrag 1881, S.149, Nr. 44.
Kirchbucharchiv der evangelischen Oberkirche St. Nikolai zu Cottbus, Register der Aufgebote und Getrauten (1866–1893), Jahreseintrag 1883, S. 214, Nr. 33.
Kirchbucharchiv der evangelischen Oberkirche St. Nikolai zu Cottbus, Sterberegister (1876–1906), Jahreseintrag 1884, S. 250, Nr. 73.
Kirchbucharchiv der evangelischen Oberkirche St. Nikolai zu Cottbus, Taufregister (1884–1890), Jahreseintrag 1887, S. 87, Nr. 64.
Kirchbucharchiv der evangelischen Oberkirche St. Nikolai zu Cottbus, Taufregister (1884–1890), Jahreseintrag 1888, Nr. 606.
Landesarchiv Berlin, P Rep. 559, Nr. 5.
Landesarchiv Berlin, P Rep. 570, Nr. 2.
Universitätsarchiv Greifswald, Altes Rektorat, R 127, 1868–1876, Bd. 8, Protokoll vom 13. März 1876, S. 1.
Universitätsarchiv Greifswald, Fakultätsbuch, Medizinische Fakultät Bd. II, Sommersemester 1872, Nr. 2270.
Universitätsarchiv Greifswald, Juristische Fakultät 269, 1838–1878.
Universitätsarchiv Greifswald, Juristische Fakultät 269, Jg. 1876, S. 4.
Universitätsarchiv Greifswald, Matrikel Bd. XII, Sommersemester 1872, Nr. 192.
Universitätsarchiv Greifswald, Medizinische Dissertationen, Medizinische Fakultät I-363.
Universitätsarchiv Greifswald, Medizinische Fakultät I, Nr. 318, lfd. Nr. 60.
Stadtarchiv Cottbus, Acta des Oberbürgermeisters zu Cottbus betreffend: die Kreisärztlichen Jahresberichte 1901–1910, XIV B Nr. 4, Findbuch 8.
Stadtarchiv Cottbus, Personalakte Carl Thiem, A I 1g, 49/ 0248.
Stadtarchiv Cottbus, Standesamtsregister, Trauungen 1880, Nr. 55.
Stadtarchiv Cottbus, Standesamtsregister, Geburten 1881, Nr. 181.
Stadtarchiv Cottbus, Standesamtsregister, Sterbefälle 1881, Nr. 145.
Stadtarchiv Cottbus, Standesamtsregister, Trauungen 1883, Nr. 89.
Stadtarchiv Cottbus, Standesamtsregister, Sterbefälle 1884, Nr. 186.
Stadtarchiv Cottbus, Standesamtsregister, Geburten 1886, Nr. 804.
Stadtarchiv Cottbus, Standesamtsregister, Geburten 1888, Nr. 585.
Stadtarchiv Cottbus, Standesamtsregister, Trauungen 1911, Nr.229.
Stadtarchiv Cottbus, Standesamtsregister, Sterbefälle 1917, Nr. 891.
Stadtarchiv Kamenz, Sterberegistereintrag 23 II/ 1945; 24 II/1945.
Standesamt Bad Aibling, Sterbebuch des Jahres 1956, laufende Registernummer 92.
Standesamt Berlin Steglitz-Zehlendorf, Registereintrag Trauungen, 1940, Nr. 624.
Thiem C. 1876a. Lebenslauf zur Anmeldung zum Examen rigorosum. In: Acta der medicinischen Fakultät der königlichen Universität zu Greifswald betreffend Examen rigorosum und Promotion. A. II. Nr. 7. 1875/76. Universitätsarchiv Greifswald, Medizinische Dissertationen, Medizinische Fakultät I–363.

Gedruckte Quellen

Aerztliche Sachverständigen-Zeitung. Organ für die gesammte Sachverständigenthätigkeit des praktischen Arztes sowie für praktische Hygiene und Unfall-Heilkunde. Verlag von Richard Schoetz, Berlin.

Antrick O. 1902. Stenographische Berichte über die Verhandlungen des Reichstags. X. Legislaturperiode. II. Session. 1900/1902. Bd. 5, 132. Sitzung: 3843–3853.

Amtsblatt der Königlich Preußischen Regierung zu Frankfurt a.d.O., Jg. 1862. S. 488.

Amtliches Verzeichnis des Personals und der Studirenden der Königlichen Universität zu Greifswald im Sammelband Sommersemester 1872 – Sommersemester 1876. Greifswald. Druck durch Universitätsbuchdruckerei von F. W. Kunike.

Amts-Blatt der königlichen Regierung zu Breslau, 2. Januar, 1863, S. 196. Bayerische Staatsbibliothek.

Anders FBE. 1848. Statistik der Evangelischen Kirche in Schlesien. Verlag von Hugo Wagner, Glogau.

Archiv für Orthopädie, Mechanotherapie und Unfallchirurgie. Verlag von J. F. Bergmann, Wiesbaden.

Bericht über die Verwaltung und den Stand der Gemeinde-Angelegenheiten der Stadtgemeinde Cottbus für 1895/96.

Bericht über die Verwaltung und den Stand der Gemeinde-Angelegenheiten der Stadtgemeinde Cottbus für 1896/97.

Bericht über die Verwaltung und den Stand der Gemeinde-Angelegenheiten der Stadtgemeinde Cottbus für 1898/99.

Bericht der Verwaltung und den Stand der Gemeinde-Angelegenheiten der Stadtgemeinde Cottbus für das Verwaltungsjahr 1901, als eingebundener Nachtrag zwischen S. 204 und 205.

Bericht über die Verwaltung und den Stand der Gemeinde-Angelegenheiten der Stadtgemeinde Cottbus für das Verwaltungsjahr 1907.

Bericht über die Verwaltung und den Stand der Gemeinde-Angelegenheiten der Stadtgemeinde Cottbus für das Verwaltungsjahr 1909.

Bericht über die Verwaltung und den Stand der Gemeinde-Angelegenheiten der Stadtgemeinde Cottbus für das Verwaltungsjahr 1910.

Berliner Adressbücher, Ausgabe 1937–1939, https://digital.zlb.de › viewer › image › 10089470_1937, https://digital.zlb.de › viewer › image › 34115495_1938, https://digital.zlb.de › viewer › image › 34115495_1939 [Online-Aufruf vom 20.8.2019].

Blasius H, Schütz G, Thiem C. 1894. Was wir wollen! In: Monatsschrift für Unfallheilkunde Nr. 1 (ohne Seitennummerierung der Seite 1 vorplatziert).

Blasius H, Thiem C. 1894. Bericht über die Sitzungen der Abtheilung für Unfall-, Heil- und Gesetzes-Kunde der 66. Versammlung Deutscher Naturforscher und Ärzte zu Wien. In: Monatsschrift für Unfallheilkunde Nr. 10 und 11: 289–290.

Bogatsch. 1910. Die Übernahme des ersten Heilverfahrens durch die Berufsgenossenschaften. In: Monatsschrift für Unfallheilkunde Nr. 10 und 11: 310–319.

Boldt J. 1923. Die bauliche Entwicklung der Stadt Cottbus. In: Deutschlands Städtebau. Cottbus. Magistrat der Stadt Cottbus (Hrsg). DARI- Verlag, Berlin Halensee, 1923, S. 17–53.

Bödiker T. 1895. Rundschreiben an die Vorstände der Berufsgenossenschaften, betreffend die durch Uebernahme des Heilverfahrens während der Carenzzeit seitens der Berufsgenossenschaften bisher erzielten Erfolge. In: Monatsschrift für Unfallheilkunde 1895: 180–182.

Braatz E. 1894. Tagungsabschluss. In: Verhandlungen der Gesellschaft Deutscher Naturforscher und Ärzte. 66. Versammlung zu Wien 24.–28. September 1894: 467.

Bum A. 1910. Die Bedeutung der Unfallheilkunde für die Therapie. In: Monatsschrift für Unfallheilkunde Nr. 10 und 11: 299–302.

Bürger L. 1919. Der Unterricht in der Versicherungsmedizin an den Universitäten. In: Monatsschrift für Unfallheilkunde 1919: 195–203.

Cottbuser Anzeiger vom 25.9.1877: 5.

Cottbuser Anzeiger vom 30.3.1881: 8.

Cottbuser Anzeiger vom 2.4.1881: 8.

Cottbuser Anzeiger vom 17.4.1884: 8.

Cottbuser Anzeiger vom 20.4.1884: 9.

Cottbuser Anzeiger vom 10.3.1905, Bericht über die Stadtverordnetensitzung vom 08.05.1905.

Cottbuser Anzeiger, vom 30.6.1914, Zur Einweihungsfeier des neuen städtischen Krankenhauses am 27. Juni 1914: 12.

Cottbuser Anzeiger vom 16.1.1939, Traueranzeige anlässlich des Todes Otto Thiems: 9.

Düms FA. 1898. Referate und literarische Anzeigen. Handbuch der Unfallerkrankungen auf Grund ärztlicher Erfahrungen. Von SR. Dr. Karl Thiem in Cottbus. In: Wiener Medizinische Wochenschrift Nr. 37: 1774–1775.

Ellmann. 1910. Literarische Anzeigen. Handbuch der Unfallerkrankungen einschließlich der Invalidenbegutachtung. Von C. Thiem. In: Wiener Medizinische Wochenschrift Nr. 13: 772 und Nr. 41: 2450.

Frankl-Hochwart L. 1898. Kritische Besprechungen und literarische Anzeigen. Handbuch der Unfallerkrankungen von Dr. Carl Thiem. In: Wiener Klinische Rundschau Nr. 41: 665.

Golebiewski E. 1897. Die ärztliche Behandlung der Unfallverletzten durch die Berufsgenossenschaften innerhalb der Carenzzeit. In: Monatsschrift für Unfallheilheilkunde 1897: 340–344.

Golebiewski E. 1901. Referate. Thiem. Handbuch der Unfallerkrankungen auf Grund ärztlicher Erfahrungen. In: Archiv für Unfallheilkunde Gewerbehygiene und Gewerbekrankheiten. 1901: 84–86.

Grawitz P. 1906. Geschichte der medizinischen Fakultät Greifswald 1806–1906. In: Festschrift zur 450jährigen Jubelfeier der Universität Greifswald. Julius Abel Verlag, Greifswald.

Helferich H. 1898. Besprechungen. Handbuch der Unfallerkrankungen von Dr. Carl Thiem. In: Deutsche Zeitschrift für Chirurgie. 48: 433–434.
Henius. 1901. Vom 29. Deutschen Aerztetage in Hildesheim am 28. Und 29. Juni 1901. In: Berliner Klinische Wochenschrift Nr. 29: 777–778.
Hoffa A. 1898. Referate. C. Thiem, „Handbuch der Unfallerkrankungen". In: Zeitschrift für Orthopädische Chirurgie einschliesslich der Heilgymnastik und Massage Bd. VI: 217.
Kaufmann C. 1919. 25 Jahre Unfallmedizin. In: Monatsschrift für Unfallheilkunde 1919: 191–195.
Könen T. 1913. Die Fremdwörter in den ärztlichen Gutachten. In: Monatsschrift für Unfallheilkunde Nr. 10: 335–344.
Kramer W. 1898. Besprechungen. C. Thiem, Handbuch der Unfallerkrankungen. In: Monatsschrift für Unfallerkrankungen,1898: 188–189.
Kühn-Hoya H. 1903. Die ärztliche Gutachtertätigkeit bei Unfallfolgen nach dem Urteile der Unfallverletzten selbst. In: Aerztliche Sachverständigen-Zeitung Nr. 13: 258–263.
Kühne W. 1914. Über 308 Webschützenverletzungen. In: Festschrift zur Einweihung des Neuen städtischen Krankenhauses – Vereinigte städtischen und Thiem´sche Heilanstalten. Medizinische Bibliothek des Carl Thiem Klinikums Cottbus, Z0903997, I/3118: 77–90.
Kühne W. 1917. Nekrolog Thiem. In: Monatsschrift für Unfallheilkunde Nr. 9: 193–195.
Kühne W. 1922. Über die Entstehung und die Ziele der Deutschen Gesellschaft für Unfallheilkunde, Versicherungs- und Versorgungsmedizin. In: Monatsschrift für Unfallheilkunde Nr. 11 und 12: 252–256.
Leu R. 1918. Leitfaden für die ärztliche Untersuchung. Springer-Verlag, Berlin.
Liersch K. 1923. Geschichte von Cottbus bis zur Reformation. In: Deutschlands Städtebau. Cottbus. Magistrat der Stadt Cottbus (Hrsg.). DARI-Verlag, Berlin Halensee, S. 3–11.
Liersch LW. 1872. Die St. Johannis-Loge Zum Brunnen in der Wüste zu Cottbus in den Jahren 1797 bis 1872. Gedenkblätter zum 75jährigen Jubiläum der Loge am 28. Januar 1872. Druck Albert Heine, Cottbus.
Liersch LW. 1890. Beiträge zur medizinischen Geschichte der Stadt und des Kreises Cottbus, E. Kühns Verlag, Cottbus.
Lossen H. 1910. Unfallkunde und Physiotherapie. In: Monatsschrift für Unfallheilkunde Nr. 10 und 11: 319–334.
Marcus C. 1903. Ueber Heilungsresultate von Verletzungen mit Bezug auf das Unfallversicherungsgesetz. In: Monatsschrift für Unfallheilkunde Nr. 6: 184–190.
Marcus C. 1912. Zur Frage des Heilverfahrens während der Wartezeit. In Monatsschrift für Unfallheilkunde Nr. 5: 137–153.
Möhring 1902. Zur Ausgestaltung des Heilverfahrens bei Unfallverletzten. In: Mo-

natsschrift für Unfallheilkunde Nr. 11: 355–360.
Monatsschrift für Unfallheilkunde mit besonderer Berücksichtigung der Mechanotherapie und der Begutachtung Unfallverletzter. Verlag C. F. W. Vogel, Leipzig.
Mugdan O. 1908. Verhandlungen des Reichstags. XII. Legislaturperiode. 1. Session. Bd. 231. Stenographische Berichte. 117. Sitzung vom 6. März 1908: 3676–3680.
Nitschke FA. 1879. Das Westfälische Füsilier-Regiment Nr. 37 im Kriege 1870/71 / im Auftrage des Regiments zusammengestellt von Nitschke. Verlag Ernst Siegfried Mittler und Sohn, Berlin.
Prager Tagblatt vom 29.3.1877. Fremdenliste. S. 5.
Pretzsch B. 1905. Königliches Friedrich-Wilhelms-Gymnasium zu Kottbus. Berichte über das Schuljahr 1904. Druck Albert Heine, Cottbus.
Pretzsch B. 1915. Königliches Friedrich-Wilhelms-Gymnasium zu Cottbus. Berichte über das Schuljahr 1914. Druck Albert Heine, Cottbus.
Rapmund O. 1901. Zitiert in: Münchener Medicinische Wochenschrift Nr.40: 1588–1589.
Rathmann FK. 1929. Brandenburg. Kranken-, Heil- und Pflegeanstalten. Otto Fritz, Druckerei und Verlage, Düsseldorf.
Richter. 1909. Kritische Besprechungen und literarische Anzeigen. Handbuch der Unfallerkrankungen einschließlich der Invalidenbegutachtung. Von C. Thiem. In: Wiener Klinische Rundschau Nr. 50/1909: 844 und Nr. 10/1911: 155–156.
Riedinger J. 1901. „Unfallheilkunde“ oder „social-medizinische Praxis“ auf der Naturforscher- und Aerzte-Versammlung. In: Monatsschrift für Unfallheilkunde Nr. 4: 125–128.
Stadtarchiv Cottbus, Adreß=Buch der Kreisstadt Cottbus und der Vororte Sandow und Brunschwig für 1887/88/89 und 1891.
Stadtarchiv Cottbus, Jahresberichte der Handelskammer des Kreises Cottbus.
Schäffer. 1899. Allerlei aus der Unfallpraxis. In: Monatsschrift für Unfallheilkunde Nr. 8: 257–264.
Seeligmüller A. 1890. Die Errichtung von Unfallkrankenhäusern, ein Akt der Nothwehr gegen das zunehmende Simulantenthum. Georg Thieme Verlag, Leipzig.
Schwiebs. 1895. Das Heilverfahren auf dem Gebiete der Unfallversicherungsgesetze. In: Monatsschrift für Unfallheilkunde 1895: 47–49.
Teleky L. 1909. Die Aufgaben und Ziele der sozialen Medizin. In: Wiener Klinische Wochenschrift Nr. 37: 1–20.
Thiem C. 1876a. Lebenslauf. In: Anmeldung zum Examen rigorosum. Acta der medicinischen Fakultät der königlichen Universität zu Greifswald betreffend Examen rigorosum und Promotion. A. II. Nr. 7. 1875/76. Universitätsarchiv Greifswald, Medizinische Dissertationen, Medizinische Fakultät I–363.
Thiem C. 1876b. Lebenslauf. In: Beitrag zur mikromechanischen Analyse: Untersuchungen über die Löslichkeit des Bindegewebes durch verschiedene chemische Mittel. Inaugural-Dissertation zur Erlangung der Doctorwürde in der Medicin,

Chirurgie und Geburtshülfe. Medizinische Fakultät der Universität Greifswald. Druck von Carl Sell Greifswald 1876. Dissertation. S. 40 f. Acta der medicinischen Fakultät der königlichen Universität zu Greifswald betreffend Examen rigorosum und Promotion. A. II. Nr. 7. 1875/76. Universitätsarchiv Greifswald, Medizinische Dissertationen, Medizinische Fakultät I–363.

Thiem C. 1876c. Beitrag zur mikromechanischen Analyse: Untersuchungen über die Löslichkeit des Bindegewebes durch verschiedene chemische Mittel. Inaugural-Dissertation zur Erlangung der Doctorwürde in der Medicin, Chirurgie und Geburtshülfe. Medizinische Fakultät der Universität Greifswald. Druck von Carl Sell Greifswald 1876. Dissertation. Acta der medicinischen Fakultät der königlichen Universität zu Greifswald betreffend Examen rigorosum und Promotion. A. II. Nr. 7. 1875/76. Universitätsarchiv Greifswald, Medizinische Dissertationen, Medizinische Fakultät I–363.

Thiem C. 1890. Eröffnungsrede zur Einweihung seines medicomechanischen Instituts. Cottbuser Anzeiger Nr. 260 vom 4.11.1890.

Thiem C. 1892. Bemerkungen zur Behandlung und Begutachtung der Unfallverletzten. 3. Aufl., Verlag von Eugen Grosser, Berlin.

Thiem C. 1894. Ueber die dem Arzt durch die Unfallgesetzgebung erwachsenen besonderen Pflichten. Verlag von Eugen Grosser, Berlin.

Thiem C. 1895. Heilgymnastik in Krankenhäusern. Von Dr. Credé, Oberarzt am Karolakrankenhaus in Dresden. In: Monatsschrift für Unfallheilkunde 1895: 255.

Thiem C. 1896a. In: Monatsschrift für Unfallheilkunde Nr. 10: 289.

Thiem C. 1896b. In: Verhandlungen der Gesellschaft Deutscher Naturforscher und Ärzte. 68. Versammlung zu Frankfurt a. M. 21.–26. September 1896: 567.

Thiem C. 1898. Handbuch der Unfallerkrankungen auf Grund ärztlicher Erfahrungen. Nebst einer Abhandlung über die Unfallerkrankungen auf dem Gebiet der Augenheilkunde. 1. Aufl., Verlag von Ferdinand Enke, Stuttgart.

Thiem C. 1899. Obergutachten. In: Amtliche Nachrichten des Reichs-Versicherungsamts 15: 290–294.

Thiem C. 1900. Ueber Thermotherapie bei der Nachbehandlung Unfallverletzter. In: Monatsschrift für Unfallheilkunde Nr. 3: 75–87.

Thiem C. 1901. Der Arzt als Gutachter. Vortrag gehalten auf dem 29. Deutschen Ärztetag in Hildesheim vom 28. und 29.6.1901. Inhaltlich wiedergegeben in: Berliner Klinische Wochenschrift Nr.29: 777–778; Münchener Medicinische Wochenschrift Nr. 28: 1151–1152; Aerztliche Sachverständigen-Zeitung Nr.14: 295–296.

Thiem C. 1903. Specielle Krankenversorgung. I. Für Arbeiter 2. In Betriebsunfällen. In: Liebe G, Jacobsohn P, Meyer G. Handbuch der Krankenversorgung und Krankenpflege. Verlag von August Hirschwald, Berlin, S. 18–39.

Thiem C. 1904. An unsere Leser! In: Monatsschrift für Unfallheilkunde Nr. 1 (der Seite 1 vorangestellt).

Thiem C. 1906. Über den Einfluss der neueren deutschen Unfallgesetzgebung auf

Heilbarkeit und Unheilbarkeit chirurgischer Krankheiten. In: Monatsschrift für Unfallheilkunde Nr. 9: 264–273.

Thiem C. 1907a. Über die Bedeutung physikalischer Mittel bei der Untersuchung und Behandlung Unfallverletzter. In: Monatsschrift für Unfallheilkunde Nr. 10: 294–319.

Thiem C. 1907b. Soziale Medizin. Die Stellungnahme des Arztes als Gutachter bei der Ausführung der Arbeitergesetze. In: Deutsche Medizinische Wochenschrift: 1097–1101 sowie 1639–1641 und 1689–1691.

Thiem C. 1910. Handbuch der Unfallerkrankungen. Einschliesslich der Invalidenbegutachtung. 2. Aufl., Verlag von Ferdinand Enke, Stuttgart.

Thiem C. 1913. Die durch die Reichsversicherungsordnung erweiterten Aufgaben der Unfallbegutachtung. In: Monatsschrift für Unfallheilkunde Nr. 4: 116–132.

Thiem C. 1914. 1. Bericht über das Heilergebnis bei der Behandlung von 1203 Brüchen der Vorderarmknochen unter der Wirkung der Unfallgesetzgebung. 2. Die Heilergebnisse von 2443 Unterschenkelbrüchen unter der Wirkung der Unfallgesetzgebung. In: Festschrift zur Einweihung des Neuen städtischen Krankenhauses – Vereinigte städtischen und Thiem´sche Heilanstalten. Medizinische Bibliothek des Carl Thiem Klinikums Cottbus, Z0903997, I/3118: 41–76.

Verhandlungen der Gesellschaft Deutscher Naturforscher und Ärzte. Verlag von F. C. W. Vogel, Leipzig.

Zeitschrift für Elektrotherapie und physikalische Heilmethoden. Verlag von Vogel und Kreienbrink, Berlin SW. 11 und Leipzig.

Ziegler A. 1867. Zur öffentlichen Prüfung der Zöglinge des Königl. Gymnasiums zu Lissa am 16. April 1867 ladet alle Beschützer, Gönner und Freunde des Schulwesens ehrerbietigst ein der Director des Gymnasiums A. Ziegler. Theodor Scheibel's Officine, Lissa.

Ziegler A. 1871. Zur öffentlichen Prüfung der Zöglinge des Königl. Gymnasiums zu Lissa am 4. April 1871 ladet alle Beschützer, Gönner und Freunde des Schulwesens ehrerbietigst ein der Director des Gymnasiums A. Ziegler. J. F. Starcke, Berlin.

Ziegler A. 1872. Zur öffentlichen Prüfung der Zöglinge des Königl. Gymnasiums zu Lissa am 26. März 1872 ladet alle Beschützer, Gönner und Freunde des Schulwesens ehrerbietigst ein der Director des Gymnasiums A. Ziegler. J. F. Starcke, Berlin.

Ziemke E. 1901. Berichterstattung von der XVIII. Hauptversammlung des Preussischen Medizinialbeamtenvereins, Berlin, 13. und 14. September 1901. In: Vereins-Beilage Nr. 36 der Deutschen Medicinischen Wochenschrift, Nr. 36: 271–272.

7.2 Literaturverzeichnis

Albrecht D. 2014. Leben und Werk des ersten Direktors der Dresdener Chirurgisch-medizinischen Akademie im Kurländer Palais, Burkhard Wilhelm Seiler (1779–1843). Technische Universität Dresden, Medizinische Fakultät, Dissertation.

Ayass W. 2001. Von der kaiserlichen Sozialbotschaft bis zu den Februarerlassen Wilhelms II. (1881 bis 1890). Bd. 2, Teil 2: Die Ausdehnungsgesetzgebung und die Praxis der Unfallversicherung. In: Quellensammlung zur Geschichte der deutschen Sozialpolitik 1867 bis 1914. Gustav Fischer Verlag, Stuttgart.

Ayass W. 2009. Ausbau und Differenzierung der Sozialpolitik seit Beginn des neuen Kurses (1890–1904). Bd. 2: Die Revision der Unfallversicherungsgesetze und die Praxis der Unfallversicherung. In: Quellensammlung zur Geschichte der deutschen Sozialpolitik 1867 bis 1914. Gustav Fischer Verlag, Stuttgart.

Baur G. 1876. Comenius, Johann. In: Allgemeine Deutsche Biographie, Bd. 4, S. 431–436, https://www.deutschebiographie.de/pnd118521691.html#adbcontent [Online-Aufruf vom 15.5.2019].

Beddies T. 2014. Carl Thiem (1850–1917), die Chirurgie und die Unfallgesetzgebung um 1900. Vortragsmanuskript. Mit freundlicher Genehmigung des Autors.

Bohnsack A. 1981. Spinnen und Weben. Rowohlt Taschenbuch Verlag, Reinbek bei Hamburg.

Christ S. 1975. Über das städtische Gesundheitswesen in Cottbus in der zweiten Hälfte des 19. Jahrhunderts bis zur Einweihung des Neuen Städtischen Krankenhauses unter besonderer Berücksichtigung des Wirkens von Prof. Dr. Carl Thiem. Humboldt-Universität zu Berlin, Diplomarbeit.

Christ S. 1977. Carl Thiem und die deutsche Unfallversicherung. Medizinische Fakultät des Wissenschaftlichen Rates der Humboldt-Universität zu Berlin, Dissertation.

Christ S, Christ R. 1979. Prof. Dr. Carl Thiem – ein Arzt, der sich um Cottbus verdient gemacht hat. In: Geschichte und Gegenwart des Bezirkes Cottbus. Niederlausitzer Studien, H. 13 Cottbus, S. 105–112.

Christl A. 1994. Die Ur- und Frühgeschichte des Naturraumes um die Stadt bis zum 12. Jahrhundert. In: Geschichte der Stadt Cottbus. Druckerei Schiemenz, Cottbus, S. 9–18.

Christl G, Christl A. 1994. Die mittelalterliche Stadt von ihrer Entstehung bis zum Ende des 15. Jahrhunderts. In: Geschichte der Stadt Cottbus. Druckerei Schiemenz, Cottbus, S. 19–34.

Crutzen PJ. 2002. Geology of mankind. Nature, 415 (6867): 23, https://doi.org/10.1038/415023a [Online-Aufruf vom 4.6.2020].

Die Neupreußischen Regimenter 1806–1918. In: Regimenter der preußischen Armee, http://www.preussenweb.de/neuregiment3.htm [Online-Aufruf vom 10.3.2019].

Dinçkal N. 2007. Medikomechanik. Maschinengymnastik zwischen orthopädischer

Apparatebehandlung und geselligem Muskeltraining, 1880–1918/19. In: Technikgeschichte. Bd. 74, H. 3, S. 227–250.
Dinçkal N. 2011. Medizingeschichte 3 D. Zandergerät. Gesellige Maschinengymnastik und orthopädische Apparatetherapie um 1900. In: Bayrisches Ärzteblatt Nr. 11: 672.
Donner H. 1994. Von der Reichsgründung bis zum Ende des Ersten Weltkrieges (1871–1918). In: Christl et. al. Geschichte der Stadt Cottbus. Druckerei Schiemenz, Cottbus, S. 101–130.
Eckart WU. 2005. Geschichte der Medizin. 5. Aufl. Springer-Verlag, Heidelberg.
Engelhardt D. 2001. Die Geschichte der GDNÄ, https://www.gdnae.de/ueber-uns/geschichte/ [Online-Aufruf vom 4.7.2020].
Ehrenzeichen-Orden.de, https://www.ehrenzeichen-orden.de/deutsche-staaten/eisernes-kreuz-2-klasse-1870-fur-kampfer.html [Online-Aufruf vom 10.6.2019].
Friedrich C. 2013. Limpricht, Heinrich (1827–1909). In: Biographisches Lexikon für Pommern. Bd. 1, Alvermann D, Jörn N (Hrsg). Historisches Lexikon für Pommern. Böhlau Verlag, Köln, S. 166–169.
Fuchs M. 2017. Ein sozialrechtlicher Quantensprung. Die Entstehung der gesetzlichen Unfallversicherung. Arbeit und Recht. Bund-Verlag, Vol. 65, Nr. 7: 13–17.
Geraedts P. 2019. Die Geschichte der Physiotherapie. Von der antiken Heilgymnastik zum modernen Gesundheitsberuf. Springer-Verlag, Berlin.
Goerke H. 1999. Pagel, Julius. In: Neue Deutsche Biographie. Bd. 19, S. 759, https://www.deutschebiographie.de/pnd119347040.html#ndbcontent [Online-Aufruf vom 20.5.2019].
Grifka J (Hrsg), Perlick L, Köck FX, Anders S. 2011. Das ärztliche Gutachten. In: Orthopädie und Unfallchirurgie. 9. Aufl. Springer Verlag, Berlin, S. 1038–1049.
Grützner P. 1903. Budge, Ludwig Julius. In: Allgemeine Deutsche Biographie. Bd. 47, S. 337–339, https://www.deutsche-biographie.de/pnd11866445X.html#adbcontent [Online-Aufruf vom 26.5.2019].
Güll R. 2016. Segen und Fluch der Dampfmaschinen. Dampfkesselexplosionen in Baden und Württemberg. Statistisches Monatsheft Baden-Württemberg 4: 41–45.
Härtel R. 1994. Vom Beginn des 19. Jahrhunderts bis zur Reichsgründung (1800–1871). In: Geschichte der Stadt Cottbus. Druckerei Schiemenz, Cottbus, S. 69–100.
Härtel R. 1997. Die Freimaurerei – ihr Werden und ihre Wirkung in Cottbus. In: Baugeschichte, Logenbrüder und Gymnasium. Cottbuser Blätter Jg. 1997. REGIA Verlag, Cottbus, S. 9–43.
Heidel CP. 2006. Medizin und Gesundheitswesen (Dresden im Kaiserreich 1871–1918). In: Starke H, John U (Hrsg). Von der Reichsgründung bis zur Gegenwart. Theis Verlag, Stuttgart, S. 184–191.
Hetzke E. 2001. Das Krankenhauswesen in Cottbus von seinen Anfängen bis zum Ende des 19. Jahrhunderts. In: Cottbuser Blätter. Stoffe. Mauern. Medizin. REGIA-Verlag, Cottbus, S. 47–71.

Hierholzer G, Scheele H. 1997. Der unfallchirurgische Sachverständige. In: Oestern HJ, Probst J (Hrsg). 1997. Unfallchirurgie in Deutschland. Bilanz und Perspektiven. Springer-Verlag, Berlin, S. 193–213.

Hoffmann W., Müller K. 1984. 1870–1871. In: Deutsches Gesundheitswesen 39, H. 30: 1165–1169.

Horntrich J, Christ S. 1989. Carl Thiem. Ein bedeutender Chirurg und Begründer des Cottbuser Krankenhauses. In: Das chirurgische Erbe. Zentralblatt Chirurgie 114: 800–803.

Hornuf H. 1983. Beiträge der Physiotherapie zur Behandlung orthopädischer Leiden im 19. Jahrhundert und zu Beginn des 20. Jahrhunderts in Dresden. In: Zeitschrift für Physiotherapie 35: 113–118, VEB G. Thieme, Leipzig.

Huerkamp G. 1985. Der Aufstieg der Ärzte im 19. Jahrhundert. Vom gelehrten Stand zum professionellen Experten. Verlag Vandenhoeck und Ruprecht, Göttingen.

Jarck HR, Scheel G (Hrsg). 1996. Braunschweigisches Biographisches Lexikon – 19. und 20. Jahrhundert. Bd. 1. Hahnsche Buchhandlung, Hannover, S. 556.

Josten C. 2012. 90 Jahre Deutsche Gesellschaft für Unfallchirurgie. Entstehung und Gründung. In: Unfallchirurg 115: 862–865.

Kamp S. 2010. Zwischen Thron und Ballotage. Die erste Wahl der Stadtverordnetenversammlung in Potsdam. In: Büchner C, Musil A (Hrsg). KWI Schriften 5: Die Stadtverordnetenversammlungen von Potsdam im Wandel der Zeit. Universitätsverlag, Potsdam, S. 39–56.

Katner W. 1966. Grawitz, Paul Albert. In: Neue Deutsche Biographie. Bd. 7, S. 13 f., https://www.deutsche-biographie.de/pnd122762711.html#ndbcontent [Online-Aufruf vom 22.5.2019].

Klette W. 1904. Das Studium der Medizin. Ratgeber für Studenten und angehende Ärzte. 3. Aufl. B. Konegen, Leipzig.

Knauer G. 1912. Winke für den ärztlichen Weg aus 20jähriger Erfahrung. Verlag von J. F. Bergmann, Wiesbaden.

Korsten D. 2014. Das Krankenhaus, eine Zierde der Stadt. Das Carl-Thiem-Klinikum Cottbus zwischen 1914 und 2014. Geschichtsbüro Verlag, Köln.

Kraul M. 1984. Das deutsche Gymnasium 1780–1980. Suhrkamp, Frankfurt am Main.

Kreck HC. 1987. Gesundheit maschinell herstellen – die Behandlungsprinzipien von Gustaf Jonas Wilhelm Zander. In: Zeitschrift für Orthopädie. 125: 593–599.

Kreck HC. 1988. Die medico-mechanische Therapie Gustav Zanders in Deutschland. Ein Beitrag zur Geschichte der Krankengymnastik im Wilhelminischen Kaiserreich. Universität Frankfurt am Main. Dissertation.

Krestin S. 1994. Vom Beginn des 16. Jahrhunderts bis zum Ausgang des Dreißigjährigen Krieges (1500–1648). In: Geschichte der Stadt Cottbus. Druckerei Schiemenz, Cottbus, S. 49–69.

Krüger J. 1997. Fragmente zu einer Geschichte der St. Johannis-Loge Zum Brunnen in der Wüste zu Cottbus 1797 bis 1997. Selbstverlag, Essen.

Krünitz JG. 1849. Unterarzt. In: Oeconomische Encyclopädie (1773–1858), http//www.kruenitz1.uni-trier.de/xxx/u/kn05489.htm [Online-Aufruf vom 4.6.2019].
Krzywanek O. 2004. Die Entstehung der Berliner Kanalisation. Ein Kraftakt. Freie Universität Berlin, https://www.fuberlin.de/presse/publikationen/fundiert/archiv/2004_02/04_02_krzywanek/index.html [Online-Aufruf vom 16.12.2020].
Lampe H. 1975. Die Entwicklung und Differenzierung von Fachabteilungen auf den Versammlungen von 1828 bis 1913. Bibliographie zur Erfassung der Sektionsvorträge mit einer Darstellung der Entstehung der Sektionen und ihrer Problematik. Verlag Dr. H. A. Gerstenberg, Hildesheim.
Lichtblick Cottbus e.V., https://lichtblick-cottbus.de/archiv/2013/carl-thiem.php [Online-Aufruf vom 31.10.2019].
Liebermann A. 1926. Bedeutung und Wirkungsweise der schwedischen Heilgymnastik. In: Deutsche Medizinische Wochenschrift 45: 1908–1910.
Lienert M. 2005. Zum 100. Todestag von Heinrich Lahmann. In: Ärzteblatt Sachsen 7: 379–382.
Lienert M. 2009. Die Staatsanstalt für Krankengymnastik und Massage. In: Medizingeschichte. Ärzteblatt Sachsen 5: 230–232.
Ludolph E. 2013. Geschichtliche Entwicklung. In: Mehrtens G (Hrsg), Ludolph E, Mielke R. Die Gesetzliche Unfallversicherung. In: Der Unfallmann. 13. Aufl., Springer Verlag, Berlin.
Meyers Großes Konversations-Lexikon. Ein Nachschlagewerk des allgemeinen Wissens. Verlag Leipzig und Wien/Bibliographisches Institut, 1902–1908, 6. Aufl., Bd. 20, S. 902, Sp. 2.
Meier-Welcker H. 1970. Der Kampf mit der Republik. In: Groote, W. v., Gersdorff, U. v. (Hrsg.). Entscheidung 1870. Der deutsch-französische Krieg. Deutsche Verlags-Anstalt Stuttgart, S. 105–164.
Mehrtens G (Hrsg), Ludolph E, Mielke R. 2013. Die Gesetzliche Unfallversicherung. In: Der Unfallmann. 13. Aufl., Springer Verlag, Berlin, S. 152–231.
Mertens L. 1986. Das Privileg des Einjährig-Freiwilligen Militärdienstes im Kaiserreich und seine gesellschaftliche Bedeutung. In: Militaergeschichtliche Zeitschrift 39 (1): S. 59–66.
Milles D. 2015. Produktivität schützen, Wachstum sichern. Die Schweiz und der deutsche Arbeitsschutz im 19. Jahrhundert. In: Historischer Verein des Kanton Glarus (Hrsg). Das Glarner Fabrikgesetz und der Arbeitsschutz im 19. Jahrhundert. Selbstverlag, Glarus, S. 79–116.
Milles D. 1991. Medizinische Urteile und sozialpolitische Steuerung am Beispiel der Berufskrankheiten zum Ende des 19. Jahrhunderts. In: Hahn S, Thom A (Hrsg). Ergebnisse und Perspektiven sozialhistorischer Forschung in der Medizingeschichte. Kolloquium zum 100. Geburtstag von Henry Ernest Sigerist (1891–1957). Karl-Sudhoff-Institut, Universität Leipzig, S. 121–133.
Müller HA, Singer HW. 1922. Allgemeines Künstler-Lexikon. Leben und Werke

der berühmtesten bildenden Künstler. Bd. 6. Literarische Anstalt Rütten Loening, Frankfurt am Main, S. 38.
Muralt L. 1970. Die diplomatisch-politische Vorgeschichte. In: Groote W, Gersdorff U (Hrsg). Entscheidung 1870. Der deutsch-französische Krieg. Deutsche Verlags-Anstalt, Stuttgart, S. 9–43.
Muskat G. 1904. Schwedische Heilgymnastik. In: Deutsche Medizinische Wochenschrift 8: 282.
Oestern HJ, Probst J (Hrsg). 1997. Unfallchirurgie in Deutschland. Bilanz und Perspektiven. Springer Verlag, Berlin.
Pahlmann MA. 2015. Anfänge des städtischen Parlamentarismus in Deutschland. Verlag Walter de Gruyter, Berlin.
Pagel J. 1897. Medicinische Deontologie. Ein kleiner Katechismus für angehende Praktiker. Oscar Coblentz, Berlin.
Pagel J. 1899. Einführung in das Studium der Medizin. Vorlesungen gehalten an der Universität zu Berlin. Urban und Schwarzenberg, Berlin.
Pagel J. 1901. Grohe, Friedrich. In: Biographisches Lexikon hervorragender Ärzte des neunzehnten Jahrhunderts. Berlin, Sp. 636, http://www.zeno.org/nid/20008018057 [Online-Aufruf vom 1.2.2020].
Pagel J. 1901. Haeckermann, Wilhelm. In: Biographisches Lexikon hervorragender Ärzte des neunzehnten Jahrhunderts. Berlin, Sp. 675, http://www.zeno.org/nid/20008018561 [Online-Aufruf vom 3.2.2020].
Pagel J. 1901. Helferich, Heinrich. In: Biographisches Lexikon hervorragender Ärzte des neunzehnten Jahrhunderts. Berlin, Wien, Sp. 710–711, http://www.zeno.org/nid/20008019088 [Online-Aufruf vom 28.3.2021].
Pagel J. 1901. Hueter, Karl. In: Biographisches Lexikon hervorragender Ärzte des neunzehnten Jahrhunderts. Berlin, Sp. 787–789, http://www.zeno.org/nid/20008020159 [Online-Aufruf vom 1.2.2020].
Pagel J. 1901. Ledderhose, Georg. In: Biographisches Lexikon hervorragender Ärzte des neunzehnten Jahrhunderts. Berlin, Wien 1901, Sp. 972.
Pagel J. 1901. Liersch, Ludwig Wilhelm. In: Biographisches Lexikon hervorragender Ärzte des neunzehnten Jahrhunderts. Berlin, Sp. 1012, http://www.zeno.org/nid/2000802362X [Online-Aufruf vom 22.9.2019].
Pagel J. 1901. Mosler, Karl Friedrich. In: Biographisches Lexikon hervorragender Ärzte des neunzehnten Jahrhunderts. Berlin, Sp. 1162–1163, http://www.zeno.org/nid/20008025746 [Online-Aufruf vom 26.5.2019].
Pagel J. 1901. Pernice, Hugo Karl Anton. In: Biographisches Lexikon hervorragender Ärzte des neunzehnten Jahrhunderts. Berlin, Sp. 1273, http://www.zeno.org/nid/20008027293 [Online-Aufruf vom 16.5.2019].
Pagel J. 1901. Rapmund, Otto. In: Biographisches Lexikon hervorragender Ärzte des neunzehnten Jahrhunderts. Berlin, Sp. 1346–1347, http://www.zeno.org/nid/20008028419. [Online-Aufruf vom 16.7.2020].

Pagel J. 1908. Schirmer, Rudolf. In: Allgemeine Deutsche Biographie. Bd. 54. S. 29, https://www.dutsche-biographie.de/pnd117276162.html#adbcontent [Online-Aufruf vom 1.2.2020].

Pagel J. 1901. Sommer, Ferdinand Bernhard Wilhelm. In: Biographisches Lexikon hervorragender Ärzte des neunzehnten Jahrhunderts. Berlin, Sp. 1618-1619, http://www.zeno.org/nid/2000803222X [Online-Aufruf vom 3.2.2020].

Petzold H. 1981. Zur Geschichte der Stadtverwaltung Cottbus. Manuskript. Stadtarchiv Cottbus.

Probst J. 1996. Ursprung und Vermächtnis. Supplement 2, Mitteilungen und Nachrichten. Gesellschaft für Unfallchirurgie. Thieme-Verlag, Stuttgart.

Probst J. 1997. Aus der Geschichte der Unfallchirurgie. Die Entstehung der Deutschen Gesellschaft für Unfallchirurgie. In: Festschrift DGU (1997). Teil I. Unfallchirurgische Grundlagen, http://alt.dgu-online.de/fileadmin/_migrated/content_uploads/kapitel1_1.pdf [Online-Aufruf vom 23.12.2019].

Reinbothe R. 2019. Deutsch als internationale Wissenschaftssprache und der Boykott nach dem Ersten Weltkrieg. Verlag de Gryter, Berlin.

Sanden A. 1905. Zur Geschichte der Lissaer Schule 1555–1905. Festschrift zur 350jährigen Jubelfeier des Königlichen Comenius-Gymnasiums zu Lissa. In: Jahresbericht: für die Zeit von Ostern 1904 bis Ostern 1905. Friedrich Ebbeckes Verlag, Lissa.

Schanbacher A, Neher EM (Hrsg). 2016. Menschen und Ideen. Die Gesellschaft Deutscher Naturforscher und Ärzte 1822–2016. Wallstein-Verlag, Göttingen.

Schenek A. 2006. Lexikon Garne und Zwirne: Eigenschaften und Herstellung textiler Fäden. Deutscher Fachverlag, Frankfurt am Main.

Schmidt F. 1923. Cottbus von der Reformation bis auf die Gegenwart. In: Deutschlands Städtebau, Cottbus, Magistrat der Stadt Cottbus (Hrsg.), DARI-Verlag, Berlin, S. 11-16.

Schmoger C. 2009. Mit Fortschrittssinn und Arbeitsgeist zum „Vater der Unfallheilkunde" und Krankenhausinitiator. Prof. Dr. med. Carl Thiem – ein Held?! Carl-Thiem-Klinikum Cottbus. Medizinische Bibliothek, I/3051 L, 09/0147.

Scholta T. 2018. Georg Schneider und die ärztliche Selbstverwaltung in Brandenburg zwischen Deutschem Kaiserreich und Sowjetischer Besatzungszone. Universität Potsdam, Fakultät Geschichtswissenschaft, Dissertation.

Schott H. 2001. Elektrische Medizin-Funken der Aufklärung. Elektrisierende Sensation im 18. Jahrhundert. In: Deutsches Ärzteblatt 98, H. 41: A 2633–2636.

Seidler E, Leven KH. 2003. Geschichte der Medizin und der Krankenpflege. 7. überarb. u. erw. Aufl. Verlag W. Kohlhammer, Stuttgart.

Stehr E. 2015. Das Königliche Gymnasium zu Lissa in der Provinz Posen von 1870–1915. Epubli GmbH, Berlin.

Steinke H. 2010. Quervain, Fritz de. In: Historisches Lexikon der Schweiz (HLS), https://hls-dhs-dss.ch/de/articles/014584/2010-07-22/ [Online-Aufruf vom 28.3.2021].

Stürzbecher M. 1961. Fürbringer, Paul. In: Neue Deutsche Biographie. Bd. 5, S. 690 f., https://www.deutsche biographie.de/pnd116845864.html#ndbcontent [Online-Aufruf vom 28.3.2021].

Tennstedt F, Winter H, Domeinski H. 1993. Quellensammlung zur Geschichte der deutschen Sozialpolitik 1867 bis 1914, I. Abteilung (1867–1881), Bd. 2: Von der Haftpflichtgesetzgebung zur ersten Unfallversicherungsvorlage. Gustav Fischer Verlag, Stuttgart.

Trautmann O. 1905. Die städtische Schuldeputation in Preussen und die Ministerialinstruktion vom 26. Juni 1811. Verlag von J.C.B. M, Tübingen.

Vierhaus R. 2007. Schanz, Alfred. In: Deutsche Biographische Enzyklopädie, 2. Ausgabe, Bd. 8: Poethen – Schlüter. Verlag Walter de Gruyter, Berlin, S. 761.

Vormeng K. 1898. Lehr- und Wanderjahre eines jungen Arztes. Borstell und Reimarus, Berlin.

Voswinckel P.2003. Quincke, Heinrich. In: Neue Deutsche Biographie. Bd. 21, S. 48–49, https://www.deutsche-biographie.de/pnd118597361.html#ndbcontent [Online-Aufruf vom 28.3.2021].

Weber W. 1988. Arbeitssicherheit. Historische Beispiele – aktuelle Analysen. Rowohlt Taschenbuch Verlag, Reinbek bei Hamburg.

Weinbaum S. 1907. Wer soll und wer darf Arzt werden? Ratschläge für den angehenden Mediziner. Verband der Ärzte Deutschlands. Veröffentlichung Nr. 18, Leipzig.

Welz K. 1997. Die Entwicklung der gesetzlichen Unfallversicherung von Carl Thiem bis in die Gegenwart. In: Orthopädie und Unfallchirurgie. Mitteilungen und Nachrichten 35: 24–29.

Wolff J. 1896. Der praktische Arzt und sein Beruf. Vademecum für angehende Praktiker. Verlag Ferdinand Enke, Stuttgart.

8. Abbildungsverzeichnis

Abb. 11 Muster eines von Thiem genutzten Gutachtenformulars. In: Thiem C. 1898. Handbuch der Unfallerkrankungen auf Grund ärztlicher Erfahrungen. Nebst einer Abhandlung über die Unfallerkrankungen auf dem Gebiet der Augenheilkunde. 1. Aufl. Verlag von Ferdinand Enke, Stuttgart, S. 32. Thiem selbst war bei der formalen Erstellung der Formulare involviert: „Ich gebe im Nachfolgenden zwei von mir für zweckmässig gehaltenen Formulare der Brandenburgischen landwirthschaftlichen Berufsgenossenschaft wieder, wie sie zwischen dieser und der Brandenburgischen Aerztekammer vereinbart sind und zum Theil von mir gemachten Vorschlägen entsprechen" (ebd., S. 26).

Abb. 12 Deckblatt der 1894 erschienenen Erstausgabe der Monatsschrift für Unfallheilkunde. Druck u. Commissionsverlag der Deutschen Verlags- u. Buchdruckerei-Act.-Ges., Berlin.

Abb. 13 Titelseite des „Handbuchs der Unfallerkrankungen einschliesslich der Invalidenbegutachtung". 2. Aufl. Verlag von Ferdinand Enke, Stuttgart 1910.

9. Danksagung

Hiermit möchte ich mich zuallererst bei Frau Prof. Dr. med. Caris-Petra Heidel für die Überlassung des Themas und die hervorragende Betreuung, gerade auch in den nicht immer einfachen Zeiten der Corona-Pandemie, herzlichst bedanken.
Mein Dank gilt ebenso den Mitarbeiterinnen und Mitarbeiter der von mir besuchten Archive und Bibliotheken, von denen ich besonders Frau Jenny Lorbeer von der medizinischen Bibliothek des Carl-Thiem-Klinikums in Cottbus und Herrn Udo Bauer von Stadtarchiv Cottbus erwähnen möchte.
Nicht zuletzt danke ich besonders innig meiner Familie, die mir stets geduldig und verständnisvoll bei der Erstellung dieser Arbeit beistand.